高等职业教育新形态一体化教材

医学信息检索

主编　汪方正　梁瑜

高等教育出版社·北京

内容提要

本书为高等职业教育新形态一体化教材。

本书根据本课程教学大纲的基本要求和课程特点编写而成，全书分为 10 章，包括信息素养、信息检索基础、图书馆及其应用、网络医学信息资源、中文数据库检索、外文数据库检索、特种文献、文献管理、医学论文撰写及投稿、信息检索综合案例。本书以强化学生的职业道德、人文素养教育和综合实践能力培养为核心，转变重理论而轻实践的传统观念，注重培养学生的思维能力、人文素养和实践操作能力。

本书配套有一体化的数字资源，包括微视频、在线测试题，可通过扫描教材相应部位的二维码学习，在提升学习兴趣的同时，也为学习者提供更多自主学习的空间。此外，本书还配套有数字课程，可登录"智慧职教"（www.icve.com.cn），在"医学信息检索"课程页面在线学习；教师也可利用职教云平台（zjyz.icve.com.cn）一键导入该数字课程，开展线上线下混合式教学（具体步骤详见"智慧职教"服务指南）。

本书可作为高职高专院校医药卫生类专业必修课和选修课教材。

图书在版编目（CIP）数据

医学信息检索 / 汪方正，梁瑜主编 . -- 北京：高等教育出版社，2021.8
　 ISBN 978-7-04-055426-7

　 Ⅰ . ①医… 　 Ⅱ . ①汪… 　②梁… 　 Ⅲ . ①医学信息 – 信息检索 – 高等职业教育 – 教材 　 Ⅳ . ①R-058

中国版本图书馆 CIP 数据核字（2021）第 024174 号

YIXUE XINXI JIANSUO

策划编辑	吴　静	责任编辑	吴　静	封面设计	王　鹏	版式设计	马　云
插图绘制	黄云燕	责任校对	窦丽娜	责任印制	刘思涵		

出版发行	高等教育出版社	网　址	http://www.hep.edu.cn
社　址	北京市西城区德外大街 4 号		http://www.hep.com.cn
邮政编码	100120	网上订购	http://www.hepmall.com.cn
印　刷	唐山市润丰印务有限公司		http://www.hepmall.com
开　本	787mm×1092mm　1/16		http://www.hepmall.cn
印　张	16.5		
字　数	390 千字	版　次	2021 年 8 月第 1 版
购书热线	010-58581118	印　次	2021 年 8 月第 1 次印刷
咨询电话	400-810-0598	定　价	45.00 元

《医学信息检索》编写人员

主　编　汪方正　梁　瑜

副主编　郑　伟　张小蒙　徐　倩

编　者（以姓氏拼音为序）

胡　勇（乐山职业技术学院）

姜云莉（山西药科职业学院）

李儒银（重庆医科大学附属第一医院）

梁　瑜（重庆医药高等专科学校）

刘　静（重庆医药高等专科学校）

刘俊梅（济南护理职业学院）

汪方正（江苏医药职业学院）

徐　倩（重庆医药高等专科学校）

叶甬渝（重庆对外经贸学院）

张小蒙（江苏医药职业学院）

郑　伟（沧州医学高等专科学校）

主　审　王庭之

"智慧职教" 服务指南

　　"智慧职教"是由高等教育出版社建设和运营的职业教育数字教学资源共建共享平台和在线课程教学服务平台，包括职业教育数字化学习中心平台（www.icve.com.cn）、职教云平台（zjy2.icve.com.cn）和云课堂智慧职教 APP。用户在以下任一平台注册账号，均可登录并使用各个平台。

　　● 职业教育数字化学习中心平台（www.icve.com.cn）：为学习者提供本教材配套课程及资源的浏览服务。

　　登录中心平台，在首页搜索框中搜索"医学信息检索"，找到对应作者主持的课程，加入课程参加学习，即可浏览课程资源。

　　● 职教云平台（zjy2.icve.com.cn）：帮助任课教师对本教材配套课程进行引用、修改，再发布为个性化课程（SPOC）。

　　1. 登录职教云，在首页单击"申请教材配套课程服务"按钮，在弹出的申请页面填写相关真实信息，申请开通教材配套课程的调用权限。

　　2. 开通权限后，单击"新增课程"按钮，根据提示设置要构建的个性化课程的基本信息。

　　3. 进入个性化课程编辑页面，在"课程设计"中"导入"教材配套课程，并根据教学需要进行修改，再发布为个性化课程。

　　● 云课堂智慧职教 APP：帮助任课教师和学生基于新构建的个性化课程开展线上线下混合式、智能化教与学。

　　1. 在安卓或苹果应用市场，搜索"云课堂智慧职教"APP，下载安装。

　　2. 登录 APP，任课教师指导学生加入个性化课程，并利用 APP 提供的各类功能，开展课前、课中、课后的教学互动，构建智慧课堂。

　　"智慧职教"使用帮助及常见问题解答请访问 help.icve.com.cn。

前言

　　医学信息检索课程旨在培养学生对信息的获取、分析、评价、利用能力，以信息检索的理论及其特点和使用方法作为研究对象，同时培养学生的信息道德和相关的法律意识；引导学生在学习过程中掌握信息检索的基本技术，学习运用各种检索手段获取所需要的知识，提升学生的信息素养、学习能力、实践能力、创造能力和就业创业能力，从而满足终身学习以适应职业变化的需要。

　　本教材在内容选取和写作上，注意广泛吸取国内外优秀教材的成果，力求简明易懂，内容系统和实用，并结合实际案例进行阐述，以加强对学生综合信息实践能力的培养。全书共十章，内容包含信息素养、信息检索基础、图书馆及其应用、网络医学信息资源、中文数据库检索、外文数据库检索、特种文献、文献管理、医学论文撰写及投稿、信息检索综合案例。

　　本教材配套有丰富的教学资源，各章附有学习目标、思维导图、知识拓展、课堂讨论、课后思考题、在线测试题及相关实训操作，并有配套PPT，便于教师教学，也有助于学生进行拓展学习和研究，及时复习并检验学习效果。同时，本教材最后一章选取部分与日常学习生活紧密相关的医学信息检索应用实例，采取实例演示的方式，加强学生对前几章所学内容的理解、消化和吸收，学以致用。

　　教材编写分工如下：第一章由刘俊梅编写，第二章由叶甫渝编写，第三章由李儒银编写，第四章由梁瑜编写，第五章由张小蒙编写，第六章由刘静编写，第七章由徐倩编写，第八章由胡勇编写，第九章由姜云莉编写，第十章由郑伟编写。全书由汪方正和梁瑜主编，王庭之主审。

　　感谢为本次教材编写提出宝贵意见的专家和教师，感谢高等教育出版社对本书出版的大力支持。

　　由于作者水平所限和时间仓促，书中疏漏之处在所难免，敬请广大读者批评指正、提出宝贵意见，以便进一步修改完善。

汪方正　梁　瑜

2021 年 1 月

目 录

二维码视频资源目录

第一章

信息素养

1

🎯 **学习目标**

- 掌握信息素养的定义、构成要素，掌握信息素养的培养内容及途径。
- 熟悉学术规范的定义、主要内容，熟悉学术不端的表现及处罚方式。
- 了解国内、国外信息素养的评价标准。

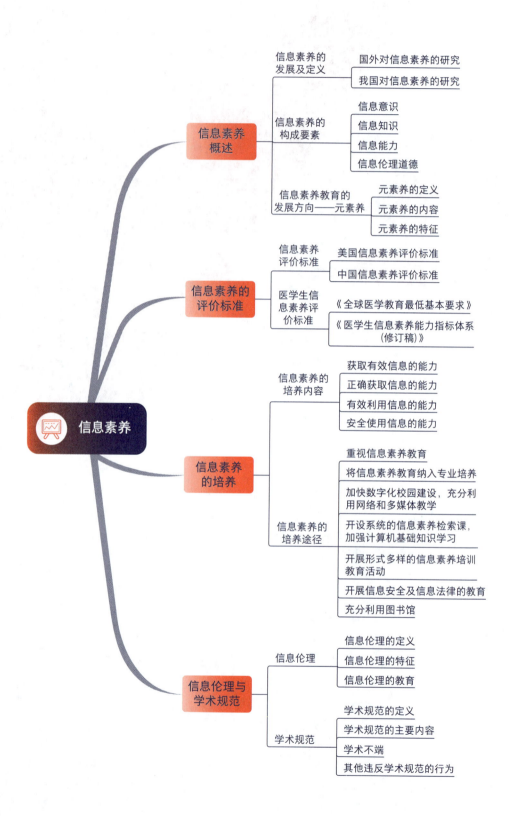

信息素养

信息素养概述
- 信息素养的发展及定义
  - 国外对信息素养的研究
  - 我国对信息素养的研究
- 信息素养的构成要素
  - 信息意识
  - 信息知识
  - 信息能力
  - 信息伦理道德
- 信息素养教育的发展方向——元素养
  - 元素养的定义
  - 元素养的内容
  - 元素养的特征

信息素养的评价标准
- 信息素养评价标准
  - 美国信息素养评价标准
  - 中国信息素养评价标准
- 医学生信息素养评价标准
  - 《全球医学教育最低基本要求》
  - 《医学生信息素养能力指标体系（修订稿）》

信息素养的培养
- 信息素养的培养内容
  - 获取有效信息的能力
  - 正确获取信息的能力
  - 有效利用信息的能力
  - 安全使用信息的能力
- 信息素养的培养途径
  - 重视信息素养教育
  - 将信息素养教育纳入专业培养
  - 加快数字化校园建设，充分利用网络和多媒体教学
  - 开设系统的信息素养检索课，加强计算机基础知识学习
  - 开展形式多样的信息素养培训教育活动
  - 开展信息安全及信息法律的教育
  - 充分利用图书馆

信息伦理与学术规范
- 信息伦理
  - 信息伦理的定义
  - 信息伦理的特征
  - 信息伦理的教育
- 学术规范
  - 学术规范的定义
  - 学术规范的主要内容
  - 学术不端
  - 其他违反学术规范的行为

第一节 信息素养概述

> 信息素养是当前信息社会中人的综合能力素质的重要组成部分，是对信息社会的一种适应能力。目前，信息素养教育已经成为世界各国关注并研究的重大理论与实践课题之一。

一、信息素养的发展及定义

（一）国外对信息素养的研究

对信息素养的研究，最早起源于美国。1974年，美国信息产业协会主席保罗·车可斯基（Paul Zurkowski）在《信息服务环境、关系和优先权》中提出了信息素养的定义，他认为信息素养是人们通过利用大量的信息工具及主要的信息资源，在解决实际问题时所利用的信息技术和信息技能。

1989年，美国图书馆协会（American Library Association，ALA）成立"国家信息素养论坛"，目的是引起全国民众对信息素养教育的重视。协会专家认为，信息素养是人们能够认识到何时需要信息，并且能够对信息进行检索、评价和有效利用的一种综合能力。

2000年，美国大学与研究图书馆协会（Association of College and Research Libraries，ACRL）发布了《高等教育信息素养能力标准》，成为美国信息素养评价的权威标准，并在全国范围内实施。《高等教育信息素养能力标准》在以后的一段时期也成为其他国家高等教育对信息素养教育能力要求的参照标准。

2003年，联合国教科文组织和美国图书情报学委员会联合召开了信息素养专家会议。会上发表的报告《布拉格宣言：走向信息素养社会》指出，信息素养是人们有效参与信息社会的先决条件，是终身学习的基本人权。报告同时指出，信息素养的定义是指能够确定信息需求，能够去搜索、评价、组织、利用和创造信息，并且用来解决实际问题的能力。

2005年，联合国教科文组织、国际图书馆协会联合会和美国全国信息素质论坛联合在埃及亚历山大图书馆召开了研讨会。会上发表了《信息社会灯塔：关于信息素质和终身学习的亚历山大宣言》，宣言宣称信息素养是终身学习的核心，它能使人们在整个一生中有效地寻求、评价、利用和创造信息，以便达到其个人的、社会的、职业的和教育的目标。

2015年，美国大学与研究图书馆协会修订原有的《高等教育信息素养能力标准》，形成了《高等教育信息素养框架》，开始关注媒体素养、数字素养等其他多种相关素养。

由此可见，信息素养指的是一种综合能力，是人们能够以有效的方式获得信息，合理地使用、创造所得到的信息，并且能将信息运用于社会活动中的能力。

📖 **知识拓展**

美国教育技术行动计划

1996 年，美国政府发布了国家教育技术行动计划，要求在 2000 年每所学校与因特网相连，每所学校有适合的用于教学的硬件，有适当的内容供教师整合进他们的课程中，教师具备将技术整合进课程的必要技能，保证美国的每一个儿童具备在 21 世纪竞争所必需的基本技能。

为了监督这一教育技术行动计划的进展情况，美国工业和教育界的执行总裁于 1996 年秋季创办了美国教育技术 CEO 论坛，将连通、硬件、资源、专业发展作为评估美国学校信息化水平的 4 个维度，每年对全国范围内的教育技术行动计划实施状况进行调查，对教育技术的内容及其整合进行年度评估，并依此发布一份报告。

美国教育技术 CEO 论坛 2001 年第四季度报告提出，21 世纪人的能力素质包括基本学习技能（读、写、算）、信息素养、创新思维能力、人际交往与合作精神、实践能力，其中，信息素养是非常重要的一种能力素质。

（二）我国对信息素养的研究

我国对信息素养的研究起步较晚。

1984 年，教育部颁布了《关于在高等学校开设文献检索与利用课的意见》。文献检索与利用课的开设，成为学校信息素养教育的基础。1993 年，全国文献检索与利用课教学指导小组成立，巩固和提高了文献检索与利用课的地位和作用，同时也对文献检索与利用课的教学提出了更高的要求。

20 世纪 90 年代末，信息素养的教育理念开始传入中国。王吉庆教授在 1999 年编著了《信息素养论》一书，他认为信息素养是一种可以通过教育培养的，人们在社会中学会获取信息、利用信息、开发信息的修养与能力。

1999 年，教育部颁布了《中共中央国务院关于深化教育改革，全面推进素质教育的决定》，要求重视培养学生收集处理信息的能力、获取新知识的能力、分析和解决问题的能力。国内对于学生信息技术和信息素养的教育开始得到关注，文献检索与利用课的教育开始向信息素养教育转变。

2002 年，教育部颁布的《普通高等学校图书馆规程（修订）》总则第三条规定，开展信息素养教育，培养读者的信息意识和获取、利用文献信息的能力，是高等学校图书馆主要任务之一。

2005 年，北京高校图书馆工作委员会（简称图工委）发布的《北京地区高校信息素质能力指标体系》是我国第一个正式发布并且较权威的地区性信息素养评价标准体系。这个指标体系从信息意识、信息知识、信息能力、信息伦理道德 4 个方面系统地提出了高校学生应该具备的信息素养要求。

由此可见，信息素养是一个综合性概念，是社会发展到一定阶段的产物，并且随着社会的发展，信息素养的内涵与外延也会继续不断地丰富和扩展。

二、信息素养的构成要素

信息素养包括 4 个构成要素：信息意识、信息知识、信息能力和信息伦理道德。信息素养的 4 个构成要素之间互相联系，互相依赖，共同构成一个不可分割的统一整体。信息意识是先导，信息知识是基础，信息能力是核心，信息伦理道德是保障。

（一）信息意识

信息意识是人们在信息活动中产生的认识、观念和需求的总和。具有信息意识的人平时能意识到信息的意义和作用，信息需求态度积极；能敏感地意识到信息的价值，有获取新信息的意愿；能够主动地从生活实践中查找新信息；具有把有价值的信息运用到学习、生活和工作中的愿望。信息意识是信息素养的前提要素，是形成信息素养的重要动力，是信息素养的先导。

（二）信息知识

信息知识是人们在利用信息传播技术进行信息交流活动中所积累的认识和经验的总和，是人们进行信息活动的一切相关知识。信息知识是综合性的知识，包含信息的所有基础知识和技术知识，并且还涉及很多其他方面的知识，包含人文的、技术的、经济的、法律的。信息知识是信息素养的基本要素，是信息素养的基础。

（三）信息能力

信息能力是人们通过利用信息技术获取信息资源、分析处理信息资源、加工信息资源、使用信息资源、管理信息资源、创新信息资源的能力。信息能力是信息时代人们生存的必备能力，是信息素养的核心要素。

（四）信息伦理道德

信息伦理道德是人们在信息活动中的道德规范，是人们在信息的获取、分析、利用和传播过程中行为规范的总和。信息伦理道德是信息社会维护信息秩序正常的行为规范，是信息素养的保障。

三、信息素养教育的发展方向——元素养教育

（一）元素养的定义

随着社会的发展，我们进入了一个由用户主导的 Web 2.0 时代，鼓励用户在网络协作环境下创建和分享信息。在新技术、新媒体的影响下，以提高信息技能为主的信息素养教育已不能满足用户信息获取的能力需求，更加综合的信息素养能力的教育——元素养教育，成为世界各国关注和研究的新热点。

2014 年 1 月，美国学者麦基（Mackey）和雅各布森（Jacobson）二人合著的《元素养：

通过重塑信息素养增强学习者的能力》（简称《元素养》）出版。雅各布森认为，元素养主要是指在新媒体背景下，通过整合相关素养理论并利用新信息技术，指导信息个体在社交环境中进行信息获取、评估、组织、交互协同生产与分享的素养框架。

元素养教育作为传统信息素养教育的更新和延续，是在当前的社会信息环境下应运而生的，是对多种新生素养概念的一种高度概括。

（二）元素养的内容

在《元素养》一书中，麦基和雅各布森将元素养教育具体分为 4 个领域，并提出了各个领域所要达到的学习目标。

1. 行为领域　学习者需要掌握完成学业应当具备的检索技巧和能力。
2. 认知领域　学习者完成学业时需要具备对问题的理解、组织、应用、评估等能力。
3. 情感领域　学习者需要通过参与学业学习实现态度或情感的转变。
4. 元认知领域　学习者需要对自己的学习活动具备批判性反思能力，能够知道为什么学、怎样学、学什么。对信息的主观和批判态度，是元素养教育的核心内容。

（三）元素养的特征

元素养就是新数字时代的信息素养，是在当前开放性学习的大环境中产生的，是信息素养发展到一定阶段形成的。元素养教育拓展了信息素养的教育范围，它保留了原信息素养的合理内涵，又引入了包含批判性思维和反思在内的元认知、交互协同能力等新的培养要素。它是对传统信息素养的继承，但是又有自己的特征。

1. 培养学习者的元认知　主要指批判性思维和反思，为的是让学习者能够适应快速变化的信息社会环境。
2. 转变学习者的信息角色　在信息的创作、生产和共享的过程中，学习者既是信息的使用者，也是信息的创造者。
3. 社交媒体的参与　元素养就是 Web 2.0 时代的信息素养，它主要是指在社交媒体和交互协同在线进行信息获取、评估、组织、分享所必需的能力。社交媒体是进行元素养教育的主要载体。
4. 嵌入式学习渠道　元素养教育采用开放的学习理论和方法，和传统的信息素养教学模式有很大的不同。元素养教育是把信息素养教育嵌入学校专业课程或通识型文化课程的教育形式，利用了所有 Web 2.0 时代的社交平台，提升学生的专业信息素养水平，使学生在交互协同的信息环境中，提升自我学习和终身学习的能力。

元素养教育涉及了一些全新的理念，着重提高学习者的批判性思维和交互协同能力以及元认知等新的能力，在教学内容和教育方式上更加灵活。国外元素养的教育内容可以帮助我国元素养教育确定培养目标，但是我国的元素养教育应该与自身的实际情况相结合，应该在原信息素养教育的基础上，充分利用信息素养教育的成果，经过一段时间的适应及实践后，制定出适合我国高等学校教育的元素养教育内容、培养标准、评价体系和教材体系，以推动我国信息素养教育更好地发展。

第二节　信息素养的评价标准

　　　信息素养的评价标准是评价个体信息素养能力，评价教育教学效果，指导信息素养教育实践的框架、准则和指南。信息素养评价标准很多，各国都根据实际情况制定了适合本国或本地区高等教育发展的信息素养标准。

一、信息素养评价标准

（一）美国信息素养评价标准

　　1.《学生学习的信息素质标准》　为了让学生学习的信息素质具有一个统一标准，1998 年，美国图书馆协会和教育传播协会制定了《学生学习的信息素质标准》，基本内容如下。

　　标准一：具有信息素养的学生能够有效地和高效地获取信息。

　　标准二：具有信息素养的学生能够熟练地和批判地评价信息。

　　标准三：具有信息素养的学生能够精确地和创造性地使用信息。

　　标准四：作为一个独立学习者的学生具有信息素养，并能寻求与个人有关的信息。

　　标准五：作为一个独立学习者的学生具有信息素养，并能鉴别文献和其他创造性的信息表述。

　　标准六：作为一个独立学习者的学生具有信息素养，并能力争在信息查询和知识创新中做得最好。

　　标准七：对学习社区和社会有积极贡献的学生具有信息素养，并能认识信息对民主化社会的重要性。

　　标准八：对学习社区和社会有积极贡献的学生具有信息素养，并能实行与信息和信息技术相关的符合伦理道德的行为。

　　标准九：对学习社区和社会有积极贡献的学生具有信息素养，并能积极参与小组的活动。

　　2.《高等教育信息素养能力标准》　2000 年，美国大学与研究图书馆协会发布了《高等教育信息素养能力标准》指标体系，共包括 5 个一级指标，22 个二级指标和 86 个具体的三级指标，为美国乃至全球各类型的高校开展信息素养教育提供了依据和工具，具有非常重要的意义。

　　3.《高等教育信息素养框架》　2015 年，美国大学与研究图书馆协会发布了全新修订的《高等教育信息素养框架》（以下简称《框架》）。《框架》的修订，是为了适应新的教育理念和多样化的信息生态系统，对信息素养教育的理论研究和实践活动都具有积极的意义。《框架》以元素养教育的 4 个能力目标为核心理念，每个框架要素都包含一个信息素养的核心概念以及各个要素相应的知识技能和行为方式，并特别强调元认知，以使学习者适应快速变化的信息社会环境。

（二）中国信息素养评价标准

我国目前仍然没有发布全国性的信息素养评价标准，最有影响的信息素养评价标准是由清华大学图书馆和北京航空航天大学图书馆等单位研制，北京高校图工委于 2005 年发布的《北京地区高校信息素质能力指标体系》（表 1-1）。该指标体系由 7 个称为"维度"的一级指标、19 个二级指标、61 个三级指标描述组成。各级指标的设置与美国大学与研究图书馆协会的《高等教育信息素养能力标准》相似，但标准更加具体，在许多指标后面进行了举例说明，更加容易理解。

表 1-1 《北京地区高校信息素质能力指标体系》（2005 年）

一级指标	二级指标	三级指标
能够了解信息以及信息素质能力在现代社会中的作用、价值与力量	具有强烈的信息意识	1. 了解信息的基本知识 2. 了解信息在学习、科研、工作、生活各方面产生的重要作用 3. 认识到寻求信息是解决问题的重要途径之一
	了解信息素质的内涵	1. 了解信息素质是一种综合能力 2. 了解这种能力是开展学术研究必备的基础能力 3. 了解这种能力是终身学习必备的能力
能够确定所需信息的性质与范围	能够识别不同的信息源并了解其特点	1. 了解信息是如何产生、管理与传递的 2. 认识不同类型的信息源，了解它们各自的特点 3. 认识不同层次的信息源，了解它们各自的特点 4. 认识到内容雷同的信息可以在不同的信息源中出现 5. 熟悉所在学科领域的主要信息源
	能够明确地表达信息需求	1. 分析信息需求，确定所需信息的学科、内容等 2. 在使用信息源的过程中加强对信息的深入了解 3. 通过与其他相关人员的讨论，认识和了解信息需求 4. 用明确的语言表达信息需求，并能够归纳信息需求的关键词
	能够考虑到影响信息获取的因素	1. 确定所需信息的可能性与所需要的费用 2. 确定收集所需要的信息需要付出的时间与精力 3. 确定收集所需要的信息和理解其内容是否需要应用新的语种和技能

续表

一级指标	二级指标	三级指标
能够有效地获取所需要的信息	能够了解多种信息检索系统，并使用最恰当的信息检索系统进行信息检索	1. 了解图书馆有哪些信息检索系统，在每个信息检索系统中能够检索到哪些类型的信息 2. 了解图书馆信息检索系统中常见的各种检索途径，并且能读懂信息检索系统显示的信息记录格式 3. 理解索书号的含义，了解图书馆文献的排架是按照索书号顺序排列的 4. 了解检索词中受控词（表）的基本知识与使用方法 5. 能够在信息检索系统中找到"帮助"信息，并能有效地利用"帮助" 6. 能够使用网络搜索引擎，掌握网络搜索引擎常用的检索技巧 7. 了解网络搜索引擎的检索与图书馆提供的信息检索系统检索的共同点和差异 8. 能够根据需求评价检索结果，确定检索是否要扩展到其他信息检索系统中
	能够组织与实施有效的检索策略	1. 正确选择检索途径，确定检索标识 2. 综合应用自然语言、受控语言及其词表，确定检索词 3. 选择适合的用户检索界面 4. 正确使用所选择的信息检索系统提供的检索功能 5. 能够根据需求，评价检索结果，确定是否需要修改检索策略
	能够根据需要利用恰当的信息服务获取信息	1. 了解图书馆能够提供的信息服务内容 2. 能够利用图书馆的馆际互借、查新服务、虚拟咨询台、个性化服务 3. 能够了解与利用其他信息服务机构提供的信息服务
	能够关注常用的信息源与信息检索系统的变化	1. 能够使用各种信息通报服务 2. 能够订阅电子邮件服务和加入网络讨论组 3. 习惯性关注常用的印刷型或电子型信息源
能够正确地评价信息及其信息源，并且把选择的信息融入自身的知识体系中，重构新的知识体系	能够应用评价标准评价信息及其信息源	1. 分析比较来自多个信息源的信息，评价其准确性、权威性、时效性 2. 辨认信息中存在的偏见、欺诈与操纵 3. 认识到信息中会隐含不同价值观与政治信仰
	能够将选择的信息融入自身的知识体系中，重构新的知识体系	1. 能够从所收集的信息中提取、概括主要观点与思想 2. 通过与其他相关人员的讨论来充分理解与解释检索到的信息 3. 比较同一主题所检索到的不同观点，确定接受与否 4. 综合主要观点形成新的概念 5. 应用、借鉴、参考他人的工作成果，形成自己的知识观点或方法

续表

一级指标	二级指标	三级指标
能够有效地管理、组织与交流信息	能够有效地管理组织信息	1. 能够认识参考文献中对不同信息源的描述规律 2. 能够按照要求的格式，正确书写参考文献与脚注 3. 能够采用不同的方法保存信息 4. 能够利用信息管理方法管理所需信息，并能利用电子信息管理系统
	能够有效地与他人交流信息	1. 选择最能支持交流目的的形式，选择最适合的交流对象 2. 能够利用多种信息技术手段进行信息交流 3. 采用适合于交流对象的形式进行交流 4. 能够有条理地进行口头表达与交流
作为个人或群体的一员能够有效地利用信息来完成一项具体的任务	能够制定一个独立或与他人合作完成具体任务的计划	
	能够确定完成任务所需要的信息	
	能够通过讨论、交流等方式，将获得的信息应用到解决任务的过程中	
	能够提供某种形式的信息产品（如综述报告、学术论文、项目申请等）	
了解与信息检索、利用相关的法律、伦理和社会经济问题，能够合理、合法地检索和利用信息	了解与信息相关的伦理、法律和社会经济问题	1. 了解在电子信息环境下存在的隐私与安全问题 2. 能够分辨网络信息的无偿与有偿服务 3. 了解言论自由的限度 4. 了解知识产权与版权的基本知识
	能够遵循在获得、存储、交流、利用信息过程中的法律和道德规范	1. 尊重他人使用信息源的权利，不损害信息源 2. 了解图书馆的各种电子资源的合法使用范围，不恶意下载与非法使用 3. 尊重他人的学术成果，在学术研究与交流时，能够正确引用他人的思想与成果 4. 合法使用有版权的文献

二、医学生信息素养评价标准

1975 年，《美国药学教育杂志》上发表了一篇文章——《药物信息技能的教学方法》，这是医学领域最早对信息素养的研究。《全球医学教育最低基本要求》发布以后，世界各国对医学生信息素养能力的研究得到迅速普及和发展。

（一）《全球医学教育最低基本要求》

2001 年，国际医学教育专门委员会（Institute for International Medical Education，IIME）制定颁布了《全球医学教育最低基本要求》，指出了世界各地医学院校培养的医生在医学知识、临床技能、职业态度、行为和职业道德等方面都必须具备的基本素质，为世界各国在医学教育标准领域的互认规范了标准。

（二）《医学生信息素养能力指标体系（修订稿）》

2007 年开始，中国医学科学院医学信息研究所开展了建立医学生信息素养能力指标体系的研究，他们参考了我国国家教委于 1992 年颁发的《文献检索课教学基本要求》，并借鉴国内外高等教育信息素养能力评价标准，结合我国高校图书馆信息素养教育的现状，初步建立了《医学生信息素养能力指标体系（修订稿）》，主要包括 7 个一级指标、19 个表现指标和 66 个描述指标。一级指标如下。

指标一：具备信息素养的医学生能够确定所需信息的性质和范围。

指标二：具备信息素养的医学生能够有效地获取所需信息。

指标三：具备信息素养的医学生能够正确地评价信息及其信息源，包括评估所获得信息的实用性和相关性，比较从各种信息源获取的信息，评估其可靠性、有效性、准确性、权威性、及时性。

指标四：具备信息素养的医学生能够管理其获取的信息，并能够采用适当的方式交流、表达信息。

指标五：具备信息素养的医学生能够将选择的信息融入自身的知识体系，形成新的知识体系，并应用于医学科研与实践。

指标六：具备信息素养的医学生能够了解信息素养是终身学习的重要组成部分，关注专业领域的最新进展，并且认可对专业领域的最新进展保持跟踪的必要性。

指标七：具备信息素养的医学生能够合理、合法地检索和利用信息。有信息素养的医学生要能够认识与信息使用和信息技术有关的经济、伦理、法律和社会观点，有效地、合理合法地利用信息，以实现特定的目的。

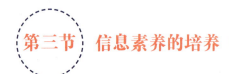

第三节　信息素养的培养

一、信息素养的培养内容

信息素养能力是新时代综合性人才的一种基本能力，它能促进人们解决问题能力和知识创新能力以及终身学习能力的形成，因此信息素养教育已经成为高等学校培养人才的必要环节。

1984年，国家教委发布了《关于在高等学校开设文献检索与利用课的意见》的通知，明确指出文献检索与利用课不仅有助于当前教学质量的提高，而且是教育面向未来的一个组成部分。它对学生增强信息意识、培养信息能力起到了很大作用。

国家教委在1985年发布了《关于改进和发展文献课教学的几点意见》，1992年组织制定了《文献检索课教学基本要求》。这些文件成为中国高等学校开展以文献检索课为核心的信息素养教育的政策依据和规范准则，使信息素养教育得到了普及和发展。

2018年4月，教育部发布了《教育信息化2.0行动计划》，目的之一就是从提升师生信息技术应用能力向全面提升信息素养能力转变。要全面提升师生信息素养，推动从技术应用向能力素质拓展，使之具备良好的信息思维，适应信息社会发展的要求，应用信息技术解决教学、学习、生活中问题的能力就成为必备的基本素质。

推进信息技术与教育教学深度融合，已被教育部列入2019年工作要点，目标任务是推动教育信息化转段升级，提升师生信息素养。

为实现高校师生信息素养全面提升的目标，对学生需要采取合适的信息素养培养内容。

（一）获取有效信息的能力

当前信息环境下，交流方式及信息来源日趋多元化，信息的可靠性、权威性得不到保障。因此，要求学生学习不同来源信息的产生过程、特点与适用性，结合不同来源信息的特点和问题需求，正确选取信息源，在各类信息中获取有效信息。

（二）正确获取信息的能力

要求学生具备掌握信息查询与检索工具、制订信息检索策略、实施信息检索步骤和评价查询结果等能力。要根据研究的问题明确检索需求、制订合适的检索策略，使用合适的检索工具和检索方法进行检索，学会根据检索结果适时调整检索策略，使用更多检索技巧和方式提高检索效率。要强化计算机基础课程教学，提升学生加工和创造性使用信息的技能，提高学生开展终身学习、促进自身完善与发展的能力。

（三）有效利用信息的能力

要求学生学会将获取的信息进行分析、评价、重新加工，并且通过各种方式与他人交流、展示个人研究成果，开展同行交流。

（四）安全使用信息的能力

要求学生提高信息道德素养，掌握基本的计算机安全软件和工具；尊重知识产权，遵守学术规范，杜绝学术不端行为；了解不规范使用信息引发的信息污染、信息犯罪等问题，具备安全使用信息的能力。

二、信息素养的培养途径

根据《教育信息化 2.0 行动计划》的要求，信息素养的培养和教育将作为学生素质教育的重要目标和内容，从而使学生获得终身学习的能力。而学生的这种能力，将通过以下途径获得。

（一）重视信息素养教育

学校应充分认识到提高信息素养对于落实立德树人目标，培养创新人才知识、技能、应用能力的重要性。要根据自己学校的实际情况制定一套教学大纲、教学计划、教材，把学生信息素养教育纳入学校的教学目标与学生综合素质评价体系，这样可以促使学生自觉地参加信息素养的学习。

（二）将信息素养教育纳入专业培养

学校要有专门的信息素养课程教师，有针对性地提升学生的专业信息素养水平。要将信息素养教育融入专业课程、学术研究、实践活动的各个方面，增强学生在学习和实践中的信息素养能力。

（三）加快数字化校园建设，充分利用网络和多媒体教学

学校要建设泛在、灵活、智能的教育教学环境，利用智能技术推动人才培养模式。建设宽敞适用的教学空间，配备相应的现代化教学设备，以精品在线开放课程为依托，灵活运用各种开放的形式开展信息素养教育。灵活的培养形式更能激发学生自主学习的积极性和创造性，有助于学生开拓视野、开创思维。

（四）开设系统的信息素养检索课，加强计算机基础知识学习

学校要开设系统的信息素养必修课，包括信息检索与利用、信息组织管理、信息分析工具与方法等方面的专业课程，完善课程方案和课程标准。要加强计算机基础知识学习，充实适应信息时代、智能时代发展需要的人工智能课程内容。

（五）开展形式多样的信息素养培训教育活动

要开展有关信息素养提升的系列专题培训与讲座，办好各类应用交流与推广活动，举

行各种信息素养比赛，将理论与实践结合起来，全面提升学生信息素养。

（六）开展信息安全及信息法律的教育

要开设学术交流与规范、学术论文写作与投稿、信息伦理与安全方面的课程，使学生在信息利用和知识创新的过程中，保护个人知识产权，恪守学术规范，树立起强烈的信息安全意识。

（七）充分利用图书馆

学校图书馆为学生准备了大量的课外教学参考书，是提高学生综合素质的第二课堂。要鼓励学生在课余时间利用图书馆的最新文献信息，不断更新知识，了解学科的最新发展。在利用图书馆的过程中，培养学生信息意识、获取信息的能力以及合理使用信息的能力，养成独立学习以及终身学习的能力，提高自身综合素质，充分发挥图书馆在信息素养教育中的核心领域作用。

视频：信息甄别

第四节 信息伦理与学术规范

一、信息伦理

当前社会的发展越来越高度信息化，各种新的伦理问题不断出现，尤其是大数据时代的到来，对我们的生活产生了更加深远的影响，因此信息伦理问题也就更加复杂。

（一）信息伦理的定义

信息伦理是在计算机伦理学的基础上发展和演变来的。1988年，罗伯特·豪普特曼（Robert Hauptman）在《图书馆领域的伦理挑战》一书中提出了信息伦理的理念。他认为，所有与信息生产、信息存储、信息访问和信息发布相关的伦理研究都应该属于信息伦理的内容。我国管理学教授沙勇忠将信息伦理也称为信息道德，他认为信息伦理是调整人与人之间以及个人和社会之间在信息关系过程中的行为规范的总和。

（二）信息伦理的特征

随着信息技术的快速发展，信息伦理已经发展成为一门新兴的交叉学科。然而，信息伦理不是由国家强行制定和强行执行的，它的存在有着特定的标准，因此有着自己独有的特征，主要表现在以下几点。

1. 综合性 信息伦理不只是信息在信息领域的简单存在与应用，它已经渗透到自然科学、社会科学的诸多领域，具有综合性。

2. **主观性**　当今的信息社会，人已经参与了信息的全过程，不仅是信息的生产者，也是信息的传播者，因此更加促进了信息的快速发展。而信息自由权是公民的一项重要基本权利，依法可以自由获取、加工、处理、传播、存储和保留信息，因此信息伦理的主观性更强。然而信息法律方面的建设相对滞后，要想维持良好的信息秩序，必须要依靠信息伦理这种规范形式。

3. **开放性**　信息社会本身具有开放的特性，人们能自由地表达自己的意愿，相互包容性更强。在信息社会背景下，信息伦理的规范不再是一个封闭的体系，而是与信息社会的各种信息交流活动紧密地关联，因此信息伦理具有开放性的特征。

4. **多元性**　在信息社会中，不仅信息量大，而且信息种类特别多，人们获得信息的渠道也多，因此信息呈现出多元化，在为人们提供多种选择的同时，人们的伦理观念和行为也呈现出多元化的特性。

5. **技术性**　信息的生产、传播与使用等都离不开信息技术，信息技术不仅贯穿于信息伦理的始终，而且随着信息技术的发展会进一步推动信息伦理的发展。

6. **发展性**　随着信息社会的发展，信息技术也在不断地发展变化。随着信息产品不断丰富，信息活动、信息传递交流速度不断加快，信息资源共建共享日益成为普遍的信息行为，这些都会进一步促进信息伦理的发展，虽然它的基本原则不会变，但是内容会相应地变化，具有较强的发展特性。

7. **时代性**　随着信息资源的更新和共享速度的加快，信息在传播的过程中出现了更多具有新的时代特征的新型伦理关系和现象。只有具有时代特征的信息伦理体系和方法，才能解决这些问题，指导我们的工作实践。

（三）信息伦理的教育

信息伦理问题在信息的生产、存储、传播、使用的各个过程都有所体现。

近几年来，我国信息伦理安全的建设日趋完善，同时也积极地加入了国际信息安全法规建设之中。目前，我国已经出台的关于信息安全的法律法规有60余种，主要包括以下相关内容。

1. **知识产权**　也称"知识所属权"，指权利人对其智力劳动所创作的成果享有的财产权利，一般只在有限时间内有效。知识产权包括版权（在我国称为著作权）和工业产权两部分。版权（著作权）是指文学、艺术、科学作品的作者对其作品享有的权利（包括财产权、人身权），是无须登记或标注版权标记就能得到保护的。工业产权包括专利、商标、服务标志、厂商名称、原产地名称以及植物新品种权和集成电路布图设计专有权等，是需登记或标注版权的。

知识产权类法律法规主要有以下几种。

1974年，《世界版权公约》（联合国教科文组织）。

1979年，《建立世界知识产权组织公约》（世界知识产权组织）。

2000年，《卫生知识产权保护管理规定》（原中华人民共和国卫生部）。

2001年，《计算机软件保护条例》（中华人民共和国国务院）。

2002 年，《计算机软件著作权登记办法》（中华人民共和国国家版权局）。

2003 年，《关于审理涉及计算机网络著作权纠纷案件适用法律若干问题的解释》（中华人民共和国最高人民法院）。

2008 年，《中华人民共和国专利法》（修正）（中华人民共和国第十一届全国人民代表大会常务委员会第六次会议）。

2008 年，《电子出版物出版管理规定》（原中华人民共和国新闻出版总署）。

2012 年，《中华人民共和国著作权法》（修正）（中华人民共和国国务院）。

2013 年，《中华人民共和国商标法》（第十二届全国人民代表大会常务委员会第四次会议）。

2. 信息安全　是指信息系统（包括硬件、软件、数据、人、物理环境及其基础设施）受到保护，不受偶然的或者恶意的原因而遭到破坏、更改、泄露，系统连续可靠正常地运行，信息服务不中断，最终实现业务连续性。信息安全主要包括保证信息的保密性、真实性、完整性、未授权拷贝和所寄生系统的安全性五方面的内容。信息安全类法律法规主要有以下几种。

1988 年，《中华人民共和国保守国家秘密法》（中华人民共和国全国人民代表大会常务委员会）。

1994 年，《中华人民共和国计算机信息系统安全保护条例》（中华人民共和国国务院）。

1997 年，《计算机信息网络国际联网安全保护管理办法》（中华人民共和国公安部）。

2000 年，《计算机病毒防治管理办法》（中华人民共和国公安部）。

2004 年，《中国互联网行业自律公约》（中国互联网协会）。

2005 年，《非经营性互联网信息服务备案管理办法》（中华人民共和国信息产业部）。

2007 年，《信息安全等级保护管理办法》（中华人民共和国公安部、国家保密局、国家密码管理局、国务院信息化工作办公室）。

2010 年，《通信网络安全防护管理办法》（中华人民共和国工业和信息化部）。

2015 年，《中华人民共和国国家安全法》（中华人民共和国第十二届全国人民代表大会常务委员会第十五次会议）。

2016 年，《中华人民共和国网络安全法》（中华人民共和国第十二届全国人民代表大会常务委员会第二十四次会议）。

3. 医药领域安全　医药领域是一个特殊而重要的技术领域。我国非常重视药品的知识产权保护，确立了多种保护手段，并通过对相关法律法规的修订，在保护医药知识产权的同时，更好地维护公众健康。与医药相关的信息网络类法律法规主要有以下几种。

2000 年，《药品电子商务试点监督管理办法》（中华人民共和国药品监督管理局）。

2005 年，《互联网药品交易服务审批暂行规定》（中华人民共和国药品监督管理局）。

2010 年，《医疗卫生服务单位信息公开管理办法（试行）》（原中华人民共和国卫生部）。

2014 年，《互联网食品药品经营监督管理办法》（征求意见稿）（中华人民共和国药品监督管理局）。

2017 年，《互联网药品信息服务管理办法》（修正）（中华人民共和国药品监督管理局）。

二、学术规范

（一）学术规范的定义

信息伦理在学术中的表现，即为学术规范。

学术规范是指学术共同体内形成的学术活动的基本规范，是一种自觉的约束机制，是根据学术发展规律制定的有关学术活动的基本准则。它涉及学术研究的全过程，包括学术研究规范、学术评审规范、学术批评规范、学术管理规范。

为了防范学术研究活动中可能出现的失误，保障学术研究活动持续、健康地发展，增强学术共同体的凝聚力，为学术研究活动创造一个公平、公正的环境，多年来教育部一直致力于加强学术道德和学风建设，先后出台了一系列纲要、意见和规范。如 2002 年，《关于加强学术道德建设的若干意见》；2004 年，《高等学校哲学社会科学研究学术规范（试行）》；2006 年，《教育部关于树立社会主义荣辱观进一步加强学术道德建设的意见》；2009 年，《教育部关于严肃处理高等学校学术不端行为的通知》；2009 年，《高校人文社会科学学术规范指南》；2010 年，《高等学校科学技术学术规范指南》（第一版）；2017 年，《高等学校科学技术学术规范指南》（第二版）。

（二）学术规范的主要内容

2017 年出版的《高等学校科学技术学术规范指南》（第二版），原则上适用于高校自然科学和工程技术类，即理、工、农、医专业的教师、学生、科研和管理人员，比较全面地涉及了学术规范的方方面面，具有现实针对性。

1. 基本准则

（1）遵纪守法，弘扬科学精神。

（2）严谨治学，反对浮躁作风。

（3）公开、公正，开展公平竞争。

（4）相互尊重，发扬学术民主。

（5）以身作则，恪守学术规范。

2. 查新和项目申请规范

（1）查新：科技工作者有责任查阅前人已有的、已发表的研究成果。

（2）项目申请：进行认真的调查研究和充分的可行性论证，不得故意隐瞒可能存在的重大问题。

3. 项目实施规范

（1）遵守项目下达（或资助）单位的有关规定。

（2）实施过程中坚持实事求是。

（3）科研协作与学术民主。

4. 引文和注释规范

（1）引文：引用他人作品的，应当指明作者姓名、作品名称、作品来源。引用时应尊重文献的原意，不可断章取义。直接引用需使用引号，间接引用应使用自己的语言来表述引文中的相关内容并加以标注。引用他人成果应适度，引用的成果不应构成本人研究成果的主要部分或核心内容。

（2）注释：注释是对论著正文中某一特定内容的进一步解释或补充说明，一般排印在该页脚注，也可在正文中加括号，写明注文（夹注），还可以把注释集中于全文或全书末尾（尾注）。

5. 参考文献规范　应罗列自己阅读过且确实有参考价值的参考文献，一般集中列表于文末，避免过多、过杂和遗漏。不得为了掩盖事实，冒充首创，故意删除重要参考文献。

6. 学术成果的发表与后续工作规范

（1）发表的时候，不得代写论文或成果造假；不得一稿多投；只有对研究成果作出实质性贡献者，才有资格署名。署名人对本人作出贡献的部分负责，反对不属实的署名和侵占他人成果。署名要用真实姓名，并附上真实的工作单位，以示文责自负；申请专利要严格遵循《中华人民共和国专利法》《中华人民共和国专利法实施细则》和专利行政部门的相关规定；致谢在论文的末尾，应对成果完成过程中给予帮助的集体和个人表示感谢。致谢前应征得被致谢人的同意，致谢时应指出被致谢人的具体贡献。

（2）后续工作主要有纠正错误等；反对炒作；遵守有利后续研发原则；遵守保密原则。

7. 学术评价规范

（1）同行评议。

（2）坚持客观、公正原则。

（3）执行回避和保密制度。

8. 学术批评规范

（1）实事求是，以理服人。

（2）鼓励争鸣，促进繁荣。

9. 研究对象规范

（1）以人类为试验对象：在所有涉及人类被试的试验中，研究过程本身应体现对人的尊重和保护。

（2）以动物为试验对象：善待试验动物，维护动物福利，促进人与自然的和谐发展。

（三）学术不端

目前，高校教师信息伦理道德建设还存在问题，突出表现在只注重信息技术的培训，轻视信息道德的培养，信息伦理道德意识不强，对信息法律法规了解较少。

1. 学术不端的定义　学术不端是指在科学研究和相关学术活动中的各种造假、抄袭、剽窃和违反公认的学术准则，违背学术诚信的行为，是信息伦理的失德行为。

2. 学术不端的表现　为了有效预防和严肃查处高等学校发生的学术不端行为，维护学术诚信，促进学术创新和发展，我国教育部在2016年6月发布了《高等学校预防与处理学术不端行为办法》，明确规定在科学研究及相关活动中有下列行为之一的，应当认定为构成学术不端行为：剽窃、抄袭、侵占他人学术成果；篡改他人研究成果；伪造科研数据、资料、文献、注释，或者捏造事实、编造虚假研究成果；未参加研究或创作而在研究成果、学术论文上署名，未经他人许可而不当使用他人署名，虚构合作者共同署名，或者多人共同完成研究而在成果中未注明他人工作、贡献；在申报课题、成果、奖励和职务评审评定、申请学位等过程中提供虚假学术信息；买卖论文、由他人代写或者为他人代写论文；其他根据高等学校或者有关学术组织、相关科研管理机构制定的规则，属于学术不端的行为。

有学术不端行为且有下列情形之一的，应当认定为情节严重：造成恶劣影响的；存在利益输送或者利益交换的；对举报人进行打击报复的；有组织实施学术不端行为的；多次实施学术不端行为的；其他造成严重后果或者恶劣影响的。

3. 学术不端的处理　《高等学校预防与处理学术不端行为办法》中规定，结合行为性质和情节轻重，对学术不端行为责任人有以下处理方式：通报批评；终止或者撤销相关的科研项目，并在一定期限内取消申请资格；撤销学术奖励或者荣誉称号；辞退或解聘；法律、法规及规章规定的其他处理措施。同时，可以依照有关规定，给予警告、记过、降低岗位等级或者撤职、开除等处分。

4. 学术不端的防止对策　学术不端案例每年都会出现很多，相当一部分是因为缺少这方面的知识而导致的，所以应该加强学术规范教育。《高等学校预防与处理学术不端行为办法》中明确规定：高等学校教学科研人员、管理人员、学生在科研活动中应当遵循实事求是的科学精神和严谨认真的治学态度，恪守学术诚信，遵循学术准则，尊重和保护他人知识产权等合法权益；高等学校应当将学术规范和学术诚信教育作为教师培训和学生教育的必要内容，以多种形式开展教育、培训；高等学校应当利用信息技术等手段，建立对学术成果、学位论文所涉及内容的知识产权查询制度，健全学术规范监督机制；高等学校应当建立健全科研管理制度，在合理期限内保存研究的原始数据和资料，保证科研档案和数据的真实性、完整性；高等学校应当遵循学术研究规律，建立科学的学术水平考核评价标准、办法，引导教学科研人员和学生潜心研究，形成具有创新性、独创性的研究成果；高等学校应当建立教学科研人员学术诚信记录，在年度考核、职称评定、岗位聘用、课题立项、人才计划、评优奖励中强化学术诚信考核。

（四）其他违反学术规范的行为

教育部社科委学风建设委员会组织编写的《高校人文社会科学学术规范指南》中还指出了其他违反学术规范的行为，如学术失范及学术腐败。

学术失范是指技术层面违背学术规范的行为，或由于缺乏必要的知识而违背行为准则的行为，如数据核实不准确，文献引用出处注释不全等，其动机、情节与学术不端行为相比，程度较轻。

学术腐败是指学术权力的行使者滥用学术权力侵犯公众利益、破坏学术规范和学术道德的行为，如利用学术权力不正当地获取名利，不正当地获取学术资源，侵占或剥夺他人的学术资源，对学术批评者进行压制、打击或者报复。

学术失范及学术腐败行为严重败坏了学术风气，既危害社会，也危害个人，应该坚决抵制。

课堂讨论

（1）发生学术不端事件的原因与预防办法有哪些？

（2）我们自己应该如何避免学术不端行为？

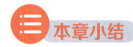 本章小结

　　通过本章学习，让学生了解国内外信息素养的评价标准，使学生熟悉学术规范的定义、主要内容，熟悉学术不端的表现及处罚方式，掌握信息素养的定义、构成要素、培养内容及途径，培养学生对信息技术的兴趣和意识，具备熟练地从网络中获取信息、加工信息、使用信息的能力，使学生成为具有良好信息素养的人。

　　通过本章学习，为广大学生适应以后的学习、工作和生活打下坚实的基础，因为良好的信息素养是大家终身学习、不断提高自身素质的需要。网络时代，信息素养已经成为每一位公民都要具备的基本素质。

 课后练一练

一、名词解释

　　1. 信息素养
　　2. 信息伦理
　　3. 学术规范
　　4. 知识产权

二、思考题

　　1. 简述信息意识、信息知识、信息能力和信息道德的关系。
　　2.《北京地区高校信息素质能力指标体系》中的一级指标有哪些？
　　3. 学生信息素养的提高，可通过哪些途径获得？
　　4.《高等学校科学技术学术规范指南》（第二版）中学术规范的主要内容有哪些？

在线测试

（刘俊梅）

第二章

信息检索基础

2

🎯 学习目标

- 掌握信息检索相关概念、文献检索的方法和途径、信息检索策略。
- 熟悉信息资源类型、信息检索原理、医学主题词表以及检索技术。
- 了解文献检索的语言，信息检索效果的评价方法。

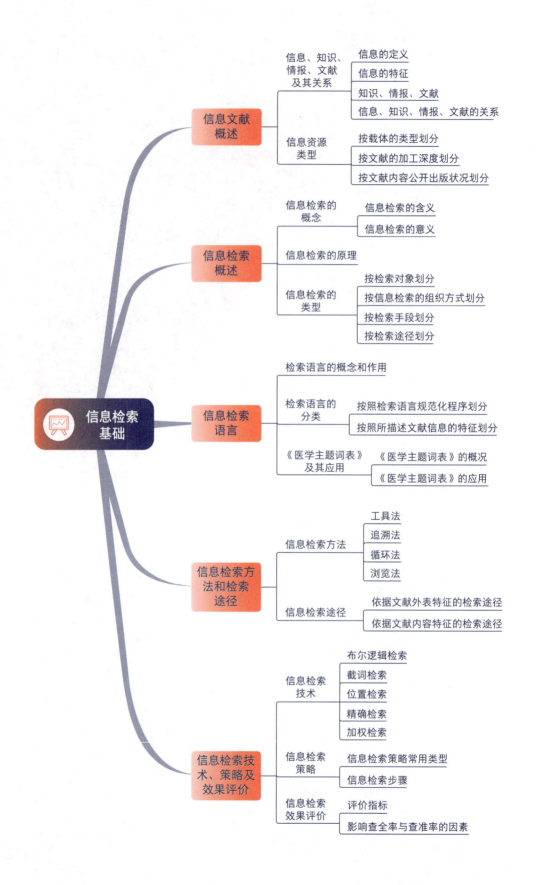

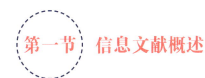

第一节　信息文献概述

当今时代，信息与我们的生活息息相关，信息化已成为不可阻挡的时代潮流，信息已经成为社会的关键要素和最重要的战略资源之一。正确地认识信息、知识、情报、文献的基本概念及其相互关系是树立信息意识和培养信息素养的基础。

一、信息、知识、情报、文献及其关系

信息是信息社会中的关键要素，发挥着重要作用，而与信息相关的重要概念还有情报、知识、文献，这是情报学的 4 个基本概念。

（一）信息的定义

信息的概念十分广泛，各行各业对信息的定义各不相同，至今仍无统一的定义。信息奠基人香农（Shannon）认为"信息是用来消除随机不确定性的东西"。国家标准《情报与文献工作词汇基本术语》（GB 4894—85）对信息的定义是：信息是物质存在的一种方式、形态或运动状态，也是事物的一种普遍属性，一般指数据、消息中所包含的意义，可以使消息中所描述事件的不定性减少。综上所述，信息是以物质介质为载体，传递和反映世界各种事物存在方式、运动规律及特点的表征，它反映了物质客体及其相互作用、相互联系过程中表现出来的种种状态和特征。

（二）信息的特征

1. 可识别性　信息是可以识别的，对信息的识别又可分为直接识别和间接识别。直接识别是指通过人的感官的识别，如听觉、嗅觉、视觉等；间接识别是指通过各种测试手段的识别，如使用温度计来识别温度、使用试纸来识别酸碱度等。不同的信息源有不同的识别方法。

2. 可存储性　信息可以用不同的方式寄存在不同的介质上，即信息必须依附物质才能存在。大脑本身就是一个天然的信息载体存储器，纸张、图像、摄影、录音、光盘、计算机存储器等都可以进行信息存储。

3. 可扩充性　物质和能量资源只要使用就会减少，而信息在使用中却不断扩充、不断再生，永远不会耗尽。任何信息，人们都可根据需要对其进行加工、整理，生成新的信息。随着时间的变化，大部分信息将不断扩充。

4. 可压缩性　信息可以进行压缩，可以用不同信息量来描述同一事物。人们常常用尽可能少的信息量描述一件事物的主要特征。

5. 可传递性 可传递性是信息的本质特征之一。所谓信息的运动过程，就是信息的传递和反馈过程，信息也只有在传递过程中才能体现它的价值。

6. 可转换性 信息可以从一种形态转换为另一种形态。如自然信息可转换为语言文字和图像等形态，也可转换为电磁波信号和计算机代码。

7. 特定范围有效性 信息是对事物存在方式和运动状态的反映，如果不能反映事物的最新变化状态，它的效用就会降低。即信息一经生成，其反映的内容越新，价值越大；时间延长，价值随之减小，一旦信息的内容被人们了解了，价值就会消失。信息使用价值还取决于使用者的需求及其对信息的理解、认识和利用的能力。

（三）知识、情报、文献

与信息密切相关的还有知识、情报和文献。

1. 知识 关于知识的定义，《现代汉语词典》（第7版）中解释为：人们在社会实践中所获得的认识和经验的总和。知识是人类对自然界和人类社会中各种现象、规律的信息反映进行思维分析，加工提炼，经过系统化、理论化的过程，也就是人的大脑通过思维重新组合的系统化的信息集合。

知识是一种特定的人类信息，它是对信息进行提炼和深化的结果。知识经过不断提高和深化，形成较为完整的科学知识体系。例如，根据某一症状、体征诊断为某一疾病，这种症状和体征是该疾病信息的反映，该疾病是症状和体征的信息升华，这种信息升华就是疾病的诊断知识。

2. 情报 情报是指被传递的知识或事实，是知识的激活，是运用一定的媒体（载体），越过空间和时间传递给特定的用户，解决科研、生产中具体问题所需要的特定知识和信息。

情报具有知识性、传递性、针对性3个基本属性。知识性是指情报的本质就是知识，但不是所有的知识都是情报，只有经过筛选、加工成为用户所需要的知识才能称为情报；传递性是指知识必须经过交流传递并被用户接受或利用才能转化为情报；针对性是指情报要针对性地解决某一特定的问题，这就要求情报具有时效性，失去了时效性就不能针对性地解决某一特定的问题，那么，这种陈旧的知识也就不能被称为情报。

随着历史、社会以及科学技术的不断发展，情报的作用也不断地变化，已转化为人们获取知识、信息的一种重要手段。情报的种类有多种，按服务对象不同，可分为军事情报、科技情报、战略情报、战术情报等；按传递媒介分为文字情报、实物情报、声像情报；按传递范围分为大众情报和专门情报。

3. 文献 GB/T 3792.1—2009《文献著录 第1部分：总则》对文献的定义，即文献是记录有知识的一切载体。文献不仅包括各种图书和期刊，也包括会议文献、科技报告、专利文献、学位论文、科技档案等各种类型的出版物，甚至包括用声音、图像以及其他手段记录知识的全部现代出版物。

（四）信息、知识、情报、文献的关系

信息、知识、情报、文献之间存在着辩证的关系，信息是情报和知识的载体，情报是知识的一部分，情报是特指的专业信息；知识依存于信息，是信息的精华部分；文献是信

息、知识、情报的主要载体形式，人类社会利用文献或文献进行交流，其实质是利用和交流文献中的信息、知识和情报（图 2-1）。

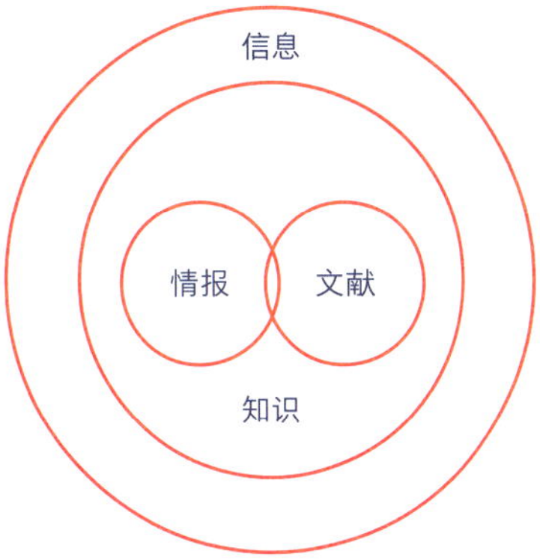

二、信息资源类型

信息资源多种多样，按不同的办法可分为不同的类型。

图 2-1　信息、知识、情报、文献关系图

（一）按载体的类型划分

1. 印刷型　印刷型也称纸介质型，它是以纸张为载体、以印刷为记录手段的文献形式，包括油印、铅印和胶印，也是目前使用的主要形式。其优点是阅读方便，便于流通；缺点是笨重，占空间大，存储密度低，不利于保管。

2. 缩微型　缩微型是以感光材料为载体、缩微照相为记录手段的文献记录形式，包括缩微胶片、胶卷、平片等。其优点是体积小，质量轻，存储密度高，便于保存转移；缺点是不能直接阅读，必须借助专门的阅读设备。

3. 视听型　视听型是以磁性或感光材料为存储介质直接记录声音、图像等而成的一种文献信息。例如，录音带、录像带、唱片、幻灯片、光盘等。其优点是听其声，观其形，给人以生动直观的感觉，视听型信息尤其对使用者观察、启迪思路有积极的作用；缺点是需要专用设备、成本高。

4. 数字型　数字型也称电子型，是以数字代码方式将图形、文字、声音、影像等信息存储到磁、光、电等介质上，通过计算机或移动设备阅读和使用的一种文献形式，如电子图书、电子期刊、各类电子数据库、网络信息资源等。其优点是存储密度高，存取速度快，原有记录可改变更新，传播更新速度快，检索方便等；缺点是需要借助计算机和移动终端等设备才能使用，价格高，技术要求高。

> **课堂讨论**
>
> ### 纸质文献与电子资源的发展
>
> 人类历史上，文献的载体类型很多，包括甲骨、青铜、缣帛、简牍、石质等。自从造纸术出现以来，纸张逐渐取代了其他载体成为人类文献信息最主要的载体。纸质文献对于了解人类文献信息的传播以及人类文明的发展都发挥了重要作用。随着技术的发展，新的文献载体形式——电子资源逐渐进入人们的视野。
>
> 请谈一谈你使用纸质文献和电子资源的感受，以及你认为将来纸质文献和电子资源将如何发展。

（二）按文献的加工深度划分

根据加工层次不同，可将文献划分为一次文献、二次文献、三次文献、零次文献 4 个

等级。

1. 一次文献　一次文献又称原始文献，是相对意义上的原始文献，是指以作者本人的生产或科研工作成果为依据而创作并且载入正规载体上的一类文献，它的载体形式有图书、期刊论文、科技报告、会议论文、专利说明书、学位论文等。一次文献信息内容具体，具有新颖性、创造性、系统性等特点，它的数量十分庞大，通常需要通过利用二次文献才能获得其相关信息。

2. 二次文献　二次文献又称二级文献，是对一次文献进行加工整理后的产物，是将大量分散、零乱、无序的一次文献进行整理，浓缩，提炼，著录其特征（著者、篇名、分类号、出处、文摘等），并按照一定的逻辑顺序和科学体系加以编排存储，使之系统化，以便于检索利用。其主要类型有目录、索引和文摘等。二次文献具有浓缩性、汇集性、有序性的特点。二次文献为研究人员检索科技情报资料、了解科技动态提供了帮助，方便快速查找到相关的原始文献资料。

3. 三次文献　三次文献又称三级文献，通常是围绕某个专题，利用二次文献检索收集大量相关文献，对其内容进行深度加工而成，是对现有成果加以评论、综述并预测其发展趋势的文献，包括综述、专题述评、学科年度总结、进展报告、数据手册、进展性出版物及文献指南等。三次文献具有系统性、综合性和知识性等特点，研究人员可以充分利用这类文献，在短时间内了解所研究课题的研究历史、发展动态、水平等，以便能更准确地掌握课题的技术背景。

4. 零次文献　零次文献是一种特殊形式的情报信息源，是指科研和生产活动中未经记录整理，尚未进入科学文献系统交流而直接被情报用户吸收利用的情报。零次文献常以交谈和书信等方式在情报生产者和利用者之间传递。它具有原始性、新颖性、分散性和非检索性等特点，不仅在内容上有一定的价值，而且能弥补一般公开文献从信息的客观形成到公开传播之间费时甚多的弊病。

从零次文献、一次文献、二次文献到三次文献，是一个由分散到集中，由无序到有序，由博到精的加工过程。一次文献是基础，是检索的对象；二次文献是检索一次文献的工具；三次文献是一次、二次文献的浓缩和延伸。

（三）按文献内容公开出版状况划分

根据出版类型的不同，科技文献大体可分为以下几种。

1. 图书　图书是成册出版的正式公开出版物，是历史最悠久的文献类型。图书一般有封面、书名页、目次、正文，并装订成册，具有内容系统、全面，知识可靠、成熟，出版周期较长等特点。图书主要包括学术专著、参考工具书（如手册、年鉴、百科全书、辞典、字典等）、教科书等。要较全面、系统地获取某一专题的知识，参阅图书是行之有效的方法。所有正规出版的图书版权页都有国际标准书号（ISBN）。

2. 期刊　期刊是指定期或不定期出版的有固定名称的连续出版物，有统一的出版形式和装帧，有一定的出版规律。期刊具有出版周期短、报道速度快、材料原始、内容新颖、信息含量大、学科面广等特点，能及时反映当代社会和科技的发展水平和动向。每种期刊都有固定的名称和版式，有国际标准连续出版物刊号（ISSN），由专门的编辑机构编辑出版。

3. 报纸　报纸是主要的情报信息来源。其出版周期更短，以最快的速度报道世界各地的新闻及科技新成果，内容广泛，发行量大。

　　4. **特种文献**　特种文献是指出版发行和获取途径都比较特殊的科技文献，一般包括会议文献、科技报告、专利文献、学位论文、标准文献、科技档案、政府出版物、产品样本等类型，具有文献特色鲜明、内容广泛、数量庞大、参考价值高等特点，它们在传递科技信息方面发挥的作用很大，是非常重要的信息源，在医学文献检索中占有重要地位。

　　除了上述几种主要文献类型之外，还有新闻稿、统计资料等类的科技文献。

 知识拓展

什么是 ISBN、ISSN

　　ISBN 是国际标准书号（international standard book number）的简称，是专门为识别图书等文献而设计的国际编号。国际标准化组织（ISO）于 1972 年颁布了 ISBN 国际标准，并在西柏林普鲁士图书馆设立了实施该标准的管理机构——国际 ISBN 中心。现在，采用 ISBN 编码系统的出版物有图书、小册子、缩微出版物、盲文印刷品等。ISBN 由 13 位数字组成。例如，ISBN 978-7-04-041570-4，前 3 位数字代表图书，中间的 9 个数字分为 3 组，分别表示组号、出版社号和书序号，最后 1 个数字是校验码。在联机书目中，ISBN 可以作为一个检索字段，为用户增加了一种检索途径（注：组号是国家、地区、语言的代号）。

　　ISSN 是国际标准连续出版物号（international standard serial number）的简称，是国际连续出版物数据系统（ISDS）国际中心为在该系统登记的连续出版物分配的号码。采用 ISSN 编码系统的出版物有期刊、会议录等。ISSN 由 8 位数字组成，8 位数字分为前后两段各 4 位，中间用连接号相连，例如，ISSN 1673-0437，前 7 位数字为顺序号，最后 1 位是校验位。ISSN 通常都印在期刊的封面或版权页上。ISSN 可以作为一个检索字段，为用户增加了一种检索途径。

第二节　信息检索概述

　　随着社会经济的飞速发展，尤其是互联网技术的应用与发展，信息的增长与传播速度达到了前所未有的高度。信息资源不断丰富，其中也充斥着大量虚假信息和无用信息，给人们在信息的海洋中选择获取有用的信息带来了更大的困难。因此，掌握信息检索技能已成为现代社会人才必备的技能和素质。

一、信息检索的概念

（一）信息检索的含义

信息检索又称信息存储与检索、情报检索，是指将信息按一定的方式组织和存储起来，并根据信息用户的需要找出有关信息的过程和技术。也就是说，包括"存"和"取"两个环节和内容。狭义的信息检索是指从信息集合中找出所需要信息的过程。

（二）信息检索的意义

1. 信息检索是有效利用信息资源，实现其最大价值的科学方法   人类社会发展到今天，积累了丰富的信息和知识。纵观历史的发展，我们能看见技术的进步取决于信息的积累、收集、应用与创新。信息检索为我们提供了一套较完整的利用和开发信息的方法，包括检索策略的制订、检索工具的选择、检索手段的选择等。因此，信息检索是信息分析和科技创新的基础，现代信息技术的发展，又推动了信息检索手段的日益现代化，信息检索是有效利用信息资源，实现其最大价值的科学方法，信息资源管理与开发水平已成为衡量一个国家信息文明程度的重要标志。

2. 信息检索是再学习的工具，是获取知识的有效途径   我们生活在一个知识经济社会，并且知识更新的周期越来越短，这就要求我们必须不断学习新知识，获得新情报，运用新方法，更新自身的知识结构，以适应社会快速发展的步伐。美国工程教育协会曾估计，人们所需知识的20%～25%是学校教育赋予的，而75%～80%的知识是走出学校后，在研究实践和生产实践中根据需要，通过不断再学习而获得的。人们通过各种途径获取信息，完成知识更新，适应社会的发展，信息检索成为人们获取知识最重要、最有效的途径。

3. 信息检索能有效地提高科研工作的效率，节省人力、物力及时间   科学研究无论是在立项前，还是在研究过程中，甚至在研究完成后，对已有成果的评价方面，都离不开查阅有关文献信息资料。据美国文献专家统计，科学工作者在从事科研活动中所花的时间分配为：查找情报资料占50.9%，计划、思考占7.7%，数据处理占9.3%，试验研究占32.1%，并且在前期资料调研过程中如果没有掌握科学的信息检索方法，那么时间还会延长。可见高效的信息检索能帮助科研人员快速了解学科进展，避免重复研究，起到事半功倍的效果。

4. 信息检索是提高信息素养的有效途径   科研工作具有继承性和创造性，任何一个学科方向都积累了大量的经验和数据，只有站在前人的肩膀上，才能做出创造性的新成绩，而信息素质集中表现为在纷繁复杂的信息面前如何快速获取有价值信息的能力，信息检索以提高人们文献收集、选择和利用的能力为目的，是提高信息素养的有效途径。

二、信息检索的原理

信息检索是指从信息集合中迅速、准确地查找出所需信息的过程和方法。这里的信息集合是指有组织的信息资源整体，它可以是馆藏目录、数据库及检索工具等。广义地说，信息检索包括信息存储和信息检索两个过程。简而言之，信息检索的基本原理即检索者的检索提问词与存储在检索系统中的检索标引词进行匹配对比，取得一致即为检索命中，命中结果可从检索系统中以各种方式输出。检索者可据此线索对原文进行判断、筛选，以获取自己所需要的信息。

信息检索的基本原理（图2-2）：在存储信息时，文献标引人员首先要对各种文献对象进行分析，即把它所包含的信息特征分析出来，以形成若干能代表文献的文献信息特征，并用信息检索语言（标识）把这些特征标识出来，然后输入检索工具或检索系统。当检索信息时，检索者首先要对信息需求进行分析，即把它所涉及的检索范围明确起来，形成若干能代表信息需求特点的概念，然后把这些概念转换成信息检索语言表述出来，并与存储在信息检索系统中的文献特征进行比较匹配。将具有相同标识的文献从信息系统中检索出的部分就是命中的检出对象，再将检出对象反馈到信息需求进行评价，若不满意，可调整检索提问表述，重新检索，直到满意为止。

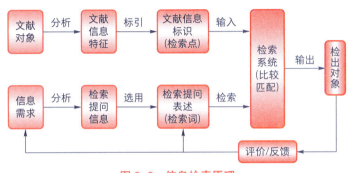

图 2-2 信息检索原理

三、信息检索的类型

信息检索按检索对象、信息检索的组织方式、检索手段、检索途径等划分为多种类型。

（一）按检索对象划分

1. 文献检索　文献检索是指以文献为检索对象的信息检索。文献检索是根据检索命题的要求，以一定范围内的文献或文献线索为对象，利用检索系统，从文献集合中迅速、准确地查找所需文献的过程。它是信息检索的核心部分，根据检索内容不同可分为书目检索和全文检索，其中，全文检索是计算机信息检索的发展方向。

2. 数据检索　数据检索是指以公式、各种常数、技术数据、图表、化学结构式等为检索对象的检索。例如，市场金融数据、科学技术数据、人口统计数据或图表、计算公式等非数字数据，查找某化学分子式等。数据检索是一种确定性检索，检索的结果是数值型数据，准确可靠，可以直接使用。

3. 事实检索　事实检索是指以各种史实资料、研究结果和现状为检索对象的检索。结果包括数值型数据和非数值型数据。如"2018年诺贝尔生理学或医学奖得主是谁"。

在数据检索和事实检索中，用户需要获得的是某一数据或某一事物的具体答案，是一种确定性检索，一般利用参考工具书；而文献检索则是要检索出包含所需要信息的文献，文献检索的结果是与某一课题有关的若干篇论文，书刊的来源出处以及收藏地点等，是一种相关性检索，一般使用检索刊物、书目数据库或全文数据库。

（二）按信息检索的组织方式划分

1. 全文文本信息检索　文本，即文字信息，是数字化信息资源中最常见的形式。全文文本信息检索就是通过计算机将文献的全貌，包括文字、图像等信息转换成计算机可读形式，即将存储在数据库中的整本书、整篇文章中的任意信息查找出来的检索，可以根据需要获得全文中的有关章、节、段、句、词等的信息，也可进行各种统计和分析。

2. 多媒体信息检索　多媒体是指包括文本、图像和声音在内的各种信息表达或传播形式的总称。多媒体信息检索是指能够检出支持两种以上媒体的数据库检索。

3. 超文本信息检索　超文本信息检索是对每个节点中所存的信息以及信息链构成的网络信息的检索。强调中心节点之间的语义联结结构，靠系统提供的工具进行图示穿行和节点展示，提供浏览式查询，可进行跨库检索。

4. 网络信息资源检索　网络信息资源检索是一种集各种新型技术于一体，对各种类型、各种媒体的信息进行跨时间和跨空间的检索。

（三）按检索手段划分

1. 手工检索　手工检索是一种传统的检索方法，即以手工翻检的方式，利用工具书（包括图书、期刊、目录卡片等）来检索信息的一种检索手段。手工检索的方法比较简单、灵活，容易掌握。但是，手工检索费时、费力，特别是进行专题检索和回溯性检索时，需要翻检大量的检索工具反复查询，花费大量的人力和时间，同时也容易造成误检和漏检。随着计算机及高科技的发展与应用，人们的检索方式也发展为以计算机检索为主的方式。

2. 计算机检索　计算机检索是指人们在计算机或计算机检索网络的终端机上，使用特定的检索指令、检索词和检索策略，从计算机检索系统的数据库中检索出所需的信息，继而再由终端设备显示或打印的过程。计算机信息检索能够跨越时空，在短时间内查阅各种数据库，还能快速地对几十年前的文献资料进行回溯检索，而且大多数检索系统数据库中的信息更新速度很快，检索者随时可以检索到所需的最新信息资源。计算机检索已成为人们获取文献信息的重要手段。

（四）按检索途径划分

1. 直接检索　直接检索是指直接通过浏览、查阅文献原文而获取所需文献信息的方法。这种方法不依靠检索工具，所以不是严格意义上的检索方法。它的优点是能够明确判断文献所包含的信息是否需要，但是它难以获得全面的文献，且费时、费力，具有一定的盲目性和偶然性。如果检索课题单一，文献相对集中，又熟悉检索书刊，可用这种检索方法。对于有多个主题、文献离散度较大的课题，则不宜用此法。直接检索法具有较高的查准率和查全率的优势，能满足用户直接获取文献的要求，因而是文献检索的常用手段。

2. 间接检索　间接检索是指借助于检索工具查获所需文献的方法，它的优点是检索方式比较科学，能保证较高的查全率和查准率，但必须借助检索工具，具有一定的文献检索知识。对于有多个主题、文献离散度较大的课题，宜用此法。常用的间接检索方法有顺查法、倒查法、抽查法等。

第三节　信息检索语言

> 信息检索的实质就是将信息需求和文献信息的存储标识进行比较和选择，从中找出与用户需求一致或基本一致的信息。而信息需求的表达方式就是我们下面要讨论的信息检索语言。

一、检索语言的概念和作用

文献数量浩如烟海，信息内容包罗万象，用户需求又各不相同，因而就必须依赖一种交流"语言"，达成信息的创造者与使用者之间的信息交流。信息检索语言就是人们在加工、存储及检索信息时所使用的标识符号，也就是一组有规则的、能够反映出信息内容及特征的标识符，用于联系文献信息与用户需求的"语言"。检索语言在信息系统中起着极其重要的作用，它是沟通信息存储与信息检索两个过程的桥梁。在信息存储过程中，用它来描述信息的内容和外部特征，从而形成检索标识；在检索过程中，用它来描述检索提问，从而形成提问标识；当提问标识与检索标识完全匹配或部分匹配时，结果即为命中文献。

检索语言是信息检索系统的重要组成部分，在信息检索系统中起着语言保障的作用，它是联系信息存储与信息检索两个过程的纽带，是编制检索工具的各种索引的依据，也是计算机化的信息存储检索系统用以表达文献主题概念和检索课题概念的人工语言。检索时如果没有检索语言作为标引人员和检索人员的共同语言，则很难使标引人员对文献信息内容的表达和检索人员对相同信息内容的需要表达取得一致，信息检索就不可能顺利实现。

二、检索语言的分类

信息检索语言有很多类型，可以按不同的方式和标准划分，其中分类检索语言和主题检索语言是使用最为广泛的检索语言。

（一）按照检索语言规范化程序划分

按照检索语言规范化程序划分，可分为规范化语言和非规范化语言。

1. 规范化语言　规范化语言是对文献检索用语的概念加以人工控制和规范，把同义词、同音词、多义词、近义词、同形异义词等进行规范化处理的语言，使每个检索词只能表达一个概念，以便准确检索，防止误检、漏检。如《中国中医药学主题词表》都是规范化的检索语言。

2. 非规范化语言 非规范化语言是对检索用语的概念不进行规范化处理，以直接从原始文献信息中抽取出的未经人工控制的自由词作为检索词，如关键词就属于此类。这种词有较大的弹性和灵活性，能及时反映最新的概念和规范化语言难以表达的特定概念。但这类词存在大量的同义词、多义词现象和含义模糊现象。

（二）按照所描述文献信息的特征划分

按照所描述文献信息的特征划分，可分为外表标识检索语言和内容标识检索语言（图 2-3）。

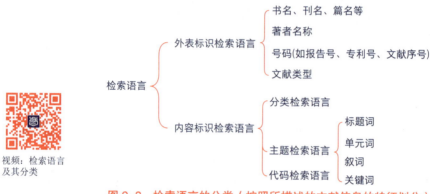

视频：检索语言及其分类

图 2-3　检索语言的分类（按照所描述的文献信息的特征划分）

1. 外表标识检索语言 外表标识检索语言是描述文献外表特征的检索语言，是依据文献外表特征，如文献名、著者、文献序号等作为文献存储标识和检索提问出发点而设计的索引语言，常见的有文献题名索引系统（如书刊目录）、著者索引系统［如著者索引（目录）］、文献序号索引系统（如专利号索引、科技报告号索引、技术标准号索引）、引文索引系统（如引文索引）等。

2. 内容标识检索语言 内容标识检索语言是描述文献内容特征的检索语言，按其构成原理可分为以下 3 种检索语言。

（1）分类检索语言：分类检索语言是用分类号和相应的分类款目名称来表达信息内容的主题概念，并按学科体系的逻辑次序将信息资源系统地加以划分和组织的语言。它能反映事物的从属、派生关系，便于按学科门类进行检索。

分类检索语言的具体表现是分类表。分类表中所有知识依概念逐级划分，每划分一层就形成一批并列概念——下位概念；它们同属于一个被划分概念——上位概念。同一级下位概念之间体现的是平行关系，而上、下位概念之间则是隶属关系。每一个类目都用相对固定的代码作为标识，叫作分类号，每一个分类号就代表一个特定的知识概念。国内外比较重要的分类检索语言表有《杜威十进分类法》《国际十进分类法》《美国国会图书馆分类法》《中国图书馆图书分类法》《中国科学院图书分类法》等。

（2）主题检索语言：主题检索语言是以语词作为概念标识，按字顺编排的检索语言，并用"参照系统"等方法辅助显示概念之间的相互关系。主题检索语言包括标题词语言、单元词语言、叙词语言和关键词语言。主题词是描述主题事物或内容的规范化词汇，具有单一性，一个主题词只能表达一个概念，一个概念只能用一个主题词来表达。用户利用主题词检索可以把所有涉及这些概念的文献检索出来，利用主题词进行检索，文献查准率比较高。

使用主题检索语言检索时往往需借助主题词表确定主题词，主题词表是一些规范化的、有组织的、体现主题内容的、已定义的名词术语的集合体。目前，常用的医学类主题词表是美国国立医学图书馆编制的《医学主题词表》（英文版、中译本）、荷兰医学文摘社的 EMTREE、中国医学科学院医学信息研究所研发的《中国中医药学主题词表》等。

目前，利用医学主题词进行标引的数据库有 PubMed、中国生物医学文献数据库（中国生物医学文献服务系统）等。

（3）代码检索语言：代码检索语言是指对事物的某方面特征，用某种代码系统来表示和排列事物概念，从而提供检索的检索语言。例如，根据化合物的分子式这种代码语言，可以构成分子式索引系统，允许用户从分子式出发，检索相应的化合物及其相关的文献信息。

在检索过程中，需根据不同的课题需求和特征来选择不同的检索语言，才能达到更好的检索效果。

三、《医学主题词表》及其应用

主题检索语言是信息检索语言中检索效率和使用频率较高的信息检索语言。生物医学领域是信息文献的重要来源，为了更好地检索利用该领域的信息文献，人们编制了一些专门的主题词表，其中，最权威、最常用的是《医学主题词表》。

（一）《医学主题词表》的概况

《医学主题词表》（Medical Subject Headings,MeSH）是美国国立医学图书馆（National Library of Medicine，NLM）从 1960 年起编制，1963 年起正式使用的一部规范化的、可扩充的动态性叙词表。它是一部在生物医学领域具有权威性的主题词表。

MeSH 的作用和特点体现在以下几个方面。

1. 规范化　MeSH 的一个重要作用就是对医学文献中的自然语言进行规范化处理，在概念和主题词之间建立一一对应的关系。NLM 以它作为标引的依据，编制和建立了《医学索引》（Index Medicus，IM）及计算机文献联机检索系统 Medline 数据库。

2. 一致性　检索者利用 MeSH 提供的主题词进行检索，可以保持与著录者、标引者在用词上的一致性，确保能够快速、准确地检索到所需的文献信息，提高检索的效率。

3. 动态性　为了适应生物医学领域的不断发展，NLM 每年都会对 MeSH 进行维护，对其中的词汇进行增减和修改扩充，因此它是一部动态性的词表。

4. 专指性　MeSH 带有副主题词系统，使用 MeSH 提供的副主题词与主题词组配进行标引和检索，能够提高主题词的专指性。

5. 可扩展性　查全率和查准率是衡量信息检索效果的重要标准，通过利用 MeSH 提供的参照系统，可以从多个角度入手对主题词进行扩展检索，从而提高信息检索的查全率和查准率。

由于其权威性，MeSH 在我国也得到了广泛的应用，我国医学科学院信息研究所不定期地依据 MeSH 编译成《英汉对照·医学主题词注释字顺表》，作为我国许多生物医学检索工具（如 SinoMed、《中国医学文摘》等）的主题标引工具。

随着时代的发展，从 2008 年 9 月起 MeSH 就不再提供印刷的纸质版了，仅提供通过互联网访问的在线版，最新的 MeSH 在线版可通过 NLM 的网站访问（图 2-4）。

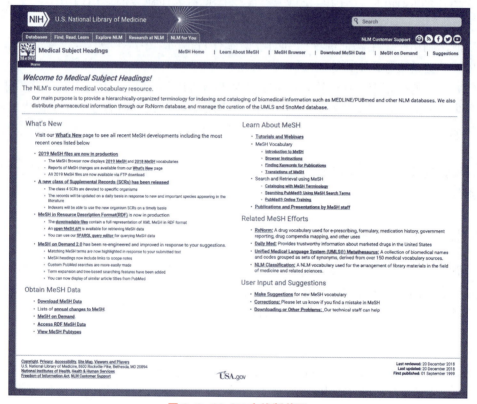

图 2-4　MeSH 在线版首页

（二）《医学主题词表》的应用

在线版的 MeSH 主要包括主题词表和树状结构表两个部分。

1. 主题词表　主题词表是 MeSH 的核心内容，收录了 MeSH 所有的主题词和非主题词（如入口词、副主题词等），反映的是词汇间的横向关系，适用于特性检索。所谓特性检索，就是从特定事物或概念出发的检索，是检索者从已知现存的以及至少在某种程度上可叙述的特定项目开始进行的、专指性较强的检索。

使用在线版主题词表时，只需点击 MeSH 网站上方的 MeSH Browser 即可访问最新版的 MeSH 主题词表搜索引擎，在 Search 项输入检索词查找使用，Search 项下方还提供了对检索结果进行限定的选项可供选择（图 2-5）。

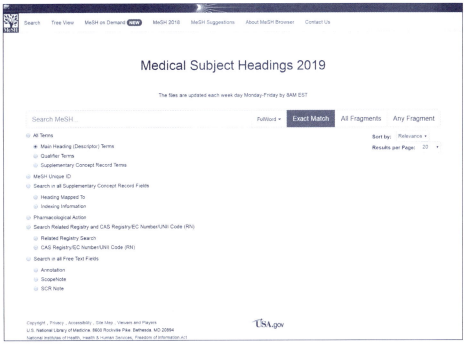

图 2-5　MeSH 主题词表检索界面

　　主题词表包括词汇、树状结构号、词义范畴注释、主题词参照、可组配的副主题词、主题词注释等内容。2019 版的 MeSH 收录的主题词（Main Headings）有 29 351 个，补充说明词（Supplementary Concept Records）有 247 209 个。树状结构号就是某个词汇在树状结构中的编号，词义范畴注释就是对词汇的意思和使用范畴的解释，下面我们对词汇、主题词参照、主题词注释进行重点介绍。

　　（1）MeSH 主题词表的词汇：MeSH 主题词表的词汇主要包括主题词、入口词（Entry Terms）、副主题词（Subheadings）、出版物类型（Publication Types）、地理名称（Geographics）。

　　1）主题词：也称叙词（Descriptors），是用来描述文献主题或内容特征的规范化的词或词组，是 MeSH 词汇中具有检索意义的词。

　　主题词的拼写方法主要使用的是美式拼法，词组一般按正常的自然语言顺序排列，但是也有例外，对于某些复合主题词组则采用倒置的形式编排，即将被修饰的词放在前面，修饰词放在后面，中间用","隔开，这样做的目的是将医学概念相近的主题词集中在同一个字顺下，以便于族性检索。

　　例如，lung diseases（肺病）
　　　　　　lung diseases, obstructive（肺病，阻塞性）
　　　　　　lung diseases, parasitic（肺病，寄生虫）

　　2）入口词：有的也将入口词译作款目词，入口词不属于 MeSH 词表中规范化的主题词，但与主题词表达的是等同的意思，往往是主题词的同义词、先组词、学名与俗称、旧称与新称、简称与全称、不同译名等。例如，脂肪肝（fatty liver）在英文里就有 liver steatosis、steatohepatitils、steatosis of liver、visceral steatosis 等入口词。

入口词可以直接用于检索，在检索栏输入入口词后，系统会自动跳转到与之对应的主题词，并会在该主题词表下面的 Entry Term（s）项目将该主题词的所有入口词列示出来（图 2-6）。

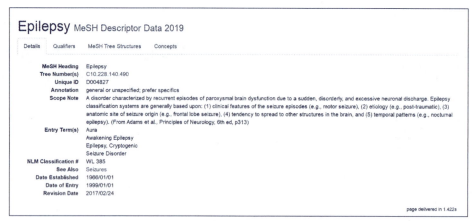

图 2-6   MeSH 主题词详细信息界面

3）副主题词：副主题词又称为限定词（Qualifiers），与主题词、入口词不同，副主题词没有独立检索意义，只能与主题词组配使用，其作用在于对主题词进行说明和限定，以提高主题词在标引和检索中的专指性。

值得注意的是，并不是每个副主题词都可以和任意主题词搭配，每个副主题词都有它的适用范围，每个主题词也只能与固定的副主题词搭配。在使用时，一个主题词可以选择与一个或者分别与多个其允许的副主题词搭配使用，为了避免漏检，亦可选择分别和该主题词允许的所有副主题词搭配使用。

如图 2-7 所示，每个主题词表可以点击 Qualifiers 菜单，其中列出了所有可以与之匹配的副主题词及其缩写，点击每一个副主题词及其缩写就可以进入该副主题词的详细信息。例如，点击图 2-7 "Qualifiers" 项下的缩写 "blood（BL）" 就可以看到其副主题词 "blood" 的详细信息（图 2-8）。

4）出版物类型：这类词汇主要用于描述文献的类型，并且这种描述信息只针对文献的自然特征或出版方式，不涉及文献信息的内容，详列于树状结构表的 V 类出版特征（Publication Characteristics）中。

5）地理名称：这类词汇主要用于描述文献的地理复分信息，详列于树状结构表的 Z 类地理名称（Geographicals）中。

（2）主题词参照(Cross-References)：为了帮助用户能够选择到规范、准确的主题词，扩大检索范围，提高检索质量，MeSH 主题词表设置了主题词参照。所谓主题词参照，就是把检索者使用的一些非规范化的词指引到更准确、更大范围的规范化主题词上去。目前，常用的有 3 种参照：用代参照（See References）、相关参照（See Related References）和还应考虑参照（Consider Also References）。

1）用代参照：用于指出某一主题词和与该主题词具有等同关系的入口词之间的等同关系，用 "see" 和 "X" 来表示。

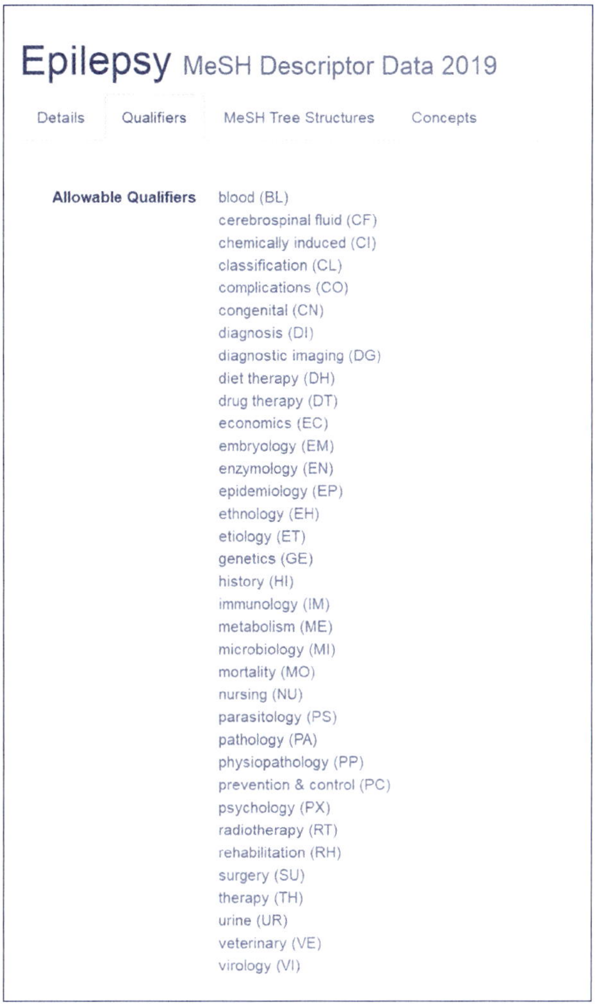

Epilepsy MeSH Descriptor Data 2019

Details Qualifiers MeSH Tree Structures Concepts

Allowable Qualifiers

blood (BL)
cerebrospinal fluid (CF)
chemically induced (CI)
classification (CL)
complications (CO)
congenital (CN)
diagnosis (DI)
diagnostic imaging (DG)
diet therapy (DH)
drug therapy (DT)
economics (EC)
embryology (EM)
enzymology (EN)
epidemiology (EP)
ethnology (EH)
etiology (ET)
genetics (GE)
history (HI)
immunology (IM)
metabolism (ME)
microbiology (MI)
mortality (MO)
nursing (NU)
parasitology (PS)
pathology (PA)
physiopathology (PP)
prevention & control (PC)
psychology (PX)
radiotherapy (RT)
rehabilitation (RH)
surgery (SU)
therapy (TH)
urine (UR)
veterinary (VE)
virology (VI)

图 2-7 MeSH 主题词匹配的副主题词列表界面

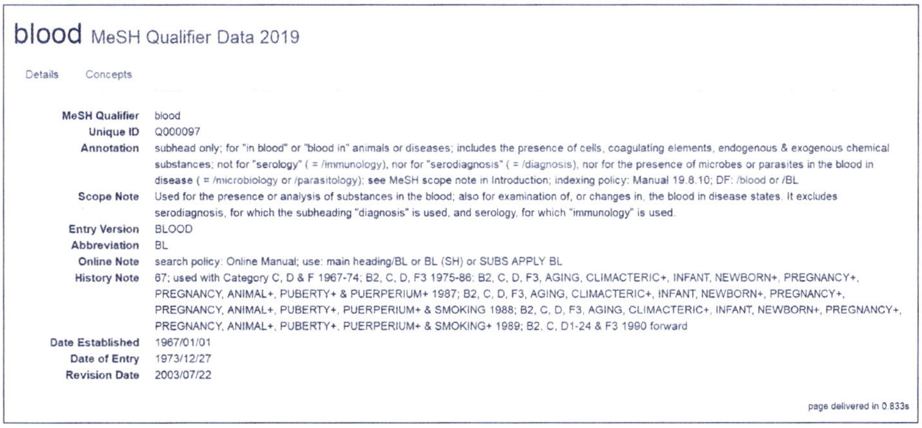

blood MeSH Qualifier Data 2019

Details Concepts

MeSH Qualifier	blood
Unique ID	Q000097
Annotation	subhead only; for "in blood" or "blood in" animals or diseases; includes the presence of cells, coagulating elements, endogenous & exogenous chemical substances; not for "serology" (= /immunology), nor for "serodiagnosis" (= /diagnosis), nor for the presence of microbes or parasites in the blood in disease (= /microbiology or /parasitology); see MeSH scope note in Introduction; indexing policy: Manual 19.8.10; DF: /blood or /BL
Scope Note	Used for the presence or analysis of substances in the blood; also for examination of, or changes in, the blood in disease states. It excludes serodiagnosis, for which the subheading "diagnosis" is used, and serology, for which "immunology" is used.
Entry Version	BLOOD
Abbreviation	BL
Online Note	search policy: Online Manual; use: main heading/BL or BL (SH) or SUBS APPLY BL
History Note	67; used with Category C, D & F 1967-74; B2, C, D, F3 1975-86; B2, C, D, F3, AGING, CLIMACTERIC+, INFANT, NEWBORN+, PREGNANCY+, PREGNANCY, ANIMAL+, PUBERTY+ & PUERPERIUM+ 1987; B2, C, D, F3, AGING, CLIMACTERIC+, INFANT, NEWBORN+, PREGNANCY+, PREGNANCY, ANIMAL+, PUBERTY+, PUERPERIUM+ & SMOKING 1988; B2, C, D, F3, AGING, CLIMACTERIC+, INFANT, NEWBORN+, PREGNANCY+, PREGNANCY, ANIMAL+, PUBERTY+, PUERPERIUM+ & SMOKING+ 1989; B2, C, D1-24 & F3 1990 forward
Date Established	1967/01/01
Date of Entry	1973/12/27
Revision Date	2003/07/22

page delivered in 0.833s

图 2-8 MeSH 副主题词详细信息界面

在表示时，由入口词参见正式主题词，用"入口词 see 主题词"来表示，如 Cancer see Neoplasms；由主题词参见入口词，则用"主题词 X 入口词"来表示，如 Neoplasms X Cancer。

2）相关参照：用于指出与某一主题词概念上相关的其他主题词，起到相互参考、扩大检索范围、提高查全率的作用，用"see related"（参）和"XR"（反参）表示。

在表示时，用"主题词 see related 主题词"和"主题词 XR 主题词"表示。如 Population Control see related Family Planning，Family Planning XR Population Control。

3）还应考虑参照：用于提醒用户同时采用各种不同词根的、同义而不同源的相关主题词去进行全面检索，避免漏检。还应考虑参照通常是用于指出一组相关的主题词而非单一的主题词。

如 Neoplasms consider also terms at CANCER，CARCINO-，ONCO-，and TUMOR。

（3）主题词注释：MeSH 从 1960 年开始编制，距今已经有 60 余年的历史，随着医学科技的不断发展和对事物认识的不断深入，其中一些词汇必然会发生改变，而 NLM 每年也会对 MeSH 进行修订。因此，为了适应检索者回溯检索的需要，帮助检索者更好地选用主题词，了解主题词的启用年份和演变情况，查全文献，MeSH 主题词表在主题词后附上了主题词注释。若某主题词从 1960 年开始一直作为主题词沿用至今，则不需作任何注释；如有改变，则通过主题词注释进行说明。

2. 树状结构表　　树状结构表又称作范畴表，它是由 MeSH 主题词表中所有的主题词编排而成。树状结构表反映了主题词的纵向关系，适用于族性检索。所谓族性检索，就是对具有某种共同性质或特征的众多事物、概念的检索。一般来说分类搜索引擎是族性检索的首选工具。

使用在线版 MeSH 树状结构表时，只需在 MeSH Browser 网页上单击 Navigate from tree top 就可看到最新的 MeSH 树状结构表（图 2-9）。

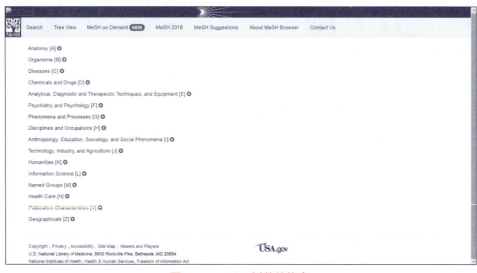

图 2-9　MeSH 树状结构表

（1）树状结构表的编排：MeSH 树状结构表编排时将每个主题词按照词义范畴和学科属性，分别归入 16 个大类，每个大类用一个字母表示，依次为 A（解剖学）、B（有机体）、C（疾病）、D（化学品和药品）、E（分析、诊断、治疗技术和设备）、F（精神病学和心理学）、G（生物科学）、H（自然科学）、I（人类学、教育、社会学和社会现象）、J（工艺学、工业、农业）、K（人文科学）、L（情报科学）、M（人群）、N（卫生保健）、V（出版特征）、Z（地理名称）。每个大类再按照从广义词（泛指词、上位词）向狭义词（专指词、下位词）的方式展开，分为若干小类，每级类目用一组阿拉伯数字（树状结构号）表示，级与级之间用"．"隔开，以示区别。整个树状结构表按树状结构号顺序进行编排，主题词则用逐级缩格的形式来表达其隶属关系。树状结构表体现了主题词之间的隶属、平行、派生关系。

例如，"AIDS"获得性免疫缺陷综合征（艾滋病）

病毒性疾病	C02
核糖核酸病毒感染	C02.782
逆转录病毒科感染	C02.782.815
慢性病毒感染	C02.782.815.616
艾滋病毒感染	C02.782.815.616.400
获得性免疫缺陷综合征	C02.782.815.616.400.040

（2）树状结构表的作用：

1）可用于族性检索，辅助从学科体系中选择主题词。树状结构表是将主题词按学科体系汇集编排的等级表，检索时若找不到恰当的主题词，可以根据课题的学科范围在结构表中查找主题词。

2）可以利用树状结构表的特性，扩大或者缩小检索范围。若想要缩小检索范围，可以用专指词（下位词）进行检索，以提高检索的查准率；若想要扩大检索范围，可以选择泛指词（上位词）进行检索，以提高检索的查全率。

3）可以帮助确定主题词的专业范围。利用树状结构表，可以了解某主题词与其他主题词的隶属关系，通过其他的主题词来确定该主题词的专业范围。

第四节　信息检索方法和检索途径

一、信息检索方法

检索方法是为实现检索方案中的检索目标所采用的具体操作方法和手段的总称。

（一）工具法

工具法也称为常规法，即利用检索工具来查找文献的方法。工具法可分为以下几种做法。

1. 顺查法　顺查法是按从远到近的时间顺序查找文献信息的方法。这种方法漏检较少，检出率高，但检索费时、费力，一般用于重大课题和各学科发展史以及新兴学科等方面的研究课题的全面检索。

2. 倒查法　与顺查法相反，倒查法是根据课题要求的时间范围，由近及远，从新到旧，回溯查找文献的方法。这种方法适用于新课题、新观点、新技术的检索，重点检索近期发表的最新文献信息，再按时间由近及远、文献信息从新到旧的顺序查找，直至基本满足需要即可。这种方法的优点是效率高、速度快，节省大量查找时间，缺点是有时会漏掉重要的线索和有用的文献。

3. 抽查法　抽查法是针对某一学科内的课题，重点对某一时间段进行检索，这种方法多用于检索专题调查报告。一般是科研高峰时期，文献量大，成果多时采用。

（二）追溯法

追溯法是利用已掌握文献后面的参考文献或引用文献追踪查找相关文献的方法，也叫追踪法或引文法。具体检索法有两种：一种是利用原始文献所附的参考文献追溯检索；另一种是利用专门编制的引文索引进行追溯查找。循着这些轨迹去查找，不仅可以利用前人的学术成果，节省很多时间和精力，而且可能在原来的基础上有新的发现。引文索引是采用引文法快速查找文献信息的有效工具，但容易产生漏检。

（三）循环法

循环法亦称为综合法、交替法，它是把工具法和引文法结合起来查找文献信息的方法。循环法既要利用检索工具进行常规检索，又要利用文献后所附参考文献进行追溯检索，分期分段地交替使用这两种方法。循环法的好处是能够综合工具法和引文法的优点，因为任何检索工具都有文献收录的范围、主题报道的重点和倾向等，以引文法进行补充，可以扩大文献线索，发现更多有价值的文献信息。按照引文规律，有价值的文献在发表后最初几年（例如 5 年）内被引用的次数较多，但以后趋于减少。因此，追溯检索的年限不宜过长。

（四）浏览法

浏览法是对纸质型或电子文献目录内容的浏览方法。浏览是对信息结构的一种随意的探查，是发现信息及信息线索的重要手段，分为文字浏览、视频浏览、图像浏览、基于事件和叙事的浏览等。通过浏览选择其中所需或相近的内容，可作为进一步查询的依据，或者可以有效地启动一项需求更明确的检索。

总之，在检索过程中应根据实际需求及检索系统的功能，灵活运用各种检索方法，以得到满意的检索效果。

二、信息检索途径

信息检索途径是指用记录的方式将文献信息中的某一特征作为检索切入点或检索标识而进行的检索。文献信息的特征可分为外表特征和内容特征。文献信息的外表特征适宜查对文献；文献信息的内容特征适宜查寻文献，是文献检索的主要检索途径。

（一）依据文献外表特征的检索途径

按照文献外表特征检索的途径有题名检索途径、著者检索途径和序号检索途径。

1. 题名检索途径　题名检索途径是以书名、刊名或文章的题名（篇名）作为检索标识，通过书名目录、题名索引、刊名索引、篇名索引或数据库名称索引来查找文献信息的一种检索途径。这种检索途径一般是按照字顺排列的。某些题录、文摘刊物中的"来源索引"或"引用期刊一览表"也属于文献题名检索途径。在使用题名检索途径时，必须掌握文献信息的具体名称或文献题名中的主要部分，这样才能准确地查找到所需要的特定文献信息。题名检索途径广泛应用于计算机检索系统中。

2. 著者检索途径　著者检索途径是以文献信息上署名的著者、译者、编者的姓名或团体名称作为检索标识，利用著者索引或机构索引来查找文献信息的途径。通过著者检索途径，可以查找到同一著者所著内容相同或相近的文献信息，便于发现和了解同行专家的研究进展。所以，国外的各种检索工具大部分都有著者检索途径。使用著者检索途径检索文献，必须了解著者索引编制规则，熟悉著者姓名的一般知识。例如，在一般文献中，欧美国家的署名习惯是名在前，姓在后，在著者索引中则一律采用中国的习惯，按姓前名后的次序排列，姓为全称，名字可以缩写，姓名之间加逗号等。

3. 序号检索途径　序号检索途径是以文献的各种代码、数字为检索标识，利用各种序号索引查找文献信息的途径。如科技报告号、专利号、标准文献号、图书的 ISBN、期刊的 ISSN 等，它们都按代码字顺或数字的次序由小到大排列。序号索引具有明确、简短和唯一性的特点。

（二）依据文献内容特征的检索途径

1. 分类检索途径　分类检索途径是指根据文献信息的主题内容所属的学科分类体系，以学科分类号为检索入口，按照分类号和类目名称来检索文献信息的途径。通过分类检索途径检索文献信息的前提是要了解二次信息资源（检索工具）或数据库所采用的分类体系。分类体系的主要优点是根据科学分类的逻辑规律并结合图书类别特点进行分类。分类检索途径的优点是从学科概念的上下和左右关系来反映事物的派生、隶属、平行关系，体现了学科的系统性和科学分类的逻辑规律，有利于从学科专业角度查找文献信息。但使用这种方法涉及相互交叉的学科或分化较快的学科时，其专指性不强，容易造成漏检。

2. 主题检索途径　主题检索途径是以文献涉及的主题概念词为检索入口，通过描述文献内容特征的主题索引来查找文献信息的检索途径。通过主题检索途径检索文献信息时，关键是要学会使用检索语言，即利用主题词表选准主题词，然后按主题词字顺在主题索引或主题系统中找到该主题词，从而获得所需文献信息。所谓主题词，是指能够表征文献内容主题特征的、经过规范化处理的名词术语。目前，国内最常用的主题词表是《医学主题词表》《中国中医药学主题词表》和《汉语主题词表》。

主题词表是标引人员和检索人员的共同依据，各种检索工具都有各自的主题词表，并通过参照关系作规范化处理，使同义词、近义词的主题词与非主题词在主题词表中都一目了然。也可通过参照关系指引读者，查找作为主题词的词和与主题有关的主题词，扩大检索范围。

主题检索途径的最大优点是概念准确，直接性、适应性及通用性强，专指度高，能将分散在各学科领域里的有关某课题的同一主题词集中在一起，较好地满足特性检索的要求，突破了分类检索途径的严格框架限制，适合现代科学发展。

 案例

> ### 查找"高血压引起心血管病变"的文献资料
>
> 本课题有两个主题，而且两个主题之间存在一定的关联，按主题检索途径进行查找，确定出概念词：高血压、心血管病变，然后利用这两个主题词之间的关系构造关系式进行组配检索。
>
> 事实上在选择不同检索途径的时候，要根据检索课题的不同特征来选择不同的检索途径，这样才能够提高检索的效率。如明确按学科体系查找文献可选择分类检索途径；如果是通过文献资料的内容主题进行检索，通常要考虑选择主题检索途径。在实际应用中，多种检索途径经常混合使用，如分类检索途径和主题检索途径同时使用；或从主题检索途径入手，结合分类检索途径对检索策略进行修正。这些方法都是在检索过程中经常用到的。

3. 关键词检索途径 关键词检索途径是以关键词作为检索标识，通过关键词索引查找文献信息的一种途径。所谓关键词，就是直接从文献题名、摘要和正文中挑选出来的具有实质性意义的，并能表达文献主题内容的词。其主要特征是未经过规范化处理，也不受主题词表控制，因此，又称为自由词。检索时只要根据课题要求选择关键词（包括同义词、近义词、同形异义词等），按字顺在关键词索引中找到该关键词，再进行查找即可。

4. 分类主题检索途径 分类主题检索途径是分类检索途径及主题检索途径相结合的检索途径。如《美国生物学文摘》中的目次表即属于这一类。

5. 其他检索途径 其他检索途径是指如药品名称索引、化学物质索引、化学分子式索引等起辅助作用的检索途径。这些索引对于检索某些专业性的文献信息具有特殊的作用。

第五节 信息检索技术、策略及效果评价

一、信息检索技术

信息检索技术是指利用信息检索系统或者信息检索工具，检索有关信息而采用的一系列技术。在信息化时代的今天，信息检索技术主要指计算机信息检索的常用技术。计算机信息检索技术实质上是"匹配运算"，即用户将检索需求组织成计算机检索系统能够识别和处理的提问式，然后输入计算机运行，由计算机自动对数据库中各个文档的记录进行扫描、匹配。计算机信息检索的常用技术有以下几种。

（一）布尔逻辑检索

布尔逻辑检索是利用布尔逻辑运算符对若干个检索词进行组合来表达检索要求的方法。布尔逻辑有逻辑"与"、逻辑"或"、逻辑"非"3 种逻辑关系，分别用运算符 AND、OR、NOT 表示，如图 2-10 所示，若有两个检索词 A 和 B，则二者执行运算的检索命中结果为红色（包括浅红和深红）部分。

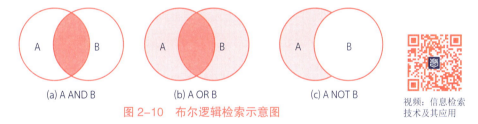

(a) A AND B   (b) A OR B   (c) A NOT B

视频：信息检索技术及其应用

图 2-10 布尔逻辑检索示意图

1. 逻辑"与" 逻辑"与"是对检索词进行交叉关系或限定关系的组配，通常用符号"AND"或"＊"表示，其逻辑表达式为 A AND B 或 A＊B。检索时，数据库中必须同时含有检索词 A 和检索词 B 的文献才是命中文献，即同时要满足 A、B 两个条件，如图 2-10（a）所示。例如，查询有关"糖尿病并发症"的文献，其逻辑表达式为"糖尿病 AND 并发症"，表示同时含有"糖尿病"和"并发症"两个词的文献为命中文献。逻辑"与"的作用是增加限制条件，缩小检索范围，提高查准率。

2. 逻辑"或" 逻辑"或"是对检索词进行并列关系组配，通常用符号"OR"或"＋"或空格表示。其逻辑表达式为 A OR B 或 A＋B。检索时，数据库中凡是含有检索词 A 或者含有检索词 B，或者同时含有检索词 A 和 B 的文献均为命中文献，即只要满足 A 或 B 中的一个条件，如图 2-10（b）所示。例如，查询有关"流行性甲型脑炎或者流行性乙型脑炎"的文献，其逻辑表达式为"流行性甲型脑炎 OR 流行性乙型脑炎"。逻辑"或"的作用是扩大检索范围，提高查全率，通常用于相近检索概念组配。

　　3. 逻辑"非"　逻辑"非"是对检索词进行排斥关系组配，通常用符号"NOT"或"-"表示。其逻辑表达式为 A NOT B 或 A-B。检索时，数据库中凡是含有检索词 A 但不含有检索词 B 的文献即为命中文献，如图 2-10（c）所示。例如，查询有关"抗生素"但不包含"青霉素"内容的文献，其逻辑表达式为"抗生素 NOT 青霉素"，表示从"抗生素"中去除涉及"青霉素"内容的文献。逻辑"非"的作用与逻辑"与"相似，可缩小检索范围，提高查准率。

　　逻辑"非"要慎用，只有确信要从检索结果中排除一个检索词时才用它，否则容易造成漏检，将有用的信息排除在外。例如，用上述检索式"抗生素 NOT 青霉素"检索，会把同时出现"青霉素和其他抗生素"的记录排斥在外。

　　4. 布尔逻辑检索的运用　当一个检索提问式含有多个布尔逻辑运算符时，NOT 的优先级最高，其次是 AND，最后是 OR，如要改变运算顺序，可以用圆括号将需要优先运算的内容括起来。例如，查找"中医或者中西医结合治疗过敏性鼻炎的效果"，检索式应为（中医 OR 中西医结合）AND 过敏性鼻炎。又如，检索式"胎儿 AND 甲亢 OR 新生儿 AND 甲亢"表示检索"胎儿或者新生儿甲亢诊治"方面的记录。为避免检索词重复，该检索式可简化成（胎儿 OR 新生儿）AND 甲亢，但不能写成"胎儿 OR 新生儿 AND 甲亢"，因为这样会误将含有胎儿的所有记录都检索出来。

　　值得注意的是，布尔逻辑只是定性限定参加运算的检索词在检索中出现的规律，并不考虑检索词本身之间的词间关系。不同的计算机检索系统，布尔逻辑运算符可能不同，具体使用时可参照计算机检索系统的使用指南或"帮助"菜单。同时，许多计算机检索系统也直接为用户提供了布尔逻辑关系组配的选项（如中国知网），不用自行输入逻辑运算符。

（二）截词检索

　　截词检索技术是一种利用检索词的词干或不完整词形与截词算符组合进行检索的方法。截词检索在西文检索中使用广泛，它可以一次性解决词干相同的词汇、英美不同拼法的词的检索，是有效防止漏检的一种检索技术。

　　不同的检索系统采用的截词算符不同，通常使用的截词算符有问号"？"、星号"*"、美元符号"$"、感叹号"！"等。在实践中，通常将无限截断算符称为截词符，常用的截词符有星号"*"、美元符号"$"，它们代表零至任意字符；将有限截断算符称为通配符，常用的通配符有问号"？"和感叹号"！"等，每个通配符代表一个字符。

　　截词检索实际上是把具备相同字符的单词进行了逻辑"或"运算，使这些词都有可能出现在检索结果中。截词检索技术能够简化检索程序，扩大检索范围，节省检索时间，从而提升效率，提高查全率。按照截除掉的字符数不同，又可将截词检索分为有限截词和无限截词两种类型；按照在词汇中截断的位置不同，可将截词检索分为前截词、中截词、后截词和前后截词。具体见表 2-1。

表 2-1 截词检索的说明、示例、结果

分类	说明	示例	结果
有限截词	对截词符代表的字符数进行限定，常用的截词符号为"？"	work？？？	可检出 work、works、worker、workers、working 等
无限截词	对截词符代表的字符数不进行限定，常用的截词符号为"＊"	immun*	可检出 immun、immune、immunal、immunity、immunology 等
前截断	又称左截词、后方一致，允许检索词的词前有若干变化	*magnetic	可检出 electro-magnetic、electromagnetic、thermo-magnetic 等
中截词	又称前后方一致，允许检索词中间有若干变化	wom？n	可检出 woman、women
后截词	又称右截词、前方一致，允许检索词的词尾有若干变化	socio*	可检出 sociobiology、socioecology、sociology 等
前后截词	又称中间一致、任意一致，允许检索词的前后有若干变化	*chemi*	可检出 chemical、chemistry、bio-chemical 等

（三）位置检索

位置检索又称邻近检索，是指用一些特定的位置运算符来规定命中的检索词在记录中的位置关系的检索技术。位置检索实际上是更为精确的逻辑"与"检索，它不但指定了位置运算符前后连接的检索词必须同时出现在命中文献中，并且还指定了两个检索词在原文中的相隔距离或出现的前后顺序。位置检索相对于布尔逻辑检索、截词检索来说，具有可以确定检索词之间的位置及检索词在记录中的位置关系的优点。因此，位置检索实际上缩小了检索的范围，提高了文献检索的筛选能力，最终提高了检索的查准率。不同的检索系统其位置运算符的表示方法不尽相同，常用的位置运算符有"With""Near""Field"等。具体使用规则见表 2-2。

表 2-2 各种位置运算符的使用

位置运算符	缩写	注释及检索规则	检索示例
With	（W）	表示在此运算符两侧的检索词必须按此前后的顺序排列，顺序不能颠倒，而且两个检索词之间不许有其他的词或字母，但允许有空格或标点符号	如 information（W）retrieval 可检索出 information retrieval，information-retrieval
nWord	（nW）	表示在此运算符两侧的检索词之间最多允许插入 n 个词，且两个检索词的词序不许颠倒	如 electronic（1W）resources 可检索出 electronic resources，electronic information resources

续表

位置运算符	缩写	注释及检索规则	检索示例
Near	（N）	连接的检索项在记录中出现的顺序可以调换，即查找两个连在一起的单词	如 gene（N）apoptosis 可检索出 gene apoptosis, apoptosis gene
nNear	（nN）	表示两个词位置可以颠倒，两个词间插入词的最多数目是 n 个	如 information（3N）retrieval 可检索出 information retrieval, retrieval information, retrieval of information, retrieval of law information, retrieval of Chinese law information 等，information 和 retrieval 两个词之间最多可插入 3 个词
Field	（F）	表示在此运算符两侧的检索词必须同时出现在文献记录的同一字段内，但两个词的前后顺序不限，夹在两个词之间的词的个数也不限	如 medicine（F）control 可检出同一个字段中（如篇名、文献、叙词等）同时含有 medicine 和 control 的文献记录
Subfield	（S）	表示在此运算符两侧的检索词只要出现在文献记录的同一个子字段或同一段内，此文献即被命中，两个词词序不限，且两个词中间可间隔若干个词	如 medicine（S）control 可检出同一个句子中同时含有 medicine 和 control 的文献记录

（四）精确检索

精确检索又叫词组检索或短语检索，指检索结果与输入的词组完全一致的匹配检索技术。不同数据库或检索系统采用的精确算符不同，常用英文半角的双引号 "" 来表示，有的也使用大括号 {} 来表示。如检索式 "iron deficiency anemia"，系统将 iron deficiency anemia 视为不可分割的一个整体，只有包含与其完全相同的词组的文献才能被检索出来。精确检索能有效地缩小检索范围，提高查准率。使用双引号进行精确检索，可以达到特殊搜索目的，如名言名句、歌词的搜索。大多数外文数据库中的精确算符会将名词的单复数以及英式与美式拼法的变化排除在检索结果之外，因此，要谨慎使用精确检索，只有在非常明确的检索要求下，才使用精确检索，否则会漏检不少文献，影响查全率。

与精确检索正好相反的是模糊检索，模糊检索允许所检信息与检索提问之间存在一定的差异，检索结果只要包含检索词即可，检索命中的结果未必与检索词一模一样，模糊检索的作用是扩大检索范围，提高查全率。

（五）加权检索

加权检索是某些检索系统中提供的一种定量检索技术。加权检索同布尔逻辑检索、截词检索都属于信息检索的基本检索手段，但不同的是加权检索不仅要关注检索词是否出现，而且更重要的是判定检索词在满足检索逻辑后对文献命中与否的影响程度。

采用加权检索可以命中核心概念文献，提高检索结果的准确程度，因此它是一种缩小检索范围、提高查准率的有效方法。然而并不是所有系统都能提供加权检索这种检索技术。能提供加权检索的系统，对权的定义、加权方式、权值计算和检索结果的判定等方面又有不同的技术规范。词加权检索和词频加权检索是目前常用的两种基本加权检索方法。

1. 词加权检索　词加权检索是指检索者在构造检索式时，根据对检索需求的理解，对每一个检索词赋予一个数值（权重），表示其在本次检索中的重要程度。检索时先判断检索词在文献记录中是否存在，然后计算存在检索词的权值总和，通过与预先给定的阈值进行比较，权值之和达到或超过阈值的记录即为命中记录，命中记录按权值总和从大到小排列输出。

例如，以"医学信息检索"为检索课题，给检索词"医学""信息""检索"分别赋予权值40、40、20。检索时输入"医学 /40* 信息 /40* 检索 /20"，则依据所含检索词的权重检出相应记录，按权值递减排列如下：

100=40+40+20 医学信息检索

80=40+40 医学信息

60=40+20 医学检索

若规定权值大于或等于 80 的为命中文献（80 为阈值），则只有关于医学信息检索和医学信息的文献是命中文献。

2. 词频加权检索　词频加权检索是根据检索词在文档记录中出现的频率来决定该检索词的权值，而不是由检索者指定检索词的权值。其优点在于避免人对信息价值重要性的主观判断，减少人工干预带来的失误，但是这种方式必须建立在全文或者文摘数据库基础上，如中国知网（CNKI）的词频检索。

二、信息检索策略

从广义上讲，信息检索策略就是为实现检索目标而制订的计划或方案，是对整个检索过程的安排。对于一个具体的检索课题来说，就是要考虑检索的目标、检索的范围、检索的系统、检索的途径、检索的标识、检索式的逻辑组配方法、检索结果的反馈和检索措施的调整，以及检索步骤的具体安排。从狭义上讲，信息检索策略就是检索提问式。具体来说，就是分析课题，将检索词和各种逻辑运算符、词间位置运算符及系统规定的其他链接符号组合成科学合理的检索式。

（一）信息检索策略常用类型

为了取得理想的检索结果，我们需要根据课题的复杂性、检索结果准确性和完整性的要求，选择不同类型的检索策略。计算机检索策略的类型划分方式很多，其中，影响最大的是美国人鲍纳提出的 5 种联机检索策略。

1. 最专指面优先　最专指面优先是指检索时，首先选择从课题所有概念组面中最专指的概念组面入手，再依据用户需求以及初步检索结果，决定是否需要加入其他概念组面，以及怎样加入其他概念组面。一般使用这种检索策略，若发现检索到的文献相当少，那么通常不需要在检索式中再加入其他概念面。各概念面在检索式中的关系是逻辑"与"的关系。其他概念面是供选择用的，或者说是提高检索条件用的，因此，只在检索要求高查准率时才需输入。最专指面优先检索策略比较灵活，由于从最专指的概念面入手，所以检索用时也相对较少，但需要对初步检索结果不断调整。

2. 最低登录量的面优先　所谓登录量，是指一个索引词在标引中的使用次数。它一般记录在数据库词表中，也可以显示在检索终端设备上。用户检索时可以在索引词表界面中直接浏览到每个索引词的标引数量或对应的文献数量。登录量数据在检索中很有价值，它可以帮助检索者根据特定的检索策略估算出他的检索中有多少命中文献，或者反映出他可能查出的最大文献量是多少。"最低登录量的面优先"就是先根据词的登录量值，找出登录量最少的那个概念面，然后以此为检索入口开始检索。如果命中文献数相当少，就不必再继续检索其他的面。例如，检索题目为"拉米夫定治疗乙肝患者的疗效和安全性"，很显然，"拉米夫定"的登录量比"乙肝""疗效"的登录量要低，检索时应首先从"拉米夫定"这一概念面着手进行。这种检索策略与最专指面优先检索策略极为相似，而且大多数情况下最专指面往往登录数也最小。之所以把最低登录量的面优先作为一种独立的策略，是因为在计算机信息检索中，常常很容易明确哪个概念组面的登录量最小。

3. 积木型　积木型检索策略的含义是把检索课题剖析成若干个概念面，先分别对这几个概念面进行检索，在每个概念面中尽可能多地列举相关词、同义词、近义词，并用布尔逻辑运算符"OR"连接成子检索式，然后再用布尔逻辑运算符"AND"把所有概念面的子检索式连接起来，构成一个总检索式。例如，"肺癌与吸烟"可以分成两个概念面，即肺癌、吸烟。这两个概念面的各种形式的检索词有 cancer smoker(s)、carcinoma smoking、lung(s)cancer cigar、cigarette……

子检索式 1：S1=(cancer OR carcinoma)AND(lung OR lungs)

子检索式 2：S2=smoker OR smokers OR smoking OR cigar OR cigarette OR…

总检索式：S=S1 AND S2

积木型检索策略的优点是能提供较明确的检索逻辑过程，以后容易检索和理解（或部分或全部作保留检索）。它的不足之处是比前面两种方法（单一面法）耗用更多的计算机存储和联机时间，人机交互性也较低。因此，为节约操作时间，可以考虑将整个检索式成批（一次）输入。

4. 引文珠型增长　引文珠型增长检索策略是以直接检索课题中最专指的概念面开始，以便至少检出一篇命中文献，然后审阅这批文献，从中选出一些新的相关检索词，补充到检索式中去。这些词加入检索式之后，就能重新查找出更多的命中文献，连续重复进行上述过程，直到找不到其他适合包含于检索式的附加词为止。这种检索策略最具有交互性，能较好地发挥人机对话的优势，选择的检索词更具针对性，增减检索词更为合理，它的特点是检索式以极生动的和经验的方式发展。与这种方法关联的思考时间也许会需要更长的联机时间，但是对命中文献的联机检查在判断增减检索词方面极有帮助。

5. 逐次分馏　逐次分馏检索策略的含义是先用较宽泛的检索式，确定一个相当大的、范围较广的命中文献初始集，然后利用各种检索限制或限定条件，提高检索式的专指度，得到一个较小的命中文献集，继续提高检索式的专指度，逐渐缩小命中文献集，直到得到数量适宜、用户满意的命中文献集合。这种检索策略有利于平衡检索的全面性和准确性，如能较好地掌握检索限制和限定的尺度，可取得相当好的检索效果。

在检索中，应根据课题的内容特征、对领域知识优劣状态及对各种策略的使用熟悉程度来选择检索策略：若所需的资料量较少，无特别的要求，最专指面优先检索策略和逐次分馏检索策略比较常用；但若所需文献量多，需深入全面了解，引文珠型增长检索策略就相对比较好用；积木型检索策略则适合概念复杂的课题，并且需要检索者对此课题有一定理解并列举出各种类的关键词。几种检索策略并非一定要分开使用，可根据情况相互结合应用，以得到更高的检索结果满意度。

（二）信息检索步骤

信息检索步骤就是根据检索课题的目的和内容要求，把需要的文献或文献线索挑选出来所遵循的一般程序，包括准备阶段和实施阶段。准备阶段涉及检索课题分析、检索工具选择、检索方法运用、检索途径确定等环节；实施阶段涉及实际检索操作、检索结果整理、文献原文索取、检索结果分析等环节。检索课题遵循以下检索步骤：分析课题需求→选择数据库→选择检索途径→确定检索词→构筑检索式并实施检索→浏览检索结果→（调整检索策略→重新检索操作）→输出检索结果→（获取原始文献）。下面就其中部分步骤予以详述。

1. 分析检索课题，明确检索要求　分析检索课题是信息检索中最重要的一步，也是检索成败的关键。不同类型的检索课题，信息需求的范围和程度也不尽相同。首先，要对检索课题的主题内容、所属学科范围、所需信息内容和本次检索的目的进行分析。要明确课题包含哪些主要概念，各概念的子概念及相互关系。其次，要明确所需文献信息的类型、语种、检索年限、期望得到的文献数量，以及检索目的等。一般来说，检索目的大致可以分为以下 3 种。

（1）求全：这类检索目的一般是查找关于某一课题的系统详尽的信息，包括掌握其历史、现状和发展，国外与国内的所有文献，对查全率有较高的要求。这类需求要求检索全面、彻底，检索的资源类型多，覆盖的时间年限长。为此，这类检索需要选择能够一次性跨库检索多种文献类型的综合性大型数据库，数据库的时间跨度要长，学科范围要广，且兼具国内与国外文献。

（2）求准：这类检索目的是解决一些具体问题，而针对性地查找一些片段信息。例如，用户在研究或实际工作中遇到了某个难题，需要参考国内外同行的经验和研究成果；撰写论文或资料时，针对某个问题查找一些相关参考资料、数据等。这类信息需求的特点是检索目标明确，检索范围小，不需要查找大量资源，但必须针对性很强，结果必须准确，速度要快，对查准率有较高的要求。

（3）求新：这类检索目的是查找关于某个课题的最新信息。这类需求的特点是不要求很高的查全率，但对准确性和新颖性有较高的要求。这就需要密切跟踪最新的研究成果，掌握最新科研动态，关注该领域的研究进展。为此，需要针对课题所属的学科领域，选择那些资源更新速度较快和报道速度较快的数据库或者检索系统。

2. 选择数据库及检索系统　在全面分析课题、明确检索要求的基础上，根据用户要求得到的信息类型、时间范围、课题检索经费支持等因素进行综合考虑后，选择相应的数据库和检索系统。正确选择数据库是保证检索成功的基础。熟悉各种数据库的收录学科范围是正确选择数据库的前提。数据库的不同类型决定了它适用于不同的检索对象和满足于不同的检索需求，一般在选择数据库时需要从以下几个方面考虑。

（1）从数据库收录的文献角度考虑，数据库的学科范围、收录的文献类型、年代范围与检索需求是否相符。

（2）从数据库的检索平台角度考虑，数据库的检索功能、检索途径是否满足检索需求。

（3）从检索人员角度考虑，数据库使用的难易程度及检索人员对数据库的熟悉程度等。

3. 确定检索词　检索词是表达信息需求的基本元素，也是计算机检索系统中有关数据进行匹配的基本单元。检索词选择是否恰当、齐全直接影响着检索结果。确定检索词是整个检索过程中较难把握且容易出错的环节。拟定的检索词必须与记录中的标识一致才能检索命中。提取检索词的方法如下。

（1）切分：在对检索课题进行主题分析的基础上，对课题的语句以词为单位进行切分转换为检索的最小单元。例如，对于检索课题"股份制制药企业独立董事和外部监事制度研究"，该句可以切分为："股份制""制药企业""独立董事""外部监事""制度""研究"。在切分时应当注意，当有的词拆分后将失去原来的意思时，则不应拆分，这些词一般都是一些专用名词。

（2）删除：对于从课题语句中切分出来的词语，需要进一步提炼，对于不具有检索意义的虚词，如介词、连词、副词、过分宽泛或过分具体的限定词、存在蕴含关系的可合并词都应予以删除，使语句转换成关键词的集合。如"缓释制剂在中药中的应用"，在切分后需要将其他虚词和无意义的词都删除，仅留下"缓释制剂""中药"两个关键词；又如"心脏病患者的治疗"，"心脏病"本身包含了"患者"的意思，因此"患者"并入了"心脏病"中需予以删除，在切分后仅留下"心脏病""治疗"两个关键词。

（3）替换：对于表达不清楚或者容易造成检索误差的词，需要用更明确、具体的词予以替换。如"绿色包装"中的"绿色"表达不清，易产生歧义，因此，应替换为"环保""可降解"等表达明确、不易造成混淆的词。又如"煤气中毒"可替换为"一氧化碳中毒"。

（4）补充：初步选取检索词后，如果需要提高查全率或者试检结果太少，就需要对检索词进行补充和扩展。具体的方法有以下几种。

1）词形变体：词形变体主要考虑中文简体和繁体以及异体字；英文单词的原形与过去式、过去分词、现在分词、单复数、英式拼法与美式拼法、比较级与最高级等；英译中人名、地名的各种表达形式等。

2）同义词：主要包括俗称与学名、常用词与专业术语、旧词与新词、全称与简称、口头语与书面语、化学元素与其符号、外来词与本民族用语、音译词与意译词等。

3）词间关系：分析一个检索词的上位类概念、下位类概念和同类概念，分析利用检索词的上位词、下位词和近义词进一步扩展检索词。

（5）挖掘：对于一些内涵较为丰富的检索词，需挖掘其隐含的概念，提取潜在的检索词。如"知识产权保护"中"知识产权"一词内涵丰富，可以挖掘出"知识产权"隐含了版权、著作权、专利权、商标权等概念，利用隐含的概念进一步扩展和补充检索词。

4. 构筑检索式　检索式是检索策略的具体体现，它控制着检索过程。检索式是否合理关系到能否检索到最相关的信息。构筑检索式就是用逻辑运算符、位置运算符、截词算符及系统规定的其他组配连接符号将检索词连接起来，形成既能体现检索要求又可为计算机识别的提问表达式。检索式由检索字段、检索词和连接符3个要素构成。在构筑检索式时应注意以下两点。

首先，要选择恰当的字段，使用规范化的字段代码。不同的字段含义不同，使用不同的字段，检索范围就不同。例如，用同一个检索式分别选择题名、关键词、摘要、主题、全文等不同的字段进行检索，检索结果差异会非常大。数据库或检索系统对字段代码都有严格的规定，必须使用数据库或系统提供的字段代码。

其次，要准确地判定字段间的逻辑关系，并使用正确、规范化的连接符。在检索过程中根据需要，可按文献年份、文献类型、语种、研究对象等进行限制检索。构筑检索式时，要充分利用搜索工具支持的检索运算、允许使用的检索标识、各种限定。对于检索问题中的每一个概念，尽可能全面地列举表达该概念的同义词、近义词、相关词甚至上位词、下位词，并将它们用布尔逻辑运算符"OR"连接起来，形成一个子检索式。再用适当的布尔逻辑运算符把所有子检索式连接起来，构成一个总检索式。

5. 调整检索策略　将检索式输入检索系统，计算机进行匹配运算后输出检索结果。有时检索结果能满足检索课题的要求，达到检索目的，有时检索结果不能满足或不能完全满足课题要求，如输出信息量太多，输出信息量太少等，这就需要调整检索策略，调整检索式，直至获得满意的效果。

（1）当检出文献量小于期望值时，可用以下方法来扩大检索范围。

1）删除某个用"AND"连接的不重要的检索词。

2）增加检索词的上位词、同义词、近义词或同族相关词，并用逻辑"OR"连接起来。

3）去除某些限制，放宽检索范围和条件，如文献类型、出版年、语种等。

4）检索入口选择较大范围的字段，如文摘、全文检索、任意字段、全部字段等。

5）使用分类号进行族性检索，如利用分类号R47检索所有与"护理学"有关的文献。

6）利用某些检索工具提供的"自动扩检"功能进行相关检索。

7）降低检索词的专指度，如使用较普遍的词代替不常用的词，或者改用上位词。

8）检索词后用截词符。使用截词检索以检索出某词的单复数形式、英美单词拼写差异、同根词或含有某几个字母组合的所有单词。

9）多用几个副主题词，甚至选用所有副主题词进行检索。

10）将在某个分类类目中输词检索改为在所有分类类目中输词检索。

11）调整位置运算符，使得检索词之间的位置由严变松。

12）使用多个检索工具，多查几个数据库，利用信息资源的整合平台进行跨库检索。

（2）当检出文献过多，且其中一部分文献并非真正需要时，可用以下方法缩小检索范围。

1）增加用"AND"连接的检索词或进行二次检索。

2）增加用"NOT"连接的检索词，排除无关概念。

3）用字段限定检索，如题名、关键词检索。

4）进行文献类型、语种、重要期刊、核心期刊、年份等的检索限定。

5）用主题词表选择更专指的主题词及副主题词。

6）调整位置运算符，使得检索词之间的位置由松变严。

7）进入更专指的分类类目中输词检索。

8）模糊检索改为精确检索。

9）使用加权检索。

不同的课题使用的调整方法各不相同。在使用以上这些技巧时，应根据课题初步检索的情况，选取一种或几种方法结合，灵活使用，并不断根据新检出文献情况继续调整，直到获得比较理想的效果。

三、信息检索效果评价

检索效果是指利用检索系统（工具）开展信息检索取得结果的有效程度。它反映的是检索结果对用户需求的满足程度和检索系统（工具）的性能。检索效果评价是指利用一定的评价指标对检索结果进行评价，以促进检索工作进一步完善的过程。

（一）评价指标

英国情报学家克莱维登（C.M.Cleverdon）提出评价信息检索效果的指标主要有 6 个，分别为收录范围、查全率、查准率、响应时间、用户负担和输出形式。收录范围主要是指检索系统收录文献信息的类型、数量、学科范围、语种和时间跨度等，评价检索系统覆盖的范围。响应时间是指用户向系统提交指令直到获得系统反馈期间的时间长度，评价检索系统的反应速度。用户负担是指用户在检索过程中所耗费的物力、财力和精力的总和，评价检索系统的经济性。输出形式是指检索系统所提供的检索结果和形式，评价检索系统输出结果的便利性。而查全率和查准率是评价检索系统效率的指标，这两项是评价检索效果最为重要的指标，由这两个指标还引出了另外两个相关指标——误检率和漏检率。

表 2-3 反映了检索系统在实施检索时所得结果的情况，信息检索系统中参加检索的全部信息总量为 $a+b+c+d$。从检索系统角度，检出结果可分为检出信息量（$a+b$）和未检出信息量（$c+d$）两个部分，这是系统根据检索提问标识与系统中文献特征标识进行比对后作出的相关性判定，称为系统判定。从用户角度，检出结果可以分为符合用户需求的相关信息量（$a+c$）和不符合用户需求的非相关信息量（$b+d$）两个部分，这是用户根据检索需求进行的相关性判定，称为用户判定。

表 2-3 文献信息检索结果情况表

判定	相关信息	非相关信息	总计
检出信息	a（相关）	b（误检）	$a+b$
未检出信息	c（漏检）	d（正确拒绝）	$c+d$
总计	$a+c$	$b+d$	$a+b+c+d$

查全率是指从检索系统中检出的相关信息量与系统中相关信息总量的比率，用 R 表示。计算公式如下：

$$查全率（R）= \frac{检出的相关信息量}{系统中相关信息总量} \times 100\% = \frac{a}{a+c} \times 100\%$$

查准率是指从检索系统中检出的相关信息量与检出的信息总量的比率，用 P 表示。计算公式如下：

$$查准率（P）= \frac{检出的相关信息量}{检出的信息总量} \times 100\% = \frac{a}{a+b} \times 100\%$$

查全率和查准率是评价检索效果好坏的指标，而误检率和漏检率则是评价检索误差的指标。

误检率是指检出的非相关信息量与检出的信息总量的比率，用 F 表示。计算公式如下：

$$误检率（F）= \frac{检出的非相关信息量}{检出的信息总量} \times 100\% = \frac{b}{a+b} \times 100\%$$

漏检率是指未检出的相关信息量与系统中相关信息总量的比率，用 O 表示。计算公式如下：

$$漏检率（O）= \frac{未检出的相关信息量}{系统中相关信息总量} \times 100\% = \frac{c}{a+c} \times 100\%$$

查全率和漏检率是一对互补指标，而查准率和误检率也是一对互补指标，即查全率 + 漏检率 =1；查准率 + 误检率 =1。

受多因素影响，在实际检索中，查全率和查准率是不可能达到 100% 的，二者存在着一种互逆关系，即在同一检索系统中查全率和查准率达到某一程度后，要提高查全率，就必须放宽检索条件使检出信息量增加，但这也必然会导致查准率降低；反之，要提高查准率，就必须增加检索限定条件，这也必然会导致查全率下降。因此，衡量检索效果，不能单一地考虑查全率和查准率，必须根据课题的需求将二者结合考虑。

（二）影响查全率与查准率的因素

查全率和查准率与文献的存储和信息检索两个方面是直接相关的，也就是说，与系统的收录范围、索引语言、标引工作和检索工作等都有着非常密切的关系，因此影响查全率和查准率的因素既有检索系统性能的原因，也有用户检索策略的问题。

1. **检索系统性能因素**　检索系统性能因素包括词表结构不完善，词间关系模糊或不准确，索引词缺乏控制和专指性；标引深度不够，标引缺乏词汇控制，标引词使用过少或过量标引；检索系统没有位置运算符，不具备截词功能或逻辑"非"功能，没有检索结果优化功能等。

2. **检索策略因素**　检索策略因素包括检索策略过于简单，选词不当，检索用词专指度不够，检索面过宽；检索式中使用逻辑运算不当；截词部位不准确；位置运算符限制过严或过宽；未使用控制词表检索，检索词使用不规范或不准确，或未选用上、下位词；使用检索字段限制过严或过宽，未使用其他形式特征检索或使用但限制过多等。

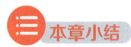

本章小结

信息、知识、情报与文献是本课程学习的基本概念，本章的重点是建立概念，为信息检索打下基础。信息资源的三大划分标准为载体的类型、文献的加工深度、文献内容公开出版状况。针对不同的需求选择不同的信息源。

信息检索就是从数据库、检索工具以及馆藏中查找所需信息的活动。它包括信息的存储和检索两个方面。信息检索的基本原理就是检索者将检索提问的标识与存储在检索工具中的信息特征标识进行对比，找出符合两者特征的信息。根据检索对象的不同、检索组织方式的不同、检索手段的不同和检索途径的不同，信息检索可分为不同类型。

检索语言是表达文献信息内容、特征的工具，了解检索语言的基本知识，掌握其基本使用技巧，可以大大提高检索效率。检索效率的高低取决于所采用的检索语言的质量以及对它的使用是否正确。常用的检索语言的种类包括分类检索语言、主题检索语言、代码检索语言。在医学信息检索中影响力最大的主题检索语言是《医学主题词表》。

常用的检索方法有工具法、追溯法、循环法、浏览法等。信息检索途径是用记录的方式将文献信息中的某一特征作为检索切入点或检索标识而进行的检索。在检索过程中应根据检索系统的功能、检索者的实际需求及已掌握的信息类型，灵活运用各种检索方法选择合理的检索途径，以达到满意的检索效果。

检索技术是在现有的信息资源中提取需要的信息的技术方法，包括布尔逻辑检索、截词检索、位置检索、精确检索、加权检索等。检索策略是为实现检索目标而制订的计划或方案，是对整个检索过程的安排，在同样的检索系统中检索策略是决定检索效果最重要的因素。检索效果的好坏需根据实际需求运用科学方法合理评价。

总之，在进行信息检索时，我们应根据信息检索的要求，充分了解信息源，学会灵活利用检索语言，合理选择检索方法，掌握信息检索的技术，合理安排检索策略，不断积累经验，最终快速而准确地获取到所需的信息文献。

课后练一练

思考题

1. 信息、情报、知识、文献的定义是什么？它们之间存在什么样的关系？
2. 结合所学专业论述医药信息的作用。
3. 什么叫一次文献、二次文献、三次文献？三者相互之间有什么关系？举例说明。
4. 检索策略是什么？常用的计算机信息检索策略有哪些类型？
5. 检索词应如何提取？

在线测试

（叶甬渝）

第三章

图书馆及其应用

3

🎯 **学习目标**

- 掌握中国图书馆分类方法及图书排架、移动图书馆的操作与使用。
- 熟悉图书馆的职能、图书馆的类型、图书馆的服务与阅读推广。
- 了解数字图书馆、移动图书馆、智慧图书馆。

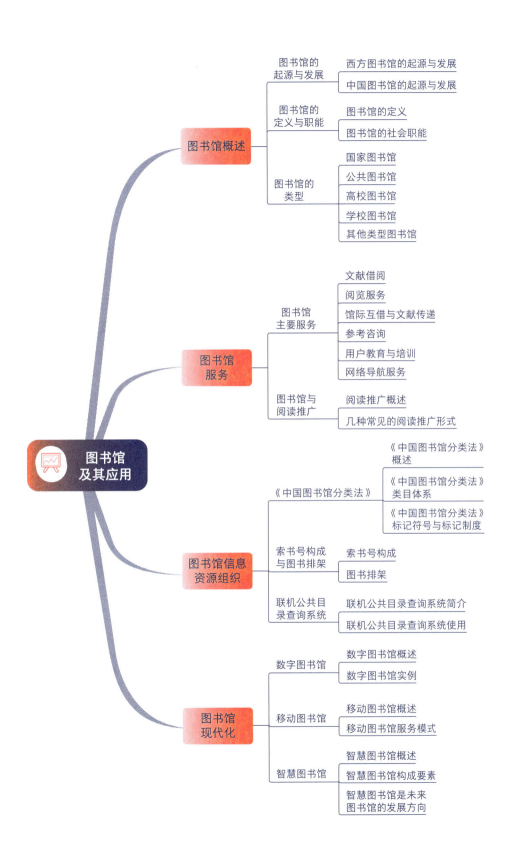

图书馆及其应用

图书馆概述
- 图书馆的起源与发展
  - 西方图书馆的起源与发展
  - 中国图书馆的起源与发展
- 图书馆的定义与职能
  - 图书馆的定义
  - 图书馆的社会职能
- 图书馆的类型
  - 国家图书馆
  - 公共图书馆
  - 高校图书馆
  - 学校图书馆
  - 其他类型图书馆

图书馆服务
- 图书馆主要服务
  - 文献借阅
  - 阅览服务
  - 馆际互借与文献传递
  - 参考咨询
  - 用户教育与培训
  - 网络导航服务
- 图书馆与阅读推广
  - 阅读推广概述
  - 几种常见的阅读推广形式

图书馆信息资源组织
- 《中国图书馆分类法》
  - 《中国图书馆分类法》概述
  - 《中国图书馆分类法》类目体系
  - 《中国图书馆分类法》标记符号与标记制度
- 索书号构成与图书排架
  - 索书号构成
  - 图书排架
- 联机公共目录查询系统
  - 联机公共目录查询系统简介
  - 联机公共目录查询系统使用

图书馆现代化
- 数字图书馆
  - 数字图书馆概述
  - 数字图书馆实例
- 移动图书馆
  - 移动图书馆概述
  - 移动图书馆服务模式
- 智慧图书馆
  - 智慧图书馆概述
  - 智慧图书馆构成要素
  - 智慧图书馆是未来图书馆的发展方向

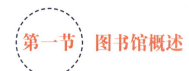

第一节　图书馆概述

图书馆是人类文明发展到一定阶段的产物。图书馆作为文献信息资源服务中心，负责收集、整理、保存、传递文献资料，是读者进行新知学习、思想交流、科学研究、知识创造的最佳场所。

一、图书馆的起源与发展

（一）西方图书馆的起源与发展

图书馆起源于西方，是伴随着古代文明的兴起而产生的，四大文明古国因为收藏文字记录的需要，逐渐形成了兼具档案馆功能的图书馆，这些图书馆主要肩负着宫廷和寺院文献收藏的使命。

一般来说，被公认的世界上最古老的图书馆起源于公元前 3 000 年的古巴比伦，是亚述人统治了美索不达米亚之后，在其首都建立的尼尼微图书馆。尼尼微图书馆宏伟壮观，收藏了大约 25 000 块泥板文书，编排有序，并且对公众开放，具备"藏"与"用"的功能。

古埃及的图书馆差不多在同时期形成，不过可供考证的资料不多，但在公元前 1350 年左右的图书馆遗址中发现有大量的泥板文书。

古希腊的图书馆历史可追溯到古典时期，大约在公元前 6 世纪以后，这一时期最为典型的代表是亚里士多德（古希腊哲学家、教育家和科学家）的私人图书馆，其藏书量多达数百卷。

公元前 37 年，罗马的第一座公共图书馆正式对外开放，这是西方图书馆进入一个新的发展时期的重要标志。这一时期，罗马的私人图书馆也极为盛行，这些私人图书馆大多也对外开放。到罗马帝国后期，寺院图书馆开始兴起；进入中世纪之后，寺院图书馆也几乎成为欧洲唯一的图书馆类型。

中世纪末期（12—13 世纪），大学图书馆全面兴起，以巴黎大学和牛津大学图书馆为代表。在印刷术未普及之前，大学图书馆藏书量较少，一般不允许外借。尽管如此，大学图书馆的藏书利用率也高于同时期其他类型的图书馆，大学图书馆使书籍中的知识真正发挥了作用。

19 世纪初，在美国兴起的扫盲运动和强制教育运动的背景下，现代意义的公共图书馆诞生。1833 年，在美国新罕布什尔州的彼得镇成立了由税收维持的、免费向所有人开放的公共图书馆，由此奠定了美国现代公共图书馆的基本体制。1850 年，英国国会通过了《公共图书馆法案》，授权人口在 10 万以上的城市，以税收支持公共图书馆的修建。历史的发展跌宕起伏，图书馆事业的发展却从未停止前进的步伐。

（二）中国图书馆的起源与发展

中国古代的藏书史可以追溯到周代的官府藏书，此后，逐渐形成四大藏书体系，即官府藏书、私人藏书、寺院藏书和书院藏书。藏书楼是中国古代对藏书处所的称谓，是中国古代的图书馆。

1. 官府藏书　根据《史记·老庄申韩列传》记载，老子曾经担任周王室的"收藏室之史"，需要说明的是，这里的"收藏室"在古代专指藏书的地方，这也是史料关于官府藏书的最早记载。中国古代历史上，无论是秦朝的"焚书坑儒"、汉朝的"罢黜百家，独尊儒术"，还是明朝的《永乐大典》、清朝的《四库全书》，都是官府藏书和保存文化遗产的重要历史证明。

2. 私人藏书　春秋战国时期，不同学派的知识分子在学术上争芳斗艳，一度产生了"百家争鸣"的局面，从而刺激了民间藏书的兴起。从此，民间藏书一直存在着，直到明代，私人藏书进入一个新的高潮，出现许多私人藏书楼，如范钦天一阁、祁承㸁澹生堂等。清代的私人藏书家有近 500 人，是历代著名藏书家总和的一半，著名的有黄宗羲、卢文昭等。

3. 寺院藏书　由于佛教和道教等宗教活动而产生了宗教典籍以及相关文献，由此而形成的藏书活动称为寺院藏书。佛教在两汉之交从印度传入中国，东汉时期出现大量翻译的佛经典籍，致使佛经典籍收藏出现。道教是本土宗教，也形成于东汉时期，道观是道教藏书的主要处所。隋唐时期，佛教和道教的发展进入全盛时期，寺院藏书也达到鼎盛。佛教和道教因为历代统治者的崇信而发展，并组织相关书籍的整理和撰写，从而丰富了寺院藏书。

4. 书院藏书　书院是古代的教育机构，起源于唐代创立的集贤书院，是一个以文献整理、研究为主要任务的机构，后来逐渐发展成为民间机构，是一个聚徒讲学、研究学问的地方。到宋代，民间书院达到上百所，如岳麓书院、嵩阳书院。书院作为追求学问的场所，自然汇聚了大量藏书，形成书院藏书。

5. 从藏书楼到近现代图书馆　我国古代藏书楼以"藏"为主，而不重"用"。直到近代，随着"西学东渐"的兴起，中国近代图书馆开始仿照西方图书馆的体制建立起来。近代图书馆的发展经历了以下几个代表性事件。

1898 年，京师大学堂创建；1902 年，设立京师大学堂藏书楼；1903 年，清政府颁布《奏定大学堂章程》，规定将全国大学堂的藏书机构统称为"图书馆"。京师大学堂藏书楼采用新型图书馆模式运行，对全国学校的图书馆发展起到了引领和示范作用，也极大地促进了我国近代图书馆的发展。

1903 年，浙江古越藏书楼打出"存古、开新"的旗帜，面向公众开放，近代图书馆在中国形成。古越藏书楼具有现代图书馆的某些特征：一是藏书不仅包含经史子集，还有实业类图书和外文图书；二是借鉴西方图书馆的管理方法，登记借阅；三是人性化服务，如读者可在馆内订餐。同时，各省市也掀起兴办公共图书馆的热潮。

1912 年，京师图书馆开放，这也是全国性的图书馆，具有国家图书馆的性质。从此，我国近代图书馆体系中的国家图书馆、公共图书馆和大学图书馆基本健全。

二、图书馆的定义与职能

（一）图书馆的定义

黄宗忠教授的《图书馆学导论》（1988 年）认为，图书馆是对信息和知识的物质载体进行收集、加工、整理、积聚、存储、选择、控制、转化和传递，提供给一定社会读者使用的信息系统；简言之，图书馆是文献信息的存储与传递中心。

于良芝教授的《图书馆学导论》（2003 年）认为，图书馆应该是这样一种社会机构或服务：对文献进行系统收集、加工、保管、传递，对文献中的知识或信息进行组织、整理、交流，以便用户能够从文献实体、书目信息及知识 3 个层面上获取它的资源。

吴慰慈教授的《图书馆学概论》（2008 年）认为，图书馆是社会记忆（通常表现为书面记录信息）的外存和选择传递机制；换句话说，图书馆是社会知识、信息、文化的记忆装置和扩散装置。

柯平教授的《重新定义图书馆》（2012 年）认为，图书馆是通过对文献和信息的收集、组织、保存、传递等系列活动，促进知识的获取、传播与利用，实现文化、教育、科学、智力、交流等多种职能的社会有机体。

目前，图书馆学界普遍认可的是吴慰慈教授在《图书馆学概论》（2008 年）中提出的关于图书馆的概念。

（二）图书馆的社会职能

图书馆是一个多功能的服务机构，通过收集、整理、保存、传播文献，促进用户使用。国际图书馆协会联合会（简称国际图联）1975 年在法国召开了图书馆职能科学讨论会，会议总结了图书馆的主要职能有 4 种：保存人类文化遗产、开展社会教育、传递科学情报、开发智力资源。吴慰慈教授根据我国图书馆的性质归纳了图书馆的 5 种职能，主要如下。

1. **文献信息整序**　图书馆对文献信息流的整序主要体现在两个方面：一是控制社会文献信息流的流向；二是发挥文献信息的潜在能量。通过对馆藏文献信息和网络信息资源进行合理的分类、加工、整理、保存，使文献信息成为有序的、可检索的资源，从而发挥文献信息的最大价值，方便用户使用。

2. **传递文献信息**　图书馆传递文献信息主要体现在 4 个方面：一是传递文献的内容信息；二是传递关于馆藏文献的信息；三是传递网络信息；四是传递文献信息的形式，有主动传递与被动传递之分。图书馆一般可以通过阅览服务、外借服务和参考咨询传递文献信息。

3. **开发智力资源，进行社会教育**　图书馆智力资源的开发主要指通过开发馆藏资源和网络资源，提供给用户使用，启迪用户智慧；或者通过各种形式开展社会教育，提高用户的阅读素养、信息素养、职业素养等。

随着信息化社会的发展，终身学习的理念越来越得到公众的重视，而图书馆为渴望求知的用户提供了免费的自学场所。

4. 收集和保存人类文化遗产　图书馆的产生是保存人类文化遗产的需要，它在整个社会系统中具有不可替代的重要地位。正是图书馆这一收藏机构的出现，人类的社会实践所取得的经验、文化、知识得以系统地保存，人类的物质文明和精神财富得以源远流长。收集和保存人类文化遗产是图书馆最基础、最具有代表性的职能，也是图书馆区别于其他机构的重要特点之一。

5. 满足社会成员文化欣赏和娱乐消遣　随着休闲时代的到来，图书馆逐渐转变角色，除了提供传统的知识服务、信息传递服务之外，还努力打造安全舒适、品位独特的阅读环境，提供个性化服务，增加形式多样的休闲活动内容，适当地补偿用户在劳动和工作时消耗的生理、心理和文化能量，缓解工作和生活中的压力，为人的进一步发展拓展空间。

三、图书馆的类型

根据我国图书馆事业的发展现状，我们将图书馆划分为国家图书馆、公共图书馆、高校图书馆、学校图书馆和其他类型图书馆。

（一）国家图书馆

国家图书馆承担着收集和保存本国所有文献副本，编制国家总书目的职责。同时，国家图书馆还应该具备下列全部或部分功能：尽可能多地采集和保存各国有代表性的、最新的文献和文件，承担国家书目信息中心的责任，编制联合书目，指导其他图书馆的管理并促进馆际合作，促进学术研究和服务发展。

视频：走进图书馆

不同国家的国家图书馆有着不同的职能。如我国国家图书馆属于科学研究类型，主要承担着国家文献信息战略保存、国家书目和联合目录编制、为国家立法和决策服务、组织全国古籍保护、开展图书馆发展研究和国际交流、为其他图书馆提供业务指导和技术支持等职能。芬兰的赫尔辛基大学图书馆承担着大学图书馆和国家图书馆双重职能；罗马尼亚科学院图书馆兼具科学图书馆和国家图书馆双重职能；美国国会图书馆专门为会议服务，兼具国家图书馆职能。

（二）公共图书馆

国际图联对公共图书馆的定义是：公共图书馆是由社区，如地方、地区或国家政府，或者一些其他社区组织支持和资助的机构，它通过提供一系列资源和服务来满足人们对知识、信息和形象思维作品的需求，社区所有成员都享有其服务的权利，而不受种族、国籍、年龄、性别、宗教信仰、语言、能力、经济和就业状况及教育程度的限制。

2017 年 11 月 4 日，《中华人民共和国公共图书馆法》由中华人民共和国第十二届全国人民代表大会常务委员会第三十次会议通过，自 2018 年 1 月 1 日起施行。

《中华人民共和国公共图书馆法》规定，公共图书馆应当免费向社会公众提供下列服务：①文献信息查询、借阅。②阅览室、自习室等公共空间设施场地开放。③公益性讲座、阅读推广、培训、展览。④国家规定的其他免费服务项目。

（三）高校图书馆

高校图书馆是为高校教学和科研服务的学术性机构，向其母体机构的所有内部成员服务。高校图书馆的用户群体包括高职高专学生、本科生、硕士研究生、博士研究生、教师、专职科研人员、行政管理人员等。

根据我国高校图书馆的性质、地位和作用，高校图书馆所担负的任务必须服从于高校的基本任务，支持教学、科学研究和个人发展。高校图书馆承担的主要任务有：根据学科发展需要，统筹采集各种类型的文献资料；做好思想政治教育宣传工作和文献储备；开展流通阅览、读者教育、参考咨询和信息服务工作；开设文献检索课程，提高学生有效利用信息解决问题的能力。

（四）学校图书馆

学校图书馆也称中小学图书馆，其服务宗旨是为教师教学、学生学习、提高教育质量和培养人才服务。早在 1991 年，国家教委颁发的《中小学图书馆（室）规程》就明确规定了中小学图书馆（室）的作用、性质和任务：中小学图书馆（室）是学校书刊情报资料中心，是为学校教育、教学和教育研究服务的机构。图书馆（室）必须贯彻国家的教育方针，利用书刊资料对学生进行思想政治品德教育、科学文化知识等方面的教育，指导学生课外阅读，促进学生德智体全面发展。在信息社会中，学校图书馆还应该指导学生使用各种形式、各种载体的信息资源，引导学生合理利用网络。

学校图书馆的业务活动与其他类型图书馆的业务活动大体一致，主要有以下几种。

1. 馆藏建设   文献资源是图书馆服务的基础，学校图书馆承载着教育学生、启迪学生、探索未知等多重使命，所以，学校图书馆的馆藏文献要包含图文并茂的绘本、漫画和童话故事等，消遣类型的文学图书、杂志、畅销书，还有拓展兴趣的科普、音乐、语言读物。馆藏文献要兼顾各个年龄阶段学生的阅读特点，以培养学生的阅读习惯和提高学生的阅读兴趣为目的。

2. 流通服务   学校图书馆服务群体以学生为主，考虑到学生年龄特点和认知形态，馆员在提供服务时要尊重学生、帮助学生，还要适当地引导学生。

3. 阅读推广   吸引学生利用图书馆，培养学生的阅读习惯是学校图书馆的一项重要使命。学校图书馆可以开展各种各样的阅读推广活动，提高学生利用图书馆的兴趣，如组织阅读兴趣小组、创意手工比赛、话剧表演、读书笔记展览等活动。

（五）其他类型图书馆

除了上述 4 种类型的图书馆，我国还有其他类型的图书馆。如按管理体制划分的图书馆，有军事图书馆、基层图书馆（室）、科研系统图书馆、工会图书馆等；按特殊用户群体划分的图书馆，有盲人图书馆、儿童图书馆、少数民族图书馆等；按馆藏文献范围划分的图书馆，有专业性图书馆、技术性图书馆、综合性图书馆等。

第二节 图书馆服务

在社会主义文化大发展、大繁荣的新时期，图书馆不仅承担着文献借阅、阅览服务、文献传递、科技查新等基础服务，还肩负着提升读者信息素养和推广阅读的使命。

一、图书馆主要服务

图书馆利用各种资源和技术满足用户的各种信息需求就是图书馆服务。图书馆服务通常有文献借阅、阅览服务、馆际互借与文献传递、参考咨询、用户教育与培训等。随着信息技术的发展，图书馆服务也有所延伸，如电子阅览、科技查新、信息推送、网络导航等。本节重点介绍几种常见的图书馆服务。

视频：玩转图书馆之图书馆服务

（一）文献借阅

文献借阅服务是允许用户将图书馆的藏书借出馆外阅读的服务方式。用户凭借阅证，遵循借阅规则，享受在规定期限内的使用权利，承担保管图书的义务。文献借阅是图书馆服务中最传统、最基础、最常用的服务方式，也是与用户接触最密切的服务方式。根据用户的组织形式和需求程度，可分为个人外借、集体外借、馆际互借、预约借书、馆外流动借阅等形式。

随着科学技术的发展，不少图书馆引进自助借还设备，方便用户在任何时间内自助借还图书，极大地提高了馆员的工作效率，减轻了馆员的工作时间和工作负担。

（二）阅览服务

阅览服务是图书馆提供阅览场所、阅览桌椅、阅览设备和阅览文献等条件，供用户利用图书馆文献资源的服务方式。图书馆的阅览空间分为图书阅览室、期刊阅览室、报纸阅览室、电子阅览室、古籍阅览室等。

开架阅览是现代图书馆普遍的流通方式。开架阅览使用户自主地选择所需的文献进行阅读，还能使用户扩展阅读视野，浏览同类学科、边缘学科、交叉学科的文献，进行跨学科研究，同时也提高了图书馆文献资源的利用率。

（三）馆际互借与文献传递

馆际互借是图书馆用户从与该馆合作的图书馆借出或者复制文献的服务方式，延伸了馆藏资源信息链，更大程度上满足了用户的文献需求。馆际互借与文献传递实际上是图书馆之间本着利益互惠原则，实现资源共享的方式。

在信息社会中，科学知识海量增长，科研成果大量发表，各种类型的信息载体不断涌现，世界上任何一个图书馆都不可能完备地收藏所有的信息资源和信息载体。这就需要各图书馆之间协调合作，进行资源共享以满足用户需求。伴随网络的普及，在线的电子文献传递服务逐渐在图书馆得到广泛应用，这也使馆际互借服务更加便捷高效。

（四）参考咨询

参考咨询服务是图书馆面向用户的一种服务方式。根据用户咨询问题的深度可将参考咨询服务分为问答咨询、文献检索和研究性咨询。问答咨询是指关于图书馆的常规性问题，如关于图书馆利用、藏书架位、开馆时间等，一般在图书馆网站首页上会有"常见问题""FAQ"等。文献检索是馆员根据用户的要求利用数据库、文摘、索引等检索工具，进行简单的文献检索、下载服务。研究性咨询通常需要具有相应学科背景、较高的信息检索与信息分析能力的专业学科馆员才能完成。

科技查新也属于参考咨询服务的一种。科技查新是图书馆接受用户的委托，根据用户提供的研究方向、研究课题或研究项目，论证其内容的新颖性，避免重复研究，为其研究内容的评审提供客观的支撑材料。

（五）用户教育与培训

用户教育与培训是图书馆通过开展培训课程、讲座、展览，或利用宣传手册、培训视频、课件等方式，帮助用户了解图书馆的资源和服务，引导阅读行为，掌握文献检索与利用的方法，提高用户利用图书馆解决实际问题的能力的服务。高校图书馆一般通过新生入馆培训进行用户教育与培训，公共图书馆会根据地区情况开展各种类型的培训讲座。用户教育与培训通过批量的宣传教育，在一定程度上减轻了馆员的工作负担。

（六）网络导航服务

互联网环境下，图书馆不仅要依托馆内资源为用户提供服务，还要帮助用户辨识网络资源，把常用的数据库网址、普遍适用的网址、专业相关的网址、国外权威学术机构的网址等汇集在图书馆的网站上，方便用户查看和利用。

网络导航服务避免用户迷失在庞杂的网络信息中，节省了用户查询网络资源的时间，减轻了用户辨别网络信息的负担，方便了用户查找和利用网络信息。

二、图书馆与阅读推广

（一）阅读推广概述

1. 阅读推广相关概念　阅读推广源于英文"reading promotion"，但至今仍没有一个学术性的定义，通常按字面意思理解。1997年，国际上发出全民阅读的倡议之后，我国引进了"reading promotion"这个概念，通常翻译为"阅读推广"。关于"阅读推广"的定义，其中最周全的是张怀涛先生的观点，他认为：阅读推广，顾名思义就是推广阅读；简言之就是社会组织或个人为促进人们阅读而开展的相关活动，也就是将有益于个人和社会的阅读活动推而广之；详言之就是社会组织或个人，为促进阅读这一人类独有的活动，采用相应的途径和方式，扩展阅读的作用范围，增强阅读的影响力度，使人们更愿意、更有条件参与阅读的文化活动和事业。

王波教授在《中外图书馆阅读推广活动研究》（2017）中指出：阅读推广，就是为了推动人人阅读，以提高人类文化素质、提升各民族软实力、加快各国富强和民族振兴的进程为战略目标，而由各国的机构和个人开展的旨在培养民众的阅读兴趣、阅读习惯，提高民众的阅读质量、阅读能力、阅读效果的活动。图书馆阅读推广是指图书馆通过精心创意、策划，将读者的注意力从海量馆藏引导到小范围的有吸引力的馆藏，以提高馆藏流通量和利用率的活动。

范并思教授在《阅读推广为什么》一文中提到：阅读推广的目的就是帮助缺乏阅读意愿的人爱上阅读，帮助阅读能力不强的人学会阅读，帮助阅读有困难的人克服阅读的困难。

徐雁教授在《书爱众香薰：全民阅读推广的时代使命》一文中指出：全民阅读推广应该包含 3 个方面的基本内涵：一是对于社会群体来说，各行各业各阶层人员都应该成为阅读推广的对象；二是对于社会个体来说，阅读将是一种人生全过程的阅读，要牢固树立"活到老，学到老"的终身学习精神；三是无论是公益性的图书馆，还是商务型的书店，都应积极推广所藏、所销图书。

2009 年 9 月，中国图书馆学会阅读推广委员会（前身是科普与阅读指导委员会）在苏州图书馆成立（图 3-1），其宗旨和使命是加强阅读文化和阅读服务的研究，推进全国图书馆服务工作和阅读活动的开展。阅读推广委员会下设阅读文化研究专业委员会、推荐书目专业委员会、大学生阅读推广专业委员会、数字阅读推广专业委员会、阅读与心理健康专业委员会、图书馆讲坛与培训专业委员会、新媒体阅读推广委员会等 21 个专业分委员会。

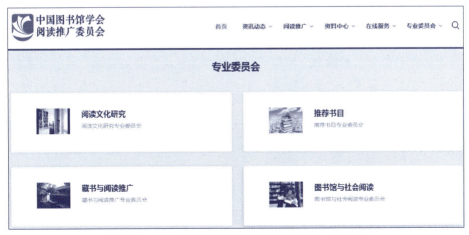

图 3-1　中国图书馆学会阅读推广委员会网站界面

2. 阅读推广是图书馆的使命　图书馆在阅读推广中的主要工作有以下几个方面。

（1）引导：图书馆通过生动有趣的阅读推广活动，激发读者的阅读欲望，引导读者感受阅读的魅力，享受阅读的乐趣，逐渐形成阅读的意愿。

（2）训练：图书馆需要通过阅读推广训练有阅读意愿而不善于阅读的人，如少年儿童、青年学生，培养他们的阅读习惯，提升阅读能力。

（3）帮助：图书馆服务对象中的特殊人群，如残障人士、阅读障碍患者、缺乏辨别能力的低年级学生等，需要图书馆通过阅读推广帮助他们克服阅读障碍，满足其阅读愿望。

（4）服务：图书馆阅读推广活动为读者提供免费的阅读资源和阅读场所，降低读者的阅读成本和阅读门槛，为读者提供阅读的便利，丰富为他们服务的方式。

（二）几种常见的阅读推广形式

1. 读书会   读书会起源于 20 世纪初的瑞典，是指一群爱好阅读的人，由于某一主题或者某一本书聚集在一起，进行有计划、有组织的学习交流的一种阅读活动。读书会在国外又叫学习圈、读书俱乐部等，在我国香港、台湾地区称为读书会，在我国其他地区也称书友会。

读书会是阅读推广的重要载体，对推广和普及阅读具有重要作用。一群志趣相投的读者通过参加读书会，可以交流阅读感悟，进行思维碰撞，分享阅读收获，并且可以耳濡目染身边的读者，向他们传播阅读理念和阅读方法。

高校的读书会主要有 3 种类型：专业型读书会、兴趣型读书会、社团型读书会。专业型读书会是由院系专业老师发起的，在专业老师的指导下开展有针对性的阅读，有固定的、系统的书单。兴趣型读书会是学生自发组织的，参与者根据个人兴趣自由参加。社团型读书会是由学校团委或图书馆指导的一个学生组织，在成员内部或面向全校师生发起阅读活动，以营造书香校园和宣传阅读为目标。随着网络通信工具的普及，读书会的平台也延伸为线上和线下等多种形式。

2. 讲座   图书馆的阅读推广专题讲座可以分为专家导读讲座、信息检索技能讲座、阅读推广理论讲座。

（1）专家导读讲座：是图书馆通过定期或不定期地开展各种导读专题讲座，邀请校内外专家学者、知名作家、畅销书作家担任主讲人，讲述读者如何阅读，通过专家名人的读书经验，引导读者博览群书、享受阅读。在浩如烟海的书卷里，读者想要在有限的时间内辨识好书、多读好书，就需要有专家学者的指引。

（2）信息检索技能讲座：是帮助读者了解本校图书馆的文献资源和数字资源，提高读者利用图书馆的资源和服务解决问题的能力，也是图书馆支撑教学科研的重要表现。

（3）阅读推广理论讲座：是针对图书馆馆员开设的。邀请阅读推广专家开设讲座，分享阅读推广优秀案例，启发馆员的阅读推广能力，打造适合本馆特征的品牌活动。

3. 书目推荐   书目推荐是图书馆进行阅读推广的重要服务方式，目前推荐书目的来源主要有专家学者推荐书目和畅销书榜推荐书目。专家学者推荐书目是指学科专家、图书馆馆员、文化教育部门等，依据自身的阅读体验或者读者的心理偏好和年龄阶段特征而编制的推荐书目；畅销书榜推荐书目是根据图书畅销榜、图书馆借阅量而提供的推荐书目。

无论是专家学者推荐还是畅销书榜，在编制推荐书目清单时，都要考虑到以下 3 点：一是以读者的群体兴趣为基础，满足个体用户需求；二是图书内容质量高，能让读者通过阅读提高自身的文化素养；三是挖掘读者潜在阅读需求，推荐多元化的阅读书目。

4. 图书评论　图书馆界多将图书评论作为读者宣传导读的工具，图书评论具备信息导航、指导阅读的功能。目前，用于阅读推广的图书评论主要有馆员书评、读者书评、微书评。

（1）馆员书评：顾名思义就是图书馆馆员所撰写的书评。馆员作为图书馆的文献收藏者和利用者，了解本馆藏书，熟悉读者的阅读习惯，具有独特的书评创作优势。在阅读推广服务工作中，馆员也应多读书、读好书，向读者推广阅读、推荐好书，做好图书导读服务，提高服务品质，为读者提供权威、正面、精准的文献读物。

（2）读者书评：是图书馆面向读者征集的图书评论。图书馆发起书评征集活动，邀请读者分享读书体验、个人思考，或者客观介绍图书内容、知识脉络等，有助于引导读者正确选择图书，激发阅读兴趣，提高文学鉴赏与写作能力。

（3）微书评：是以微博为平台的一种新型"微文体"，字数在 140 字以内。微书评短小精悍，语言随意，即时性强，还可以加入图片、视频和超链接，符合大众碎片化的阅读需求。并且，微书评开展方式灵活多样，在促进阅读推广工作方面具有积极意义。

5. 图书展览　展览是一种兼具展示性和教育性的信息传播方式，也是信息获取、信息交流的重要渠道。图书馆通过图书展览可以吸引更多读者走进图书馆，激发参观者的阅读兴趣，是一种重要的阅读推广方式。图书展览主要包含艺术作品展览、古籍文献展览、科技成果展览、摄影作品展览、新书推荐展览等。

图书展览是一种间接的推荐阅读方式，在展览中嵌入推荐读物，达到推广阅读、宣传阅读的作用。例如，古籍文献展览可以弘扬中华优秀传统文化；科技成果展览可以借助"互联网+"等先进理念融入图书馆智慧化建设。

6. 图书漂流　图书漂流起源于 20 世纪 60 年代的欧洲，是指书友们将自己不再阅读的书贴上特定的标签，放在公共场所，无偿地提供给需要的人阅读。阅读完毕后，按照相同的方式继续投放在公共场所，让更多的人阅读。2001 年，在美国诞生了第一个图书漂流网站，从此，图书漂流得以迅速发展。图书漂流倡导的阅读的自由获取与传递共享，就像"漂流瓶"，具有一种神秘感和浪漫情调，这种形式使读者除了享受阅读本身的乐趣之外，还能让书在漂流中发挥作用，实现传递知识的价值。

国内大多数图书馆在馆内设置"图书漂流岛"，供学生自由分享图书、流动阅读，使图书漂流成为一种备受推崇的阅读推广活动。但是，图书漂流过程中也会产生一些问题。例如，有的读者拿到自己喜欢的书，想独自占用收藏；图书在漂流中不免受到损坏等。这些问题也是图书漂流最大的瓶颈。对此，图书馆一方面要进行读者教育；另一方面，也寄希望于读者本着诚信和共享精神约束自己。

互联网背景下，图书漂流也产生了新的发展契机。图书馆通过线上和线下相结合的模式营销图书漂流活动：线上建立图书漂流网络平台，读者可以发布投漂、求漂公告；在线下搭建漂流岛，读者可以投书、取书、还书。

7. 真人图书馆 真人图书馆（human library）在 2000 年诞生于丹麦，是由政府机构、图书馆、个人组织发起的一种创新社会活动，邀请具有特殊经历、信仰、兴趣的志愿者担当"图书"，以对话的方式和读者交流，回答读者的问题，在交流中增进了解，加强人与人之间的沟通，从而实现相互启迪。随着真人图书馆理念的传播和推广，我国一些图书馆也纷纷开展了真人图书馆实践，丰富了图书馆阅读推广的形式。

真人图书馆的开展，需要 4 个阶段的准备工作：第一，招募和培训真人图书，选择切合读者需求和具有代表意义的真人图书，对真人图书进行活动理念和技巧的培训；第二，选择举办场地，需要考虑环境的舒适性和安全性，能让读者放松身心；第三，志愿者培训，志愿者要能调动现场活动气氛，连接读者和真人图书之间的交流；第四，活动宣传和实施。

真人图书馆以面对面的活动形式，使读者一边阅读一边交流，通过交流表达观点，打破偏见，有助于读者开阔眼界，遇见知音。

8. 新媒体阅读推广 新媒体主要是指以微博、微信为代表的信息发布与共享网络传播平台。图书馆利用新媒体开展阅读推广，不仅能提升读者的阅读效率，还能提升数字资源的利用率，拓展图书馆服务的广度和深度。

微信公众平台融入数字阅读理念，使阅读推广的体验更加贴近读者需求。借助微信公众平台，图书馆可以向关注的用户推送即时信息，如新书通报、活动预告、馆内新闻等；也可以嵌入书目检索、预约借书、借阅查询、数字阅读等服务，满足了全媒体时代读者的阅读特点。

图书馆官方微博成文快速，互动性强，可以成为图书馆对外宣传的窗口。微博具有评论快速、回复及时的特点，便于馆员与读者沟通交流，增强读者与图书馆的黏性；发挥微博的粉丝数量优势，可以为图书馆阅读推广活动预热和宣传造势，扩大阅读推广的影响群体。

课堂讨论

　　举例说明你参加过的一场阅读推广活动，你从这场阅读推广活动中学到了什么？你觉得这种形式的阅读推广活动怎么样？你还会继续参加这种形式的阅读推广活动吗？你会向自己的同学或朋友推荐这种形式的阅读推广活动吗？

　　你认为一场好的阅读推广活动是什么样的？你自己能否策划一场阅读推广活动？

第三节 图书馆信息资源组织

　　信息资源组织是根据信息资源的主题内容或者外部特征，将杂乱无序的信息资源组织为有序的文献信息资源集合的过程。只有对信息资源进行序化、分类，才能有效地获取和利用信息资源。当前，我国图书馆通用的信息资源组织标准有《中国图书馆分类法》《中国科学院图书馆图书分类法》《中国人民大学图书馆图书分类法》等，这些分类标准使馆藏资源得以有序组织和管理。本节重点介绍在图书馆中使用最普遍的信息资源组织标准——《中国图书馆分类法》，它是图书馆文献信息资源组织的依据，是图书分类和排架的依据，是读者在图书馆中找书的依据。

一、《中国图书馆分类法》

（一）《中国图书馆分类法》概述

　　《中国图书馆分类法》原称《中国图书馆图书分类法》，简称《中图法》，是新中国成立后编制出版的一部具有代表性的大型综合分类法，也是目前国内图书馆使用最为广泛的分类法体系。《中国图书馆分类法》第 1 版于 1975 年出版；2010 年 8 月更新至第 5 版，由国家图书馆出版社出版。

（二）《中国图书馆分类法》类目体系

　　《中国图书馆分类法》包括编制说明、基本大类表、简表、主表、附表、索引与使用手册，设置 5 个基本部类，22 个基本大类（表 3-1）。

表 3-1 《中国图书馆分类法》基本部类与基本大类

基本部类	基本大类
马克思主义、列宁主义、毛泽东思想、邓小平理论	A 马克思主义、列宁主义、毛泽东思想、邓小平理论
哲学	B 哲学、宗教
社会科学	C 社会科学总论 D 政治、法律 E 军事

续表

基本部类	基本大类
社会科学	F 经济 G 文化、科学、教育、体育 H 语言、文字 I 文学 J 艺术 K 历史、地理
自然科学	N 自然科学总论 O 数理科学和化学 P 天文学、地球科学 Q 生物科学 R 医药、卫生 S 农业科学 T 工业技术 U 交通运输 V 航空、航天 X 环境科学、安全科学
综合性图书	Z 综合性图书

（三）《中国图书馆分类法》标记符号与标记制度

1. **标记符号**　《中国图书馆分类法》采用汉语拼音与阿拉伯数字相结合的混合号码，一般以一个大写汉语拼音字母标记一个大类，如 H、K、R。在工业技术大类中，采用双汉语拼音字母标记二级类目，如 TP、TN、TS。其余类目均采用阿拉伯数字标记，所有数字采用小数制排列，且每隔 3 位一点，如 J41、R96、K248.09。

2. **标记制度**　《中国图书馆分类法》的标记制度基本上采用层累制，为了类系与类列的扩充需要，在采用基本层累制的同时，附加采用八分法、双位制、借号法等多种标记方法，以增强配号的灵活性与号码系统的扩充性。另外，还采用统一编号法、对应编号法与预留空号法等其他编号方法。

案例 3-1

层累制举例：

R	医药、卫生	一级类目
R2	中国医学	二级类目
R28	中药学	三级类目
R281	本草	四级类目
R281.2	本草经	五级类目

二、索书号构成与图书排架

（一）索书号构成

索书号又称索取号，是图书馆赋予每一种藏书的编码，一个索书号只能代表一种书。所以，索书号也是图书馆清点馆藏和文献外借的主要依据。索书号一般由分行排列的几组号码组成，通常采用标签的方式，粘贴在图书书脊下方。由于图书馆藏书排架方法基本上可分为分类排架法和形式排架法两种。因此，索书号也基本上分为分类索书号和形式索书号两种。

我国图书馆常见的分类索书号有以下两种形式。

1. "分类号 + 种次号" 分类号是根据《中国图书馆分类法》取号，种次号是按照图书进入馆藏时间的先后顺序所取的号码。如 G203/15、G203/16。

2. "分类号 + 著者号" 著者号由字母和数字组成，字母选取著者姓氏拼音的首字母，数字根据《汉语拼音著者号码表》选取对应的数字。如 H319/Z123、H319/L123。

（二）图书排架

图书排架是将馆藏图书有序地摆放在书架上，并形成一定的检索系统，使每一种书在书架上都有固定的位置，便于图书馆馆员和读者准确定位图书。图书排架分为两大类型：一是内容排架法，二是形式排架法。

1. 内容排架法

（1）分类排架法：把图书按照分类号的次序，先比较一级类目，一级类目相同时，再比较二级类目，以此类推；当分类号相同时，再按照种次号排列。然后，把图书按照由左至右、由上到下、呈"S"形编排和固定在书架上，这是国内外图书馆使用最普遍的排架方法。

分类排架法最大的优点是集中同类文献，形成一个层级式的、具有逻辑性和内在联系的科学体系，便于读者按类查找。同时，读者可以获取更多相关的图书，拓展了利用资料的范围。缺点是现代学科错综复杂，跨学科文献越来越多，图书内容跨度广、主题分散、学科交叉，导致馆员在分类标引方面不易把握。

（2）专题排架法：是将图书在一定专题范围内集中排架，用于向读者宣传某一专题图书。专题排架法多用于新书架展示或者经典读物阅读推广。

2. 形式排架法

（1）字顺排架法：是按照著者姓名字顺或者书名排列馆藏图书的方法。这种方法多用于图书馆期刊的排架，便于读者有目的地查找某学科领域的核心期刊。

（2）年代排架法：是按照出版物出版年代顺序排列馆藏图书的方法，是一种辅助性排架方法。这种方法多用于小型图书室、农家书屋，基本上不需要倒架，便于管理和剔旧。

此外，形式排架法还有登记号排架法、固定排架法、语文排架法、书型排架法等方式。

 案例 3-2

> 在图书馆找一本"口腔卫生"方面的图书。
> 第一步：确定"口腔卫生"属于 R 医药、卫生类。
> 第二步：在 R 医药、卫生下面找到 R78 口腔医学。
> 第三步：在 R78 口腔医学下面找到 R780.1 口腔疾病预防与卫生。
> 第四步：找到放置 R780.1 口腔疾病预防与卫生相关图书的书架。

三、联机公共目录查询系统

视频：玩转图书馆之图书与期刊的排检及检索

（一）联机公共目录查询系统简介

联机公共目录查询系统（online public access catalogue，OPAC）是在 20 世纪 70 年代末 80 年代初，英美等西方国家的大学图书馆和公共图书馆首先提出的概念。目前，OPAC 已经成为图书馆自动化管理系统的重要组成部分，是图书馆迈向数字化图书馆的桥梁。

OPAC 是图书馆自动化系统最终面对用户的互动界面，是图书馆和读者在网上交流的窗口，起着沟通用户与馆藏资源、用户与资源服务的作用，为用户通过网络检索和利用图书馆馆藏资源提供了极大的便利。

（二）联机公共目录查询系统使用

不同机构图书馆的联机公共目录查询系统在软件平台、界面布局、操作方式上有所差异，但通常都包含有简单检索和高级检索方式，以及个人图书馆界面。本节以国家图书馆联机公共目录查询系统为例，为大家简要介绍联机公共目录查询系统的使用方式。国家图书馆联机公共目录查询系统界面如图 3-2 所示。

1. 简单检索 简单检索界面如图 3-3 所示，检索字段包含正题名、其它题名、著者、主题词、中图分类号、论文专业、论文研究方向、论文学位授予单位、论文学位授予时间、出版地、出版者、丛编、索取号、ISSN、ISBN、ISRC、条码号、系统号等 18 种检索方式。系统还提供中文文献和外文文献检索，以及多语种键盘输入方式。

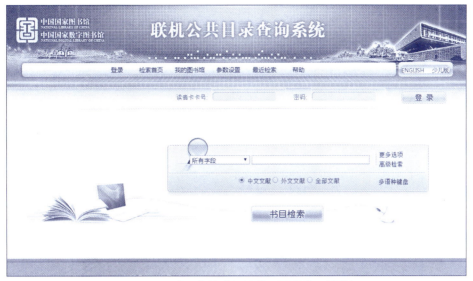

图 3-2　国家图书馆联机公共目录查询系统界面

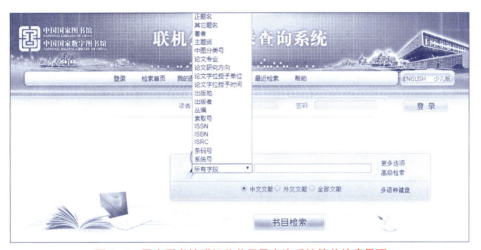

图 3-3　国家图书馆联机公共目录查询系统简单检索界面

 ## 案例 3-3

使用国家图书馆联机公共目录查询系统查询"药理学"相关的图书，并写出索书号，如图 3-4 和图 3-5 所示。

第一步：打开国家图书馆联机公共目录查询系统界面。

第二步：在检索框中输入"药理学"。

第三步：点击"书目检索"按钮，得到"药理学"方面的图书。

第四步：点击《药理学》这本书，得到《药理学》这本书的索书号 R96。

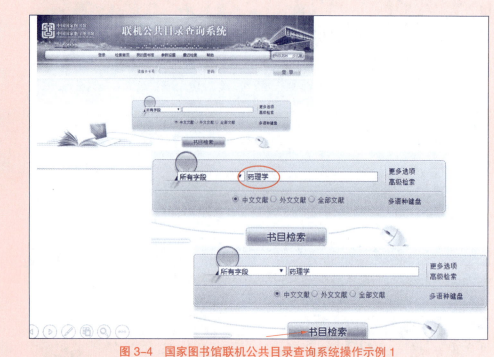

图 3-4   国家图书馆联机公共目录查询系统操作示例 1

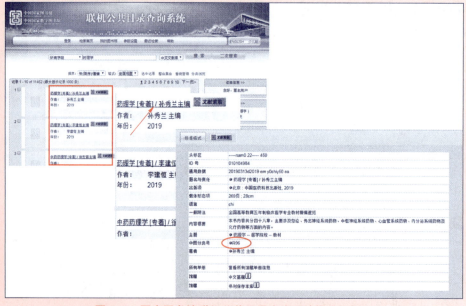

图 3-5   国家图书馆联机公共目录查询系统操作示例 2

　　2. 多字段检索　　多字段检索界面如图 3-6 所示，用户根据界面展示的检索项目，选择填写一个、多个或者全部内容，点击进行检索即可。

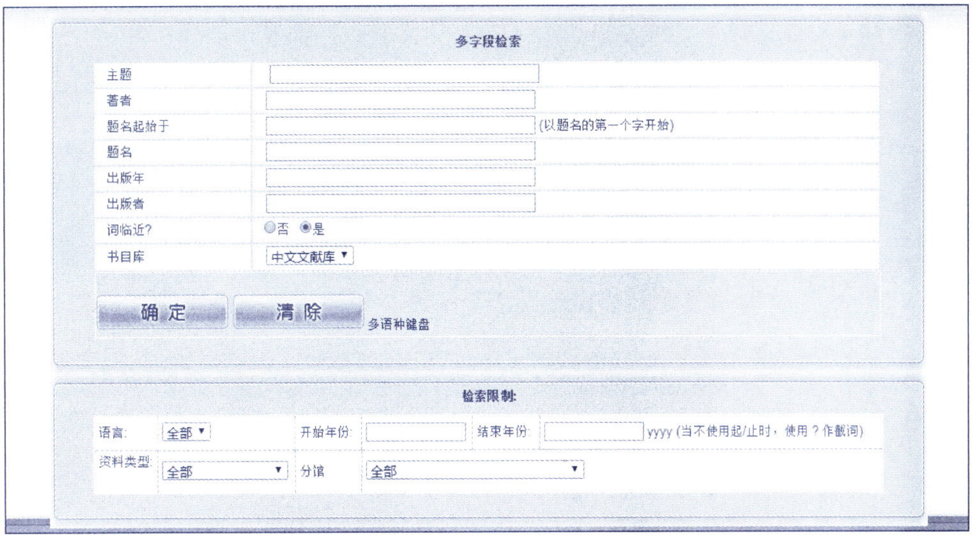

图 3-6　国家图书馆联机公共目录查询系统多字段检索界面

3. 多库检索　多库检索界面如图 3-7 所示。首先，用户在第一行的检索框中输入检索词，选择检索字段；然后，在"选择数据库"一栏中选择需要检索的数据库和检索语种；最后，在"检索限制"一栏中选定检索期限即可。

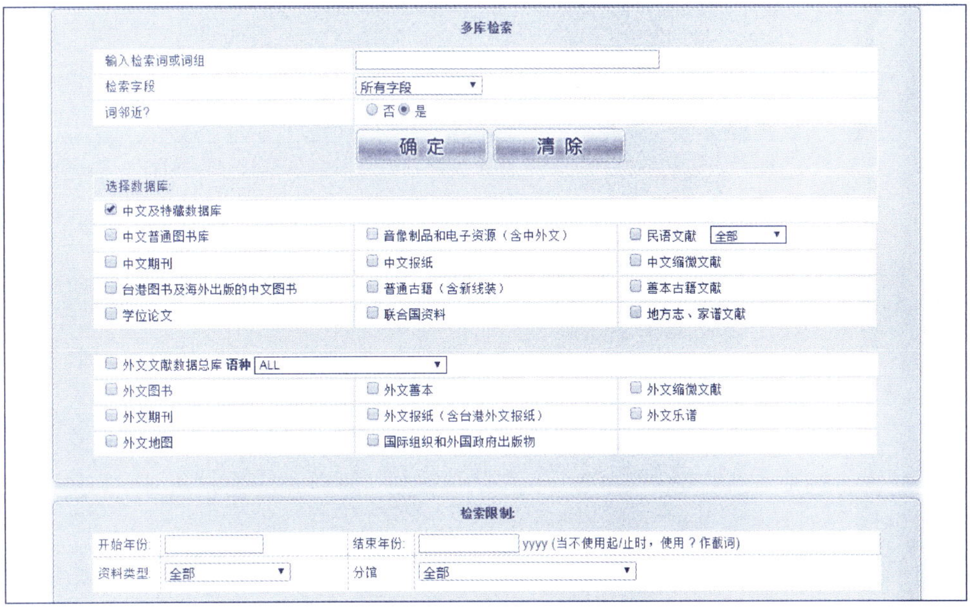

图 3-7　国家图书馆联机公共目录查询系统多库检索界面

4. 组合检索　组合检索界面如图 3-8 所示，用户根据主题选择不同的检索字段，进行组合检索即可。

5. 通用命令语言检索　通用命令语言检索界面如图 3-9 所示，在搜索框中输入通用命令语言短语。此项检索较为专业，用户可以根据使用说明，填写相应的检索事项，即可完成检索。

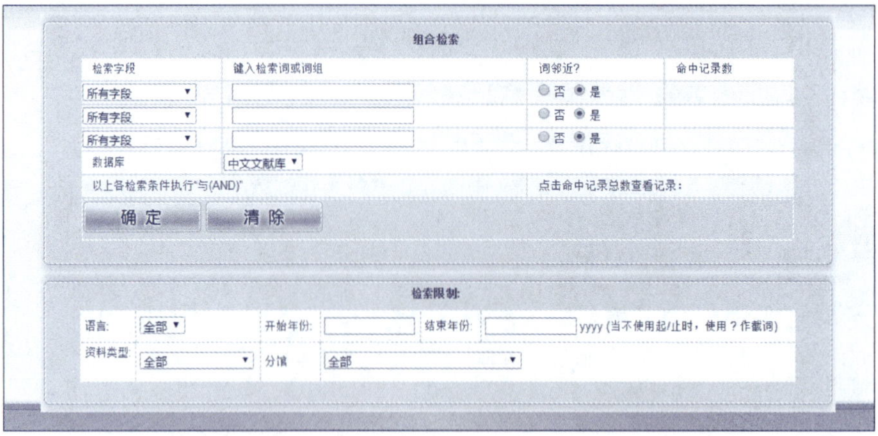

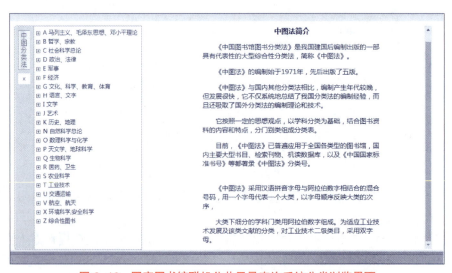

图 3-8   国家图书馆联机公共目录查询系统组合检索界面

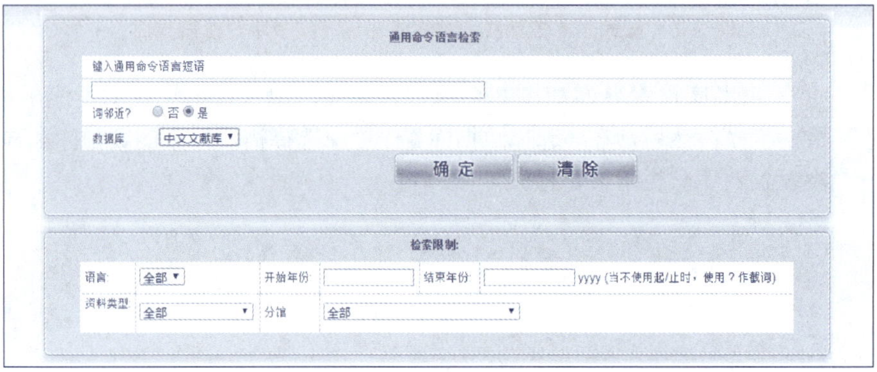

图 3-9   国家图书馆联机公共目录查询系统通用命令语言检索界面

6. 分类浏览   分类浏览界面如图3-10所示，此项检索方式依据《中国图书馆分类法》，提供馆藏图书的分类浏览，读者可以根据需要随意点击想要浏览的内容。

图 3-10   国家图书馆联机公共目录查询系统分类浏览界面

此外，比较常用的联机公共目录检索系统还有金盘图书馆集成管理系统（GDLIS），也是国内图书馆使用最多的图书馆自动化管理系统。

第四节 图书馆现代化

随着科学技术的发展，图书馆作为一个"生长着的有机体"，也呈现出与时代相适应的发展形态，数字图书馆、移动图书馆、智慧图书馆的产生正是图书馆适应信息环境和读者需求作出的变革。

一、数字图书馆

（一）数字图书馆概述

1. 数字图书馆的起源与发展 数字图书馆是从技术角度提出的概念。1993 年，美国信息高速公路计划中，将数字图书馆规划作为重要试点建设项目。1994 年，美国发起"数字图书馆创始工程"。

随后，世界各国都开始积极地开展数字图书馆建设工程，如日本的"关西图书馆工程"、法国的"数字图书馆计划"等；还有一些信息技术公司也加入数字图书馆计划，如 IBM 的"全球数字图书馆计划"、Google 的"数字图书馆计划"等。

1997 年，由北京图书馆、上海图书馆、辽宁图书馆、南京图书馆、中山图书馆、深圳图书馆联合研发的"中国试验型数字化图书馆"项目，标志着我国数字图书馆建设的开始。1998 年，原文化部和国家图书馆启动"中国数字图书馆工程"。2002 年，"数字图书馆与中国"研讨会召开，标志着中国数字图书馆工程进入实质性的操作阶段。

目前，国内高校图书馆、公共图书馆基本都建立起了本馆的数字图书馆。

2. 数字图书馆的定义 吴慰慈教授在《图书馆学概论》一书中提到，数字资图书馆是保存数字格式存储的电子文献，并通过计算机和网络传递所藏数字化信息，同时对网上信息进行虚拟链接并提供服务的实体性或虚拟性的信息机构或信息机构群。

3. 数字图书馆的特征 数字图书馆是随着信息化和网络化的发展而产生的图书馆形态，具有如下特征。

（1）信息资源数字化：信息资源的数字化是数字图书馆最基本的特征。数字图书馆采用多种信息获取、加工、存储技术，把各种形式的信息转化成计算机可以识别的数字信息。数字图书馆的信息资源主要有以下几种获取方式：一是馆藏文献资源的数字化；二是购买数据库资源，如中国知网、万方数据库等；三是自建特色数据库；四是收集网上的数字资源。

（2）信息传递网络化：网络技术使得世界范围内的信息资源能够突破地域和时间限制，在网络上高速传递。数字图书馆的资源获取形式是借助各种电子通信设备、计算机等存储设备，在网上传递、下载、利用、开发、共享。各国的数字图书馆通过网络建立协作关系，为用户提供信息服务。

（3）信息利用共享化：数字图书馆的信息资源，在版权允许的范围内，可以实现跨地区和跨国界信息访问、信息查询和信息传递，实现世界范围的信息资源共享与利用。高校数字图书馆是数字图书馆建设的主力军。然而，由于资金和政策的种种限制，各个高校之间重视自己图书馆的数字化建设，而很少考虑与其他图书馆合作建设数字图书馆，导致资源重复建设，资源利用率低下。

（4）信息内容动态化：数字图书馆的信息资源内容是动态变化、不断更新的。在数字图书馆中，管理者会有效组织各种信息资源、图书、期刊、报纸、数据库等，利用各种技术手段为用户提供最新的资源和服务内容。

（5）用户服务个性化：数字图书馆面向用户提供服务，用户根据自身需要定制所需内容，系统主动为用户提供相关信息资源的推送服务。

（二）数字图书馆实例

1. 中国国家数字图书馆　中国国家数字图书馆隶属于中国国家图书馆，于 2000 年正式运营。中国国家数字图书馆依托中国国家图书馆丰富的馆藏资源和国家数字图书馆工程资源建设联盟成员的特色资源，借助遍布全国的信息组织与服务网络，率先在全国建立起完整的数字图书馆建设与服务体系。

中国国家数字图书馆网站首页提供资源导航服务、专题服务、资讯服务，还有图书、期刊、报纸、论文、古籍、音乐、影视、缩微资源的检索功能，以及科技查新、馆际互借、社科咨询、科技咨询等服务（图 3-11，图 3-12）。

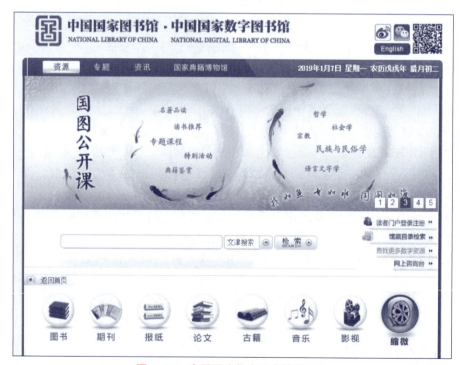

图 3-11　中国国家数字图书馆界面 1

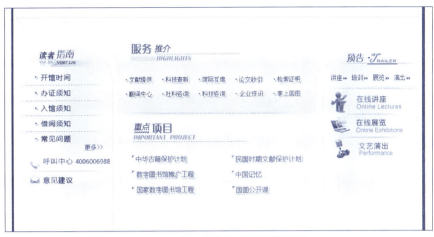

图 3-12　中国国家数字图书馆界面 2

2. 世界数字图书馆　世界数字图书馆（The World Digital Library）于 2009 年在联合国教科文组织总部所在地巴黎正式启用，向全球读者免费提供珍贵的图书、地图、手抄本、影片与照片等服务（图 3-13）。网站提供 7 种语言，包含阿拉伯语、简体中文、英文、法文、葡萄牙文、俄文、西班牙文的查询。

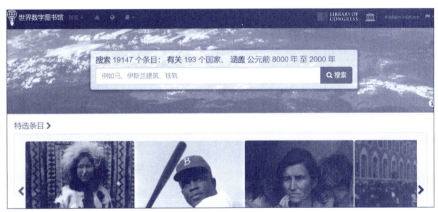

图 3-13　世界数字图书馆界面

3. 重庆市高校数字图书馆　重庆市高校数字图书馆是重庆地区高校联合共建的数字图书馆服务系统。重庆市高校数字图书馆为参与共建的图书馆提供各种资源和服务，包括在线精品课程、教学资源、图书资源、就业指导、创新创业、数据库导航等服务，以及图书、期刊、视频、论文、馆藏检索功能（图 3-14）。

二、移动图书馆

（一）移动图书馆概述

移动图书馆最初是指专门用来作为图书馆的比较大型的交通工具——汽车图书馆，里面放置有书架、图书，空间大的车辆还可容纳读者就座阅读。

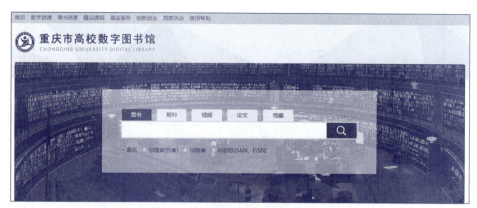

图 3-14　重庆市高校数字图书馆界面

视频：移动图
书馆

　　近几年，图书馆界所倡导的移动图书馆，是指将通信技术、互联网技术及移动终端技术与图书馆服务相融合的一种新型的图书馆服务，即用户以移动设备为载体，通过网络接入的方式在任何时间、任何地点都可以方便灵活地访问图书馆的资源，并通过检索、浏览、阅读、下载等方式获取信息服务的一种新型服务模式，是传统图书馆服务的延伸。

（二）移动图书馆服务模式

1. 短信服务　短信服务是图书馆开展移动服务最早的方式，图书馆开通短信服务，以短信发送通知或者接收消息，读者可以快速了解图书馆的资源信息和读者本人的使用记录，实现图书的催还、预约、续借等。

　　2003 年短信服务在图书馆首次得到使用，在当时是覆盖面最广、硬件要求最低、技术成熟稳定、价格成本较低的服务方式。但是，随着网络和智能设备的普及，短信服务逐渐被取代。

2. APP 服务　APP 是 application 的简称，指移动终端的第三方应用程序。用户在手机应用平台上搜索"××图书馆"的 APP，把 APP 安装在智能设备上，进行注册登录，就可以通过该软件访问移动图书馆的网络资源，满足用户多样化和个性化的信息需求。

　　APP 服务是当前最为先进、功能最为齐全的一种服务模式。用户依托智能设备和无线网络，可以随时随地访问图书馆的各种信息资源，实现馆藏检索、借阅查询、续借、预约，定制消息推送。但是，APP 服务的开发成本较高，版本更新维护需要持续的经费投入，用户自身使用也会产生相应的网络流量费用。

3. 嵌入第三方应用程序服务　嵌入第三方应用程序服务，如微信。由于微信用户群体广泛，嵌入方式便捷，大多数图书馆通过微信公众号，向读者提供移动服务。用户需要关注微信公众号，通过图书馆认证，就可以通过微信公众号实现馆藏检索、借阅查询、续借、预约，以及信息资源阅览等服务，还可以回复咨询。

　　嵌入第三方应用程序服务，不需要单独开发软件，后期维护成本低，方便与用户交流互动，但依然会产生相应的网络流量费用。

三、智慧图书馆

（一）智慧图书馆概述

1. 智慧图书馆的起源与发展　智慧图书馆（smart library）一词最早出现在 2003 年，芬兰奥卢大学图书馆的一位专家发表了一篇名为"智慧图书馆——位置感知的移动图书馆服务"的会议论文，论文中指出，智慧图书馆不受时间和空间的限制，通过连接无线网络，帮助用户查找图书馆的文献资料，是一种能够感知的移动图书馆服务。此后，在国际上陆续有一些学者界定过智慧图书馆的理念。

直到 2008 年，IBM 提出"智慧地球"理念之后，智慧图书馆的相关理论研究才真正开展起来。

2009 年，在第八届人工智能、知识工程和数据库国际会议上，美国特兰西瓦尼亚大学学者指出，越来越多的图书馆使用无线射频识别技术（RFID）创建智慧图书馆，RFID 也会给图书馆服务带来全新的变革。而有些学者则认为近场通信（NFC）更智能、更先进，更适合智慧图书馆建设。

我国学者严栋、王世伟等也先后对智慧图书馆理念进行过研究和界定。

2. 智慧图书馆的定义　智慧图书馆的概念引入中国后，不断被学者专家提炼完善。2011 年，王世伟对智慧图书馆进行了较为深入的解读，他这样定义智慧图书馆："数字化、网络化和智能化是智慧图书馆的技术基础，人与物的互通相联是智慧图书馆的核心要素，以人为本、绿色发展、方便读者则是智慧图书馆的灵魂与精髓；智慧图书馆的外在特征是泛在，内在特征是以人为本的可持续发展。智慧图书馆将实现书书相联、书人相联、人人相联、馆馆相联、网网相联、库库相联、人物相联、三网融合、跨界融合、新旧融合、多样融合，从而真正实现读者所期盼的任何时间可用、任何地点可用、任何方式可用的城市图书馆的发展愿景。"

3. 智慧图书馆的特征

（1）智能化：智能化是智慧图书馆最为核心的特征之一。一是智慧图书馆需要借助信息技术和网络技术实现图书馆信息资源的定位、推送和定制等智能化；二是智慧图书馆需要借助通信设备、机器设备实现对外交流，实现沟通方式的智能化；三是通过大数据分析技术、云计算技术，分析、提炼、比较各种信息资源，满足用户信息需求，实现知识服务的智能化。

（2）人性化：人性化主要通过智慧图书馆的建筑空间、室内装潢、馆内服务等方面体现。首先，智慧图书馆的建筑空间兼具实体空间和虚拟空间，用户不仅在视觉、听觉、触觉上沉浸于图书馆中，也能确保虚拟空间的延展性，实现虚实场景交互；其次，室内装潢风格要轻松愉快，物理环境宜人，空气清新舒畅，人流进出有序；最后，馆内服务上关注用户体验，实现自助服务、移动服务与人工服务的结合，体现以人为本的服务理念。

（二）智慧图书馆构成要素

初景利在《智慧图书馆与智慧服务》这篇文章中指出，智慧图书馆是智慧化的综合体，由智能技术、智慧馆员和图书馆业务与管理这 3 个主体要素相互融合发展而成，是智能技术和智慧馆员作用于图书馆业务与管理体系所形成的智慧系统。其中，智能技术是实现智慧服务的途径和手段，包括物联网和职能代理等关键技术；馆员及其智慧是图书馆开展智慧服务和智慧管理的核心；优化的业务与管理是智慧图书馆发挥作用的基础条件。智能技术应用到图书馆业务与管理的各个环节和流程时，构成了包含智能图书采访、智能图书推荐、智能信息检索、智能信息咨询、智能情报分析、智能楼宇管理和智能定位系统等在内的智慧图书馆，而当馆员智慧与智能系统相结合将服务提供给用户时，智慧服务就应运而生。智慧图书馆的构成要素如图 3-15 所示。

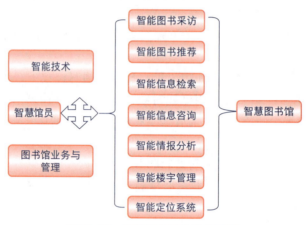

图 3-15   智慧图书馆的构成要素

（三）智慧图书馆是未来图书馆的发展方向

智慧图书馆作为一个新生事物，是图书馆实现变革和转型的重要契机。随着智慧城市、智慧政府、智慧社区、智慧校园等领域的智慧化发展，图书馆作为社会机体的有机组成部分，必然也要适应国家宏观战略布局，纳入国家智慧化战略体系。国内外图书馆界的学者专家需要加快谋划，促使图书馆不断适应社会环境的变化和用户需求的转变，使图书馆朝着智慧化方向转型，不断提升信息知识服务能力，推动智慧化服务的实现。

课堂讨论

举例介绍你参观过哪些图书馆，分别体验过哪些智慧服务。你想象中的智慧图书馆应该包含哪些服务？

浏览中国国家图书馆、上海图书馆、深圳图书馆的官方网站，看看这些图书馆提供了哪些智慧服务。

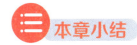 **本章小结**

　　图书馆是人类文明的汇集地，从古代的尼尼微图书馆、近代的公共图书馆，到现代数字图书馆、移动图书馆、智慧图书馆，图书馆紧随时代的发展，提供用户需要和希望的资源与服务，满足用户多元发展的文化需求，为文明的发展和传承提供场所。

　　图书馆开展文献借阅、阅览服务、馆际互借与文献传递、参考咨询、用户教育与培训、网络导航等服务，为用户提供学习知识、思想交流、科学研究、信息分享的场所；同时，大力推广阅读，以提高全民阅读素养为己任。

　　图书馆根据《中国图书馆分类法》有序组织和管理图书、期刊、报纸等文献资源，提供馆藏查询系统，方便读者快速、便捷地查找文献。

　　移动互联网的发展，也赋予图书馆更多的发展机遇，数字图书馆、移动图书馆、智慧图书馆的诞生，满足用户在任何时间、任何地点获取所需信息的需求，也使图书馆的服务更加主动化、个性化、人性化。

　　希望读者通过本章的学习，能够高效地利用图书馆的各种资源，服务于自身的学习生活。

 课后练一练

一、思考题

1. 请概述中西方古代图书馆的起源与发展过程。
2. 如何理解图书馆的社会职能？
3. 图书馆的类型有哪些？请简要阐述。
4. 简要介绍几种常见的阅读推广形式。
5. 列举《中国图书馆分类法》的 5 个基本部类和 22 个基本大类。
6. 谈谈你对智慧图书馆构成要素的理解。

二、实训：图书馆利用

（一）实训目标

1. 熟悉图书馆的借书、还书流程。
2. 熟悉阅读推广活动的类型。
3. 了解《中国图书馆分类法》，写出书籍的分类号。
4. 熟悉根据索书号在图书馆找书的流程。
5. 熟悉联机公共目录查询系统。

（二）实训参考题目

1. 参观图书馆，了解馆藏布局，体验借书、还书流程。

2. 在图书馆的书架上找出两本专业课书籍。

3. 参加一次阅读推广活动，熟悉阅读推广活动举办的流程。

4. 根据《中国图书馆分类法》，写出《药理学》《病理学》《护理学》这 3 本书的索书号。

5. 根据《中国图书馆分类法》找出索书号分别是 F091.33、G252.7、K25 的书籍。

6. 利用 OPAC 查询执业医师考试相关的书籍，并记录索书号。

在线测试

（李儒银）

第四章

网络医学信息资源

4

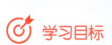 学习目标

- 掌握搜索引擎的使用方法和技巧。
- 熟悉搜索引擎的分类和原理。
- 了解国内外常用医学信息资源网站。

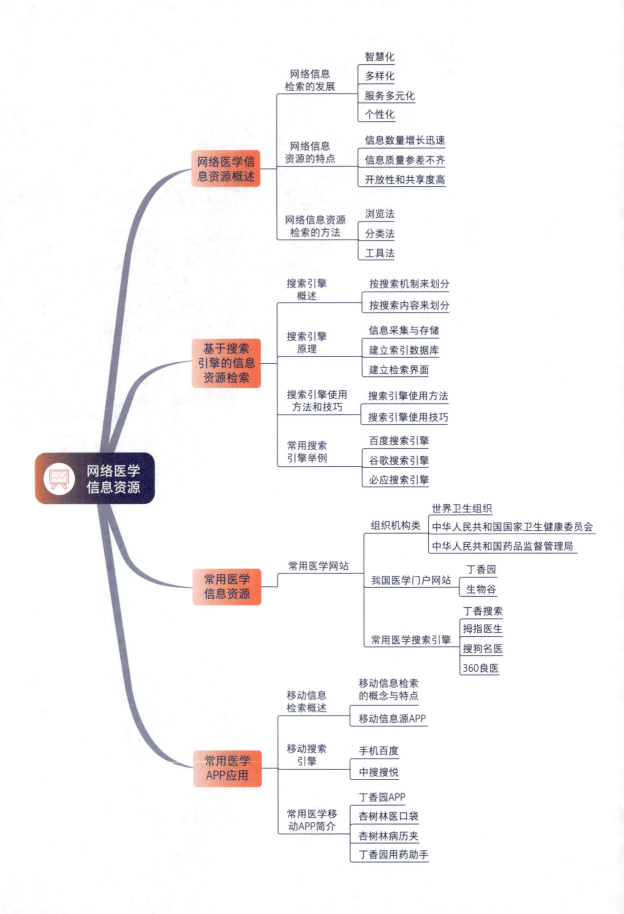

网络医学信息资源

网络医学信息资源概述
- 网络信息检索的发展
  - 智慧化
  - 多样化
  - 服务多元化
  - 个性化
- 网络信息资源的特点
  - 信息数量增长迅速
  - 信息质量参差不齐
  - 开放性和共享度高
- 网络信息资源检索的方法
  - 浏览法
  - 分类法
  - 工具法

基于搜索引擎的信息资源检索
- 搜索引擎概述
  - 按搜索机制来划分
  - 按搜索内容来划分
- 搜索引擎原理
  - 信息采集与存储
  - 建立索引数据库
  - 建立检索界面
- 搜索引擎使用方法和技巧
  - 搜索引擎使用方法
  - 搜索引擎使用技巧
- 常用搜索引擎举例
  - 百度搜索引擎
  - 谷歌搜索引擎
  - 必应搜索引擎

常用医学信息资源
- 常用医学网站
  - 组织机构类
    - 世界卫生组织
    - 中华人民共和国国家卫生健康委员会
    - 中华人民共和国药品监督管理局
  - 我国医学门户网站
    - 丁香园
    - 生物谷
  - 常用医学搜索引擎
    - 丁香搜索
    - 拇指医生
    - 搜狗名医
    - 360良医

常用医学APP应用
- 移动信息检索概述
  - 移动信息检索的概念与特点
  - 移动信息源APP
- 移动搜索引擎
  - 手机百度
  - 中搜搜悦
- 常用医学移动APP简介
  - 丁香园APP
  - 杏树林医口袋
  - 杏树林病历夹
  - 丁香园用药助手

目前，各个图书馆都在向相关商家订购数据库，这些数据库所提供的资源是在其单位的 IP 地址范围内使用，虽然这类数据库是通过网络访问的形式来利用的，原则上也属于网络资源的范围，但是严格来说，它并不是实际意义的免费资源，在互联网上还有非常丰富的免费学术资源很值得利用，本章将要学习如何通过互联网访问免费信息资源。

第一节　网络医学信息资源概述

关于网络信息资源的定义非常多，目前还没有一个规范的定义，综合大多数的说法总结理解为"通过计算机网络所可以利用的各种信息资源的总和"。随着互联网的广泛普及，人们越来越多地从互联网上获取所需要的信息，它已经成为人们工作、生活和交流的必不可少的工具。但是，由于互联网的开放性和自由性以及它没有统一的网络管理机构、统一的资源管理机构及统一的信息检索标准，要想从这些海量信息中准确、及时、方便、有效、迅速地查找和获取所需的信息资源并不是一件容易的事，随着网络技术的不断发展，搜索引擎技术及相关网络检索工具也在不断地优化、改进，使用户可以更容易地获取所需要的网络信息资源。

一、网络信息检索的发展

互联网（Internet）最早来源于美国国防部高级研究计划局（Defense Advanced Research Projects Agency，DARPA）的前身 ARPA 建立的 ARPAnet，1982 年，Internet 由 ARPAnet、MILNET 等几个计算机网络合并而成，近 10 年来，随着社会科技、文化和经济的发展，特别是计算机网络技术和通信技术的大发展，随着人类社会从工业社会向信息社会过渡的趋势越来越明显，人们对信息的意识，对开发和使用信息资源的重视越来越加强，今天的互联网已不再是计算机人员和军事部门进行科研的领域，而是变成了一个开发和使用信息资源的覆盖全球的信息海洋。随着互联网的发展，网络信息检索的需求量和使用量也愈发广泛，20 世纪 90 年代是联机检索发展进步的一个重要转折时期。随着互联网的迅速发展及超文本技术的出现，基于客户 / 服务器的检索软件的开发，实现了将原来的主机系统转移到服务器上，使客户 / 服务器联机检索模式开始取代以往的终端 / 主机结构，联机检索进入了一个崭新的时期。随着网络技术的飞速发展，网络信息检索也发生了一些改变，未来的网络信息检索的发展方向会凸显以下一些特点。

1. **智慧化**   智慧化的检索将会是网络信息检索未来主要的发展方向。智能检索是基于自然语言的检索形式，机器根据用户所提供的以自然语言表述的检索要求进行分析，而后形成检索策略进行搜索。用户只需要说出自己想做什么，其他复杂的检索策略和检索式的制定不需要去考虑。

2. **多样化**   首先是信息形态多样化，如文本、声音、图像、动画。目前，网络信息检索的主体是文本信息，基于内容的检索技术和语音识别技术的发展，将使多媒体信息的检索变得逐渐普遍；检索工具向多国化、多语种化方向发展。

3. **服务多元化**   网上检索工具已不仅仅是单纯的检索工具，正在向多元服务扩展，提供各种形式满足用户的需要。

4. **个性化**   网络资源的指数级膨胀，使得用户在获得自己需要的信息资源时要花费大量的时间和精力。随着互联网的飞速发展，每个人的不同信息需求将凸显于标准化、单一的"大众需求"之上，并成为各个搜索引擎或网站努力追求的对象。不同的打有消费者个人烙印的产品将成为某个消费者区别他人、感觉自我存在及独特的外在标志，个性化服务成功的实质在于提供了真正适应用户需要的产品，贯彻了以用户为中心的理念。

二、网络信息资源的特点

1. **信息数量增长迅速**   第 47 次《中国互联网络发展状况统计报告》显示，截至 2020 年 12 月，我国网民规模已达 9.89 亿，网络信息数量增长迅速。

2. **信息质量参差不齐**   由于互联网的特点，网络信息来源广、随意性大，没有统一的管理和监管体制，多种信息混杂在一起，信息价值高低不一。

3. **开放性和共享度高**   超文本链接技术的网络信息开放性更强，同时通过超文本等网络技术用户体验感强，使用简单，复制方便，更加便于共享。

三、网络信息资源检索的方法

（一）浏览法

将一些常用的、优秀的网络资源站点地址记录或是收藏下来，方便以后的信息检索。这种方法对用户要求较高，首次访问时需要了解网站网址或内容。

（二）分类法

该方法是利用网站工作人员手工编制和维护的网络资源主题指南来浏览和检索网络的信息资源。它是由人工建立的、结构化的主题和目录，按照特定的顺序排列。用户通过分类逐级浏览网络站点列表就可以检索到相关信息。由于信息的收集、过滤、组织编排、网页制作以及信息注解等标引工作需要靠人工来完成，所以收录的信息量相对不足，而且由于分类的限制很难检索到较专、深的信息，难以控制主题等级类别的质量，信息更新速度相对较慢，但人工干预提高了主题指南返回结果的准确性和相关性。

（三）工具法

这种方法是较为常规、普遍的网络信息资源检索方式。不同类型的资源需要使用不同类型的网络信息检索工具，极大地方便了网络信息及时、准确、专业地获取。

第二节　基于搜索引擎的信息资源检索

互联网的信息量巨大，这就意味着从浩瀚的信息海洋中快速得到所需要的准确的信息就显得更加重要。网络搜索引擎的出现从某种程度上解决了这个问题，它是目前比较有效的在互联网上获取信息的方法，很大一部分用户会选择使用搜索引擎来获得所需的信息。

一、搜索引擎概述

在互联网发展初期，网络信息相对较少，信息检索相对较易，然而互联网发展迅猛，用户在查找所需信息时就十分困难，这时解决该问题的专业搜索网站就应运而生了。

搜索引擎（search engine）是目前最常用的网络信息检索工具之一，广义地讲就是网络上提供信息检索服务的工具和系统，是网络检索工具的统称。搜索引擎狭义地讲是一种技术，它是根据一定的策略，运用特定的计算机程序从互联网上收集信息，在对信息进行组织和处理后，为用户提供检索服务，将用户检索相关的信息展示给用户的系统。随着网络的快速发展，许多的搜索引擎站点已不再是单纯地提供搜索服务，而是发展成为包括网络搜索、新闻、音乐与其他等多项内容检索和服务的网站。另外，不同的搜索引擎具有不同的功能，检索策略等也有不同，因此，检索者利用不同的搜索引擎也会检索到不同的结果。针对不同的检索需求，可以根据不同搜索引擎的特点选择适合的搜索引擎，制订检索策略，运用检索技巧，尽可能得到满意的检索结果。

搜索引擎的数量越来越多，其种类也不同，划分方法也有很多。

（一）按搜索机制来划分

1. 全文搜索引擎　计算机程序通过扫描文章中的每个词，对每个词建立索引，注明该词出现的次数和位置，并对它进行预排名处理，当用户查询关键词时，检索程序会根据事先建立的索引进行查找，将结果反馈给用户。这种搜索引擎更新快速及时，信息量大，但是检索结果无关信息较多，需要用户自己选择判断，如百度搜索引擎、谷歌搜索引擎等。

2. 目录搜索引擎　由专职人员建立目录，根据站点的内容和性质将其归类，由编辑人员对站点进行描述。这种类型的搜索引擎通过分类来检索，对用户要求低，易操作，查准率高，但是由于是人工参与建立目录，更新慢，分类不科学，如 360 导航。

3. 元搜索引擎　元搜索引擎是将多个单一搜索引擎集成在一起，建立在搜索引擎之上的搜索引擎，它提供统一的检索界面，将用户的检索提问同时提交给多个独立的搜索引擎，同时检索多个数据库；并根据多个搜索引擎的检索结果进行二次加工，这种搜索引擎具有同时查询多个数据库的优势，如 metacrawler。

（二）按搜索内容来划分

1. 综合性搜索引擎　它是一种集成了多种搜索产品的综合性搜索平台，可从其所收录的丰富的网络资源中为用户检索到所需的信息。常用的综合性搜索引擎有百度、谷歌、必应等。

2. 专门性搜索引擎　它主要是用于查找某些特殊类型的信息，如医药信息、多媒体文件、图像等。常用的专门性搜索引擎有医学导航、丁香导航等。

二、搜索引擎原理

搜索引擎工作主要可以概括为以下 3 个过程。

（一）信息采集与存储

这项工作由搜索器来完成，它根据一定的检索策略抓取互联网上的网页自动搜索、采集和标引网络上的众多页面，并根据检索规则和数据类型对数据进行加工处理，因此它能够及时向用户提供互联网上的最新信息。

（二）建立索引数据库

这项工作由索引器来完成，它将搜索器带回来的信息进行分析，抽取索引项，用于表示文档及生成文档库的索引表，形成索引数据库，并定时更新数据库内容。索引库中每一条记录基本上对应一个网页。索引库是用户检索的基础，它的数据质量直接影响着数据库检索的效果，因此索引库的内容必须经常更新、重建以保证数据库的内容能反映互联网资源的最新状况。

（三）建立检索界面

这项工作是用户通过检索接口输入相关的查询请求，并对用户的查询请求进行分析和转换，由检索器在索引数据库中进行查找和匹配，最后将符合要求的文档按相关性程度的高低进行结果列表，并通过用户接口将检索结果列表返回给用户（图 4-1）。

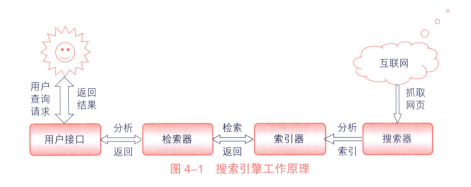

图 4-1　搜索引擎工作原理

三、搜索引擎使用方法和技巧

（一）搜索引擎使用方法

搜索引擎是每个用户上网必用之工具，虽然搜索引擎种类繁多，但是其使用方法相对简单。通常来讲，搜索引擎分为分类目录和关键词两类。

根据相关调查，很多用户在利用搜索引擎时只是大概了解一般的信息，并不是准备做深入研究，或者一些用户对相关类别内容有需求，但对该类别一点都不了解，这种用户最适合用分类目录的方式，因为这种方式经人工参与进行了分类，用户仅仅通过浏览的方式就可以了解这一分类的信息。如搜狐、新浪等分类目录。

关键词检索是搜索引擎必不可少的组成，几乎所有的搜索引擎都有关键词检索，区别在于检索的对象不同。当用户进入某一个搜索引擎后即可以找到关键词的检索位置，用户可以在此处输入一个字、词，几个词、句子等，当然也可以输入一个检索表达式，因此，当用户构造了一个能清楚明了表达含义的检索表达式时，将会得到较为满意的结果。如百度、谷歌、必应等。

（二）搜索引擎使用技巧

1. 由简单到高级检索　当用户刚开始使用搜索引擎利用关键词检索时，经常只是输入一个关键词，或是害怕漏掉一些内容而输入一个很长的句子，但是结果往往不尽如人意，检索结果很难完整地表达用户的检索要求。为此，大多数的搜索引擎会提供一些不复杂却很有效的方式对用户的检索要求加上一些小小的限定（如逻辑检索或是限定检索等），这种方式能使用户的意图更清晰完整地表达出来。

2. 布尔逻辑检索　布尔逻辑检索也叫逻辑检索，最常用的是"与""或""非" 3 种。逻辑"与"用"AND"来表示，不同的搜索引擎采用的标识符有所不同，常见的有"&"或空格等，表示检索两个以上关键词，这些关键词必须同时包含，如"流行性感冒"包括"流行"和"感冒"两个关键词，必须同时出现。

逻辑"或"用"OR"来表示，不同的搜索引擎采用的标识符有所不同，常见的有"│""+"等，表示检索两个以上关键词，检索结果只包含其中一个关键词即可，如"心脏病＋冠心病"。

逻辑"非"用"NOT"来表示，不同的搜索引擎采用的标识符有所不同，常见的有"-""！"等，表示检索两个以上关键词，不包含"非"后面的一个关键词，如"肺炎－儿童性肺炎"。

一般的搜索引擎都支持逻辑检索，因此用户如果在检索中想要查准率高可以选用逻辑"与"和逻辑"非"，想要查全率高可以选用逻辑"或"，也可以混合使用以达到更好的检索效果。

3. 使用其他特殊操作符　一般的搜索引擎还支持一些特殊的符号，如"*"和"？"代表通配符，可以用在检索表达式的前部、中部和尾部；"*"代表零个或多个；"？"代表一个字符。如"心脏病治疗*"，代表以"心脏病"为文件名的所有文件。其他特殊操作符还有以下几种。

" "　在多个关键词或是引用的一句话中，通过用双引号可以查询完全符合双引号所引用内容的检索。

t：　在关键词前面加上"t："，搜索引擎只会检索网站或是网页名称。

u：　在关键词前面加上"u："，搜索引擎会检索网址 URL。

这些操作符可以单独用也可以组合用，每个搜索引擎的规则和用法略有不同，具体可以参考每个搜索引擎的用法说明（即"帮助"）。这些对于专业人员去检索一些有价值的资料是非常有必要的。

4. 使用多个搜索引擎　根据专家评测，目前主要的搜索引擎的返回率并不高，而且不同的搜索引擎由于机制、范围和算法的不同，即使是同样的检索请求，在不同的搜索引擎下检索结果也不尽相同，所以要想获得一个较全面、准确的检索结果，就需要反复调用不同的搜索引擎，而不是只选择其中一个。

四、常用搜索引擎举例

（一）百度搜索引擎

百度搜索引擎是全球最大的中文搜索引擎。"百度"二字，来自 800 年前南宋词人辛弃疾的一句词——"众里寻他千百度"。百度搜索简单方便，用户只需要在搜索框内输入需要的内容，点击"百度一下"，就可以搜索到若干条结果（图 4-2）。

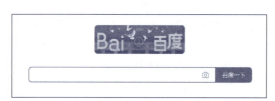

图 4-2　百度主页

现在的百度不仅有网页搜索，还有很多的功能，如手机百度、百度地图、百度糯米、百度金融、百度贴吧、百度百科、百度学术等。

百度拥有超链分析的关键技术，搜索速度快，对重要中文网页实现每天更新，还能进行关键词自动提示、中文搜索自动纠错等。虽然百度使用方便，功能强大，但是如果掌握了一些技巧，将会获得更满意的搜索结果。

1. **简单搜索**　例如，想找到"医院信息化"的相关信息，如图 4-3 所示，在搜索框内输入相关信息点击"百度一下"按钮，共搜索到 5 880 000 条结果，点击右边的"搜索工具"可以自定义时间，如选择"一周内"可缩小检索范围，提高检索精度。

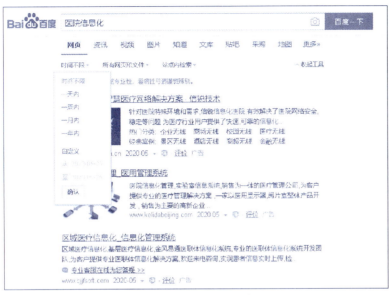

图 4-3　百度简单搜索

2. **文档搜索**　在搜索框中输入"药剂学"，点击"百度一下"按钮，搜索结果如图 4-4 所示。

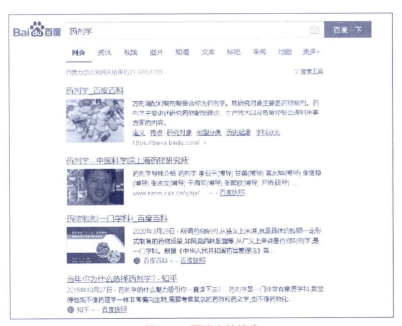

图 4-4　百度文档搜索

点击搜索工具中的"所有网页和文件（不限格式）"，如图 4-5 所示。

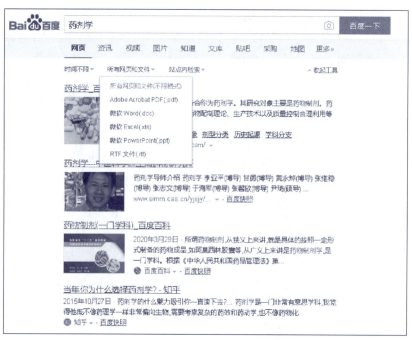

图 4-5　百度文档搜索举例

在这里可以设置想要检索的文件格式，缩小检索范围，选择"微软PowerPoint(.ppt)"可以看到图 4-6 的界面。

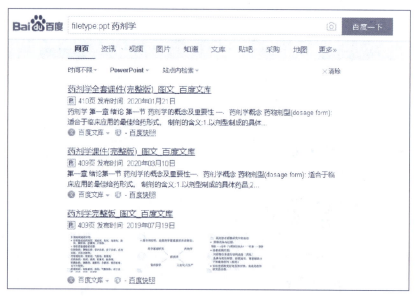

图 4-6　百度文档搜索结果

3. 站点内搜索　在图 4-6 中点击"站点内搜索"，可以设置要搜索的网站类别，如图 4-7，可以只搜索教育网上药剂学的相关信息。

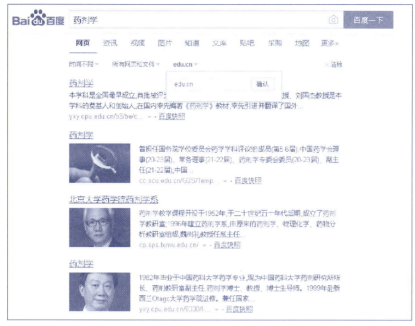

图 4-7　百度站点内搜索

4. 精确匹配　可利用双引号（" "）和书名号（《》）进行精确匹配。

如果输入的查询词很长，检出的搜索结果中的查询词可能是被拆分的（图 4-8）。如果想精确到每个字，可以给要检索的词加上双引号，就可以达到这个效果，如加双引号搜索"盐酸氨基葡萄糖胶囊的功效与作用"，搜索结果中的红字与检索要求是精确匹配的（图 4-9）。

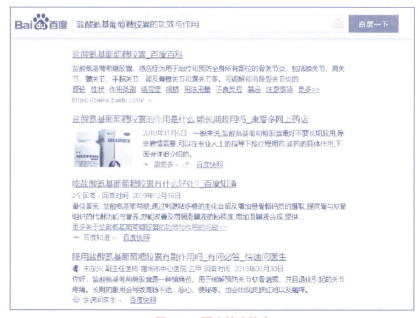

图 4-8　百度精确搜索

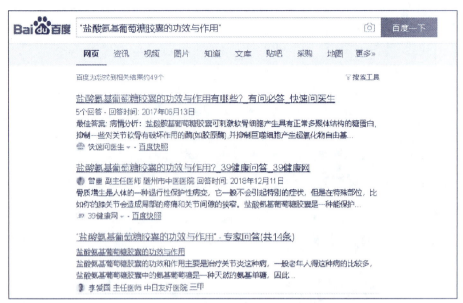

图 4-9　百度双引号精确匹配

书名号是百度独有的一个特殊查询语法。加上书名号的查询词有两个含义，一是书名号会出现在搜索结果中；二是被书名号括起来的内容不会被拆分。如查询那些和常用词易混淆的词，直接输入"手机"检索结果如图 4-10 所示，而输入"《手机》"，则如图 4-11 所示。

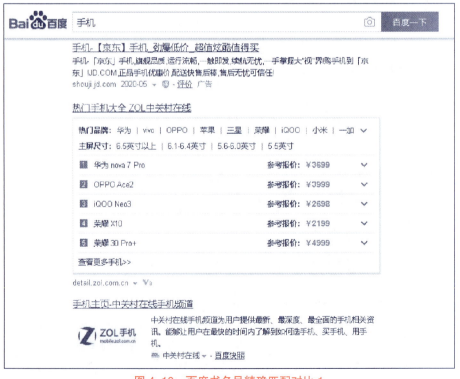

图 4-10　百度书名号精确匹配对比 1

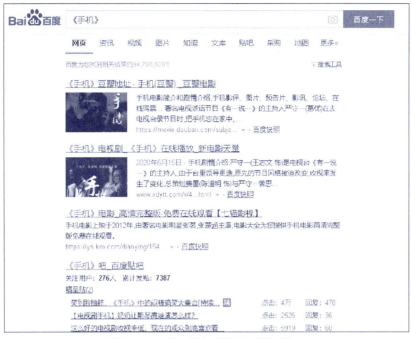

图 4-11　百度书名号精确匹配对比 2

5. 逻辑运算符　在百度中，逻辑符号可以用一些字符代替。逻辑"与"用空格；逻辑"或"用"｜"，注意"｜"前后需要有空格；逻辑"非"用"–"表示，注意使用逻辑"非"的时候，前一个关键词和减号之间必须有空格，否则减号会被当作连字符处理，而失去减号的语法功能（图 4-12）。

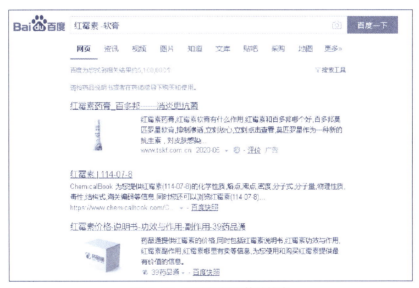

图 4-12　百度逻辑运算符搜索

6. 使用高级搜索　在百度主页右边的"设置"里面有高级搜索，如图 4-13 所示。

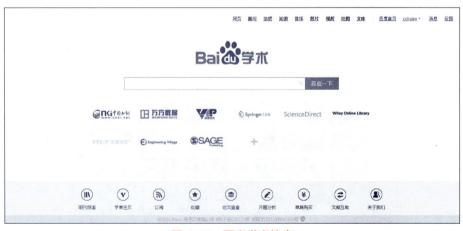

图 4-13 百度高级搜索

在高级搜索中，可以体现上面所讲的所有技巧，如"包含全部关键词"就是使用逻辑"与"，"包含完整关键词"就是使用带""的精确检索，"包含任意关键词"就是使用逻辑"或"，"不包括关键词"就是使用逻辑"非"。同时可以限定检索时间，限定文档格式，限定检索范围及网站，当对语法不熟悉或是要同时限定多个条件时可以选用高级搜索。

7. 学术搜索 在百度首页右上角点击"学术"进入学术搜索（图 4-14），可以直接搜索国内三大全文数据库（中国知网、万方数据库、维普数据库）的期刊论文、会议论文、学位论文，也可以搜索国外 SpringerLink、ScienceDirect 等知名全文数据库的学术论文。可以进行简单搜索，也可以进行高级搜索。在进行高级搜索时有多个要检索的词要用"，"分隔，检索词的位置可选择文章中任何位置或位于文章标题，语言搜索可以是中文、英文或不限，部分显示免费下载的可以免费下载全文。

视频：科研好助手——学术搜索

图 4-14 百度学术搜索

在页面左边可以按时间、领域、核心、获取方式、关键词等多种方式聚类显示，页面中间可以显示共有多少搜索结果及相关检索内容如题名、摘要、作者、来源等，可以免费下载的有免费下载按钮提供下载。

知识链接

关于学术搜索

　　目前除了百度学术之外，推出学术搜索引擎的运营商比较多，影响较大的还有超星百链、超星发现、Google Scholar、雅虎奇摩、Socolar 等。

（二）谷歌搜索引擎

　　谷歌搜索引擎（Google）是目前规模最大的搜索引擎之一，它通过对 30 多亿网页进行整理，为世界各地的用户提供适合各自需要的搜索结果，而且搜索时间通常不到半秒。现在 Google 每天需要提供约 2 亿次查询服务，几乎占搜索引擎搜索总量的 1/3。Google 搜索有如下功能与特点。

　　1. 界面简洁　Google 的主页界面相当简洁，突出搜索的功能，不但给人以开门见山的感觉，而且会使人感受到其功能的强大并引发出强烈的搜索愿望。

　　2. 资源丰富，内容广泛　Google 是全球最大的互联网文档收集者，在全球范围内收集了 20 多亿网页资料，7 亿多新闻组的帖子和 3 亿多图片，还有网页快照（即当搜索内容或网页不存在时，用户可以使用搜索引擎事先为其存储的大量应急网页，Google 将检索的网页做成"快照"放在自己的服务器上，这种处理方式不仅使下载速度快，而且可以获得互联网上已经删除的网页，最适合使用者多的门户网站）。

　　3. 相关性高　Google 可以根据网页间彼此的连接关系，把一篇网页被连接数目的多少作为是否有相关性的一项指标。对于用户所输入的关键字，最大限度地寻求语义上的匹配，例如，想查找有关某人的网页，但误输入同音不同字的名字时，Google 也能帮忙找到想要的信息。

　　4. 技术先进，搜索结果精确，排序公正　Google 的"手气不错"功能提供可能最符合要求的网站，使网络井然有序，网页级别客观公正，只提供包含所有关键字的网页，遵从关键字的相对位置，查找结果可以限定在可用的 72 种语言之一。

　　5. 搜索快速　Google 搜索速度的快捷是它的又一大特色。用户所输入的任何关键字或信息，都能得到 Google 的快速响应。其超链接分析的算法还会将搜索结果排列出优先次序从而使重要的结果排列在前，节省了用户的查询时间。

　　6. 使用方便　对于搜索引擎来说，它的简单、易用仍是现代用户的首选，Google 首页的简洁从一个侧面反映出其在用户操作上方便、易用的特色。Google 的关键词输入很简捷，并且提供了详尽、具体的使用说明，用语大众化，易于理解和掌握。

　　7. 功能齐全　Google 除了基本的网页搜索功能之外，还具有英文在线词典、页面翻译、图片搜索等多项功能。

📖 **知识链接**

搜索引擎排行榜

　　2020 年 4 月，StatCounter（美国一家网站通信流量监测机构）给出了全球搜索引擎市场份额排行榜。

　　第一，Google，市场份额为 91.95%；

　　第二，Bing，市场份额为 2.74%；

　　第三，Yahoo！，市场份额为 1.87%；

　　第四，百度，市场份额为 1.15%；

　　第五，YANDEX，市场份额为 1.01%；

　　第六，Duck Duck GO，市场份额为 0.44%；

　　其他搜索引擎的市场份额合计为 0.84%。

（三）必应搜索引擎

　　微软必应（Bing）是微软公司于 2009 年 5 月 28 日推出，用以取代 Live Search 的全新搜索引擎服务（图 4-15）。

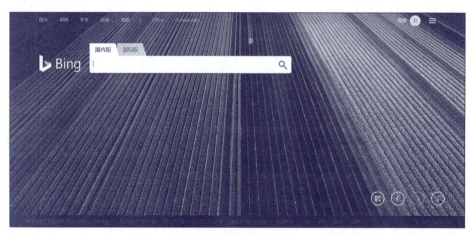

图 4-15　必应首页

　　必应集成了多个独特功能，包括每日首页美图，超级搜索功能，以及崭新的搜索结果导航模式等。用户可登录必应首页，打开网页、图片、视频、词典、翻译、资讯、地图等全球信息搜索服务。

　　必应搜索有以下特点。

　　1. 每日首页美图　必应搜索通过将来自世界各地的高质量图片设置为首页背景，并加上与图片紧密相关的热点搜索提示，使用户在访问必应搜索的同时获得愉悦体验和丰富资讯。

2. **与 Windows 操作系统深度融合** "从多次点击到零次点击",通过必应超级搜索功能(Bing smart search),用户无须打开浏览器或点击任何按钮,直接在搜索框中输入关键词,就能一键获得来自互联网、本机以及应用商店的准确信息,从而颠覆传统意义上依赖于浏览器的搜索习惯,实现搜索的"快捷直达"。

3. **全球搜索与英文搜索** 凭借先进的搜索技术,以及多年服务于英语用户的丰富经验,必应可以满足中国用户对全球搜索——特别是英文搜索的刚性需求,实现稳定、愉悦、安全的用户体验。

4. **输入中文,全球搜图** 必应率先实现了中文输入全球搜图,用户不需要用英文进行搜索,而只需输入中文,必应即可自动为用户匹配英文,帮助用户发现来自全球的合适图片。

5. **跨平台,必应服务应用产品** 除全球信息搜索服务外,必应还推出了一系列微软服务应用产品,这些应用不仅服务于 Windows、Windows Phone 平台用户,还与 iOS 及安卓设备无缝衔接,发挥必应信息集成平台的作用,通过学习搜索习惯与喜好,可以推荐定制化的内容。微软必应已不仅仅是一个搜索引擎,它出现在用户可能使用的任何设备中,其中大多数是深度整合。

课堂讨论

这么多的搜索引擎,大家最喜欢用的是哪个搜索引擎?你在使用搜索引擎的时候有什么习惯?讨论一下如何选择使用搜索引擎效果更好。

第三节 常用医学信息资源

互联网技术快速发展,各类型的医学网站大量涌现。这些医学信息一方面集中分布于信息服务商运营的文献数据库,另一方面大量分布于医药网站的网页和数据库中。这些网站的兴起,为广大用户快速检索免费医学信息,了解权威网站的医学信息资源提供了便捷的途径。

医学类网站内容丰富,栏目众多,不仅有相关的医学学术信息,同时也有科普性的医疗保健知识和信息。按照开发者不同,大体可分为组织机构类、医学门户网站、医学搜索引擎等。

一、组织机构类

组织机构类网站为社会提供医学相关的政策法规、通知公告、新医学信息等。这些组织机构通常是医药行业行政法规、批准药物等权威信息的发布单位。

（一）世界卫生组织

世界卫生组织（World Health Organization，WHO）是联合国下属的专门机构，是国际上最大的政府间卫生组织，总部设在瑞士日内瓦。在世界卫生组织网站上可以查阅到一些关于健康的主题、突发卫生事件（如关于新型冠状病毒肺炎等），以及其他与世界卫生组织相关的宣传报道（图 4-16）。

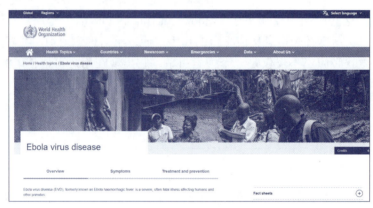

图 4-16　世界卫生组织网站首页

（二）中华人民共和国国家卫生健康委员会

国家卫生健康委员会网站上不仅可以看到关于我国卫生健康消息的最新发布，同时可以检索到卫生健康事业相关的法律法规草案、政策、规划等信息，在服务栏目提供关于国家卫生标准、基本药物目录、医院执业登记、器官移植机构、辅助生殖机构等信息的检索服务（图 4-17）。

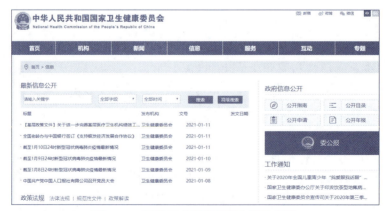

图 4-17　国家卫生健康委员会网站首页

（三）中华人民共和国国家药品监督管理局

国家药品监督管理局（NMPA）负责药品（含中药、民族药，下同）、医疗器械和化妆品的安全监督管理；拟定监督管理政策规划，组织起草法律法规草案，拟定部门规章，并监督实施；研究拟定鼓励药品、医疗器械和化妆品新技术新产品的管理与服务政策（图 4-18）。

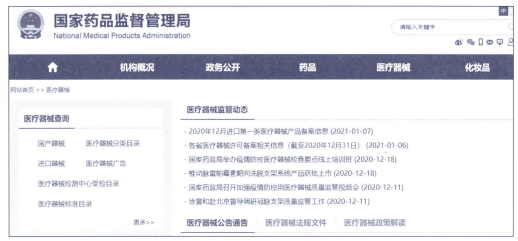

图 4-18　国家药品监督管理局网站首页

（四）其他

（1）美国国立卫生研究院（https：//www.nih.gov）。

（2）美国国立医学图书馆（https：//www.nlm.nih.gov）。

（3）中国国家中医药管理局（http：//www.satcm.gov.cn）。

（4）中国疾病预防控制中心（http：//www.chinacdc.cn）。

二、我国医学门户网站

门户网站一般栏目众多，信息量大。医学门户网站能提供专业的医学知识收集、整理和分享。常用的医学门户网站简介如下。

（一）丁香园

丁香园原名丁香园医学文献检索网、丁香园医学主页，始建于 2000 年，是一个医学知识分享网站，面向专业医生、药剂师等医学专业人士，提供专业交流平台，是国内规模最大、最受专业人士喜爱的医药行业网络传媒平台之一。丁香园旗下网站如下。

（1）丁香园论坛：含 100 多个医药生物专业栏目，采取互动式交流，提供实验技术讨论、专业知识交流、文献检索服务、科研课题申报、考硕考博信息等服务。

（2）丁香人才：是专业医药生物人才招聘平台，提供医药行业人才招聘、职场快讯、求职指导、猎头服务等。

（3）丁香通：是专业生物医药商业信息平台。

（4）药学频道：打造药学领域崭新平台。

（5）丁香会议：涵盖医学、药学、生命科学会议会展信息。

（6）丁香博客。

（二）生物谷

生物谷创建于 2001 年，在注重科学性、实用性和权威性的前提下，及时、全面、快速发布生物医药相关的新闻和信息，资讯内容包括医药产业、制药、转化医学、生物产业、生物研究、医疗健康、医疗器械等热门主题，并针对当前热点领域细分主题站。

其他常用医学门户网站还有好医生、医家园、中国医药信息网等。

三、常用医学搜索引擎

1. 丁香搜索　丁香搜索是专业的医学、医疗、药学、生命科学知识搜索引擎，涵盖医学内容搜索、丁香园论坛搜索、丁香人才网职位搜索、试剂耗材搜索、丁香博客搜索、最新资讯等内容（图 4-19）。

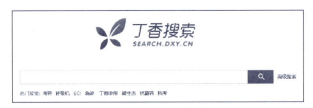

图 4-19　丁香搜索首页

2. 拇指医生　拇指医生是由百度官方出品的在线健康咨询产品，由经过认证的公立医院执业医师提供专业的在线问答服务，及时、准确、专业地帮助用户解决健康与疾病问题（图 4-20）。

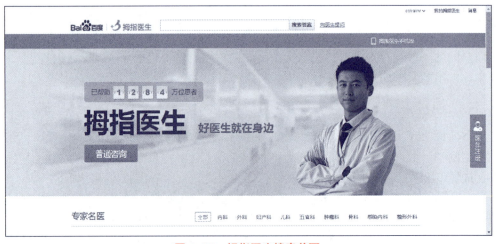

图 4-20　拇指医生搜索首页

3. 搜狗明医　"搜狗明医"为搜狗搜索下的医疗垂直搜索频道，该频道聚合权威的知识、医疗、学术网站，为用户提供包括维基百科、知乎问答、国际前沿学术论文等在内的权威和真实内容（图 4-21）。

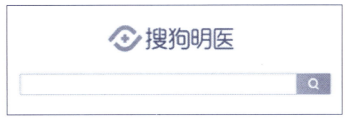

图 4-21 搜狗明医搜索首页

4. 360良医 是奇虎360搜索推出的专业的医疗、医药、健康信息的子垂直搜索引擎，意在帮助用户在搜索医疗医药信息的时候，不受到虚假医疗广告、虚假医疗信息的侵扰，从而保障用户放心看病、放心就医（图 4-22）。

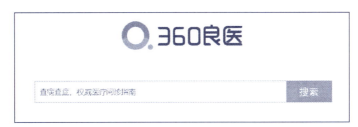

视频：求医问药
心中有数

图 4-22 360 良医搜索首页

 第四节 常用医学 APP 应用

随着移动互联网的发展，加之可穿戴智能设备和大数据技术的进步，移动医疗进入了一个爆发式发展的阶段。移动互联网的发展仍在继续，且逐渐成为主流，各个领域纷纷将重心转移到移动互联网方面来。

一、移动信息检索概述

（一）移动信息检索的概念与特点

1. 移动信息检索的概念 移动信息检索以移动网络为数据传输方式，如 Wi-Fi 和移动互联网络，以手机、平板计算机及其他具有无线上网功能的移动终端为信息读取设备，将分布在传统互联网和移动互联网上的数据信息进行收集整理供用户查询。它进一步打破了地域网络设备的局限，满足了用户随时随地检索信息的需求。

2021年2月3日，中国互联网络信息中心（CNNIC）发布的第47次《中国互联网络发展状况统计报告》显示，截至2020年12月，我国网民规模为9.89亿，较2020年3月增长8 540万，互联网普及率达70.4%，较2020年3月提升5.9个百分点。我国手机网民规模达9.86亿，较2020年3月增长8 885万。网民使用手机上网的比例达99.7%，较2020年3月提升0.4个百分点。随着手机、平板计算机等移动终端设备硬件的不断更新换代，这些移动设备的功能更加强大，大有取代传统计算机的趋势，加之移动网络速度的提升，信息检索速度有了更大的提高，极大地方便了用户对信息的获取。

2. 移动信息检索的特点

（1）可以不受地点的限制：相对于使用传统的计算机进行信息检索，移动检索无需计算机，只需一部手机或是可以连入移动网络的平板计算机等移动终端设备就可以满足用户在任何地点的数据检索需要，甚至在行进的路上就可以完成，并且在产生检索需要的同时，即可立即完成检索过程。检索的即时性、快捷性正是移动检索相对于传统桌面检索方式最大的优势。

（2）移动检索的技术多样化与个性化：通过移动智能终端设备所拥有的功能，移动检索除提供传统的桌面所采用的关键字检索外，还增加了语音检索、图片检索、手势检索、视觉检索及基于地理位置的检索方式。目前，使用较多的就是苹果系统中的siri语音识别系统，以及谷歌、百度、搜狗等公司推出的语音搜索引擎和应用。如今通过智能终端设备的GPS定位功能，可以获得用户的位置信息，移动检索可以针对用户的地理位置提供个性化的内容。因为移动终端设备基本上都是属于个人使用，通过用户使用的偏好和情景信息，移动检索可以更好地了解用户的意图，为用户提供更加精准及个性化的信息。

（3）检索方式客户端软件化：随着智能手机和平板计算机等移动终端设备的普及，人们逐渐习惯了使用各种移动客户端软件（APP）上网的方式。这些APP支持更丰富的交互设计、更好的用户体验，可以获得用户位置，使用摄像头等，而且产品和用户有更好的互动，如主动推送通知、后台任务等。学术信息的出版机构也加入APP开发与应用的大潮，这就使得学术信息的检索出现客户端软件化的趋势。

（二）移动信息源APP

APP是Application的简称，多指智能手机的第三方应用程序，是基于各种移动智能终端系统，集平台、资源、社交于一体的移动应用程序。移动网络中的信息多以各类APP为载体。按信息发布机构不同，移动信息源分为以下两类。

1. 移动图书馆APP　信息源既包括信息机构，也包括信息载体，图书馆是最重要的学术信息来源，让读者在任何时间、任何地点享受到图书馆的服务，一直都是图书馆服务追求的最高目标。在手机等移动终端上使用图书馆服务是图书馆服务发展的一种趋势。图书馆为适应移动信息检索时代的到来，利用移动互联网为用户提供服务，包括图书馆移动版网站、图书馆APP，以及其他通过移动社交软件提供的服务，如微信、微博等。

2. 数据库APP　随着智能移动设备的普及和移动互联网的迅速发展，数据库出版商纷纷借助移动网络开展自己的移动服务。例如，中国知网、EBSCO等国内外知名数据库商都提供移动服务。

另外，丁香园等医学门户网站，以及杏树林等研发移动互联网医疗应用软件的公司也推出了相应数据库 APP。与此同时，学术出版社为了拓展纸质资源在移动互联网用户中的影响，陆续开发了相应 APP，如 Science、Nature、Cell、Elsevier 等。

二、移动搜索引擎

移动搜索引擎是指在移动终端上使用的个人门户 APP，多为综合性搜索引擎，并且有显著的个性化特色。

1. 百度 APP　百度 APP 是百度公司开发的搜索引擎 APP，包括新闻、小说、视频、网址、生活、地图、图片等多个垂直搜索频道。提供语音搜索、题目搜索、药品搜索、图片文字翻译、查找相似图片等图片相关智能搜索。结合收集定位提供餐饮、娱乐等"附近"相关服务。

2. 中搜搜悦 APP　中搜搜悦 APP 是由北京中搜网络技术股份有限公司开发的移动个人门户 APP，其主要功能包括搜索、阅读、网址导航、应用商店、购物、线下商户评价、社区等，并且这些功能都带有显著的个性化特色，如阅读的个性化订阅、线下商户的电子会员卡包、网址导航的个性化设置等。

三、常用医学移动 APP 简介

当前人们对健康和医学信息的需求不再局限于有病才去医院看病的阶段，更趋向于利用移动终端设备随时随地监控自身健康状态，以及获取、学习和分享医学信息。移动APP，简而言之就是安装在移动设备（如手机、平板计算机等）上，承接来自开发商、平台的各种信息从而达成移动设备各项终端功能业务的软件，现今移动 APP 资源日渐丰富，其中医学移动 APP 也大量面市。了解、获取并利用移动互联网环境下的 APP 医学资源显得尤为重要。

1. 丁香园 APP　丁香园 APP 为临床医生和科研工作者提供经过编译的国内外专业医学前沿资讯，第一时间发布临床医学最新进展、临床指南、专家讲座、病例讨论、会议报道及产品资讯等，在部分资讯中提供全文 PDF 下载。

2. 医口袋 APP　医口袋 APP 中的内容包括 2 000 余本临床指南，17 000 余种西药和中成药说明书，3 000 余条临床常用检验项目，600 余个临床常用计算工具，300 余本图书。内容来自最新临床证据，经国内权威医院医生审阅。

3. 病历夹 APP　病历夹 APP 是一个为医生定制的病例记录云服务工具，旨在为医生建立一个安全存储病历资料的云空间。病历夹提供拍照、录音等功能，帮助医生在紧张的临床工作中，用智能手机快速方便地记录、管理和查找病历资料。

4. 用药助手 APP　用药助手 APP 中收录了来自生产厂家的最新药品说明书，可通过商品名、通用名、疾病名称、形状等迅速找到药品说明书内容。数据来自药品生产厂家的说明书。通过药品中文名称、首字母简拼、商品名、通用名方便找到目标药品；同时提供适应证、药理分类等多种药品查询方式，并可随时收藏个人常用药；汇集常见药品的相互作用数据，并有参考文献来源，方便医生临床用药时参考；通过药品颜色、形状、剂型，可准确定位到不知名的药品；及时更新新药信息、药物使用警示信息。

其他医学工具类 APP 还有医药学大词典、用药助手、检验助手、First Consult、临床指南等。

专科类 APP 工具或行医辅助工具可以简化医生工作流程，提高诊疗效率及准确度。专科类 APP 有心脏专科的 ACCAn-ticoag Evaluator、皮肤病专科的 VisualDx、老年病专科的 Geriatricsat Your Fingertips、感染病专科的 Johns Hopkins ABX Guide 以及儿科麻醉的免费医疗应用程序 Pedi-Anesth 等。行医辅助工具类 APP 有循证医学决策支持工具 Calculate by QxMD、药物指导工具 Epocrates、Lexi-Comp。

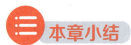

本章小结

本章主要介绍了网络信息资源的发展、特点、检索方法。介绍了基于搜索引擎的网络检索方法、原理，以百度为例详细地介绍了搜索引擎的使用技巧，常用医学专业网站和常用医学移动 APP。

当前网络已经发展成为信息环境的重要组成部分，是人们交流、获取信息不可缺少的重要渠道，人们利用网络进行检索也非常快捷方便，但是在海量的网络资源中，掌握网络检索技术的应用技巧，了解专业资源的类型及分布，学会对资源进行评价选择，能有效地提高检索效率。同时利用网络上的免费资源也是获取学术信息资源的重要途径。

医药信息相关的网站使用户了解医药行业优秀的信息资源分布，有助于获取高质量的专业资源信息。

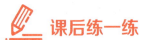

课后练一练

一、思考题

1. 简述搜索引擎的原理。
2. 列举常用的搜索引擎，比较常用搜索引擎的特色。
3. 学术搜索与一般的搜索有什么区别？
4. 常用的医学搜索引擎有哪些？

二、实训：搜索引擎的应用实践

（一）实训目的

1. 掌握搜索引擎常用的检索技巧，如布尔逻辑检索、精确检索、利用通配符检索等。
2. 掌握搜索引擎的高级检索功能。
3. 掌握百度学术搜索的使用。

4. 熟练使用医学专业搜索引擎查找医学相关信息资源。

(二)实训参考题目

1. 利用百度或其他搜索引擎查找 2020 年中国医学大事件，并通过不同的搜索引擎进行比较，观察几个常用搜索引擎的检索结果。

2. 利用百度搜索引擎查找屠呦呦的相关资料，了解屠呦呦的研究方向和获诺贝尔奖的情况。

3. 利用百度学术搜索检索屠呦呦 2016—2018 年的发文情况，并检索这 3 年来她的研究方向中关于中药学的论文。

4. 利用 360 良医查询关于小儿肺炎的诊断及治疗常识。

5. 利用丁香园论坛检索自己专业相关的栏目，并进行注册登录，关注相关的内容和参与互动交流。

6. 安装医口袋 APP，了解相关资讯。

在线测试

(梁　瑜)

第五章

中文数据库检索

🎯 **学习目标**

- 掌握中文全文数据库的检索。
- 熟悉中国生物医学文献数据库的检索。
- 了解常见的电子图书数据库。

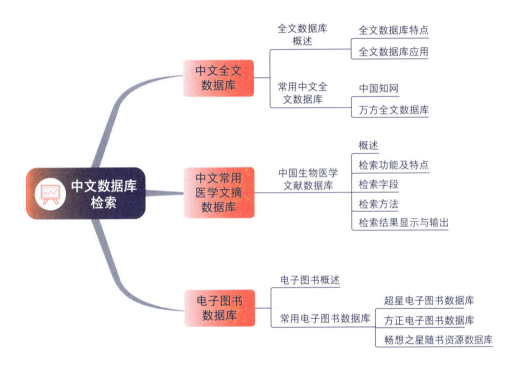

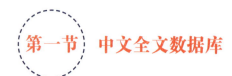

一、全文数据库概述

全文数据库主要收录期刊论文、会议论文、研究报告、法律条文和案例、政府出版物、商业信息等文献，是收录全文原始文献的数据库。全文数据库可以直接下载全文，省去了寻找原文的麻烦，因此深受用户喜爱。

1. 全文数据库特点

（1）全文数据库对海量资源数据进行高度整合，集题录、文摘、全文文献信息于一体，能够实现一站式文献信息检索。

（2）全文数据库参照国内外通行的知识分类体系组织内容，具有知识分类导航功能。

（3）检索途径多，检索快捷方便，内容丰富，有较高的可靠性。设有包括全文检索在内的众多检索入口，用户可以通过某个检索入口进行初级检索，也可以运用布尔逻辑运算符等进行提问式高级检索。

（4）具有引文连接功能，除了可以构建成相关的知识网络外，还可用于个人、机构、论文、期刊等方面的计量与评价。

（5）全文信息完全数字化，通过免费下载的最先进的浏览器，可实现期刊论文原始版面结构与样式不失真的显示与打印。

（6）数据库内的每篇论文都获得清晰的电子出版授权。同时，遍布全国和海外的数据库交换服务中心，配上常年的用户培训与高效的技术支持，让用户体验更加完美。

（7）多样化的产品形式，及时的数据更新，可满足不同类型、不同行业、不同规模用户个性化的信息需求。

2. 全文数据库应用

（1）信息检索和信息咨询。

（2）原文传递。

（3）引文服务和查新服务，生成引文检索报告和查新检索报告。

（4）期刊评价和科研能力评价，生成期刊评价检索报告和科研能力评价检索报告。

（5）项目背景分析和定题服务工作，生成项目背景分析检索报告。

二、常用中文全文数据库

常用的中文全文数据库有国家知识基础设施系列数据库（中国知网系列数据库）、万方全文数据库、维普中文科技期刊数据库、龙源电子期刊数据库等。

（一）中国知网

1. 中国知网简介　知网即国家知识基础设施（National Knowledge Infrastructure，NKI），其概念于 1998 年由世界银行提出。中国知网（CNKI）工程是以实现全社会知识资源传播共享与增值利用为目标的信息化建设项目，由清华大学、清华同方发起，始建于 1999 年 6 月。CNKI 工程集团经过多年努力，采用自主开发并具有国际领先水平的数字图书馆技术，建成了世界上全文信息量规模最大的"CNKI 数字图书馆"，并建设中国知识资源总库及 CNKI 网络资源共享平台，通过产业化运作，为全社会知识资源高效共享提供丰富的知识信息资源和有效的知识传播与数字化学习平台。

CNKI 系列数据库主要包括以下产品。

中国期刊全文数据库：收录内容以学术、技术、政策指导、高等科普及教育类期刊为主，涵盖自然科学、工程技术、农业、哲学、医学、人文社会科学等各个领域。

中国学术期刊（网络版）：以学术、技术、政策指导、高等科普及教育类期刊为主，内容覆盖自然科学、工程技术、农业、哲学、医学、人文社会科学等各个领域。产品分为十大专辑：基础科学、工程科技Ⅰ、工程科技Ⅱ、农业科技、医药卫生科技、哲学与人文科学、社会科学Ⅰ、社会科学Ⅱ、信息科技、经济与管理科学。

中国博士学位论文数据库：内容涵盖基础科学、工程技术、农业、医学、哲学、人文、社会科学等各个领域；收录全国 985、211 工程等重点高校，中国科学院、社会科学院等研究院所博士培养单位的博士学位论文。

中国优秀硕士学位论文数据库：涵盖基础科学、工程技术、农业、哲学、医学、哲学、人文、社会科学等各个领域；重点收录 985、211 工程高校，中国科学院、社会科学院等研究院所的优秀硕士学位论文。

中国引文数据库：提供作者引证报告、文献导出、数据分析器等服务。可以面向对象提供其全部被引文献、剖析被重要文献引用的详细情况，可打印客观、准确的引证报告。文献导出涵盖 8 种文献类型的引文数据，可快速导出全部引文检索结果。数据分析器面向对象提供统计分析数据，图形化直观显示同类对比数据，多维、多角度客观揭示学术情况。

中国重要会议论文全文数据库：重点收录 1999 年以来，中国科协系统及国家二级以上的学会、协会，高校、科研院所，政府机关举办的重要会议及在国内召开的国际会议上发表的文献。

中国重要报纸全文数据库：收录国内重要报纸刊载的学术性、资料性文献。

中国年鉴全文数据库：是目前国内外年鉴数据库市场上资源种类最完备、卷册收录最完整的产品。在先进的专业检索、知识挖掘、数字化学习与研究支持下，它既能全面展示我国纸质年鉴资源的原貌，又深度开发利用了年鉴中的信息资源。

中国工具书网络出版总库：是传统工具书的数字化集成整合，不但保留了纸质工具书的科学性、权威性和内容特色，而且配置了强大的全文检索系统，大大突破了传统工具书在检索方面的局限性。同时通过超文本技术建立了知识之间的链接和相关条目之间的跳转阅读，使读者在一个平台上能够非常方便地获取分散在不同工具书中的、具有相关性的知识信息。

2. 检索功能

（1）一框式检索：类似于在搜索引擎中进行检索，只需要输入检索词即可，快捷方便。

（2）标准检索：在标准检索中，可选择输入期刊年期、更新时间、来源期刊、来源类别、支持基金、作者、作者单位等检索控制条件；输入文献主题、篇名、关键词、摘要或全文等内容检索条件。

（3）专业检索：专业检索用于图书情报专业人员查新、信息分析等工作，使用逻辑运算符和检索词构造检索式进行检索。如果标准检索无法满足检索需求，可选择使用专业检索。

（4）句子检索：在同一句或同一段话中，含有某两个检索词的检索。

（5）分类导航：期刊导航以专辑、优先出版期刊、独家授权期刊、世纪期刊、核心期刊、数据库刊源、期刊荣誉榜、中国高校精品科技、刊期、出版地、主办单位 11 种导航方式进行分类划分，并且可以用刊名拼音首字母进行检索。期刊导航对总库平台源数据库收录的期刊按其整刊内容进行结构层次分类，点击其刊名可导出文献信息，让用户通过期刊名称查找期刊原文，给用户提供多种查找文献的方式，更好地利用文献资源。

3. 中国知网检索举例

（1）中国知网检索界面：如图 5-1 所示。

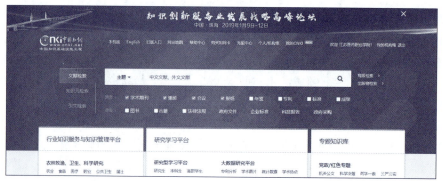

图 5-1　中国知网检索界面

（2）简单检索：在"全文"模式下输入"信息检索"进行简单检索，结果如图 5-2 所示。

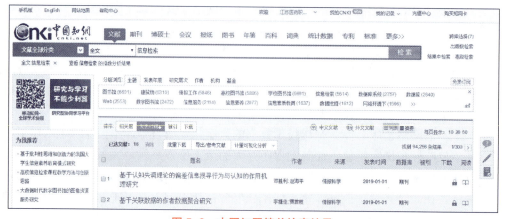

图 5-2　中国知网简单检索结果

（3）高级检索：点击"高级检索"按钮，高级检索界面如图5-3所示，在运用布尔逻辑的运算规则下，结合系统提示的选项，可以进行搜索结果下的进一步精确查找。

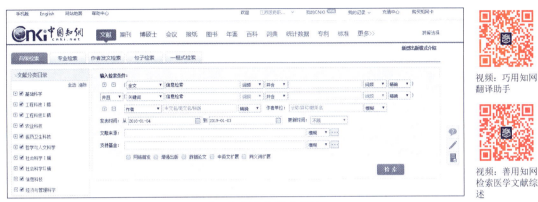

视频：巧用知网翻译助手

视频：善用知网检索医学文献综述

图5-3　中国知网高级检索界面

（二）万方全文数据库

1. 万方全文数据库简介　万方全文数据库是由北京万方数据股份有限公司开发的，涵盖期刊、会议纪要、论文、学术成果、学术会议论文的大型网络数据库；也是和中国知网齐名的中国专业的学术数据库。

万方全文数据库系列产品包括万方国内博硕士论文全文库、万方数字化期刊、万方学术会议全文库、科技信息系统、商务信息系统、西文会议全文数据库、外文文摘数据库、中国法律法规全文数据库等。

2. 万方全文数据库检索方法　万方全文数据库包括初级检索、高级检索、浏览全库、分类检索和二次检索。

（1）初级检索：检索界面实际上与CNKI和维普中文科技期刊数据库（VIP）的高级检索界面相同。在这个检索界面，既可作单一检索，也可作组合检索。不管选择哪个检索字段，在未输入任何检索词的情况下点击"检索"，都可浏览全库论文列表，完全等同于"浏览全库"的检索方式。

（2）高级检索：万方全文数据库设置的高级检索不同于CNKI和VIP的高级检索，它实际上是一种完全采用书写检索式的检索。

（3）浏览全库：查看所有论文列表，与在初级检索界面不输入任何检索词的情况下直接点击"检索"所得结果相同。

（4）分类检索：是从数据库所设置的学科类别进行的检索。大类设有人文、理学、医药卫生、农业科学、工业技术5大类，每大类下设置若干小类，直接点击即可。

（5）二次检索：万方全文数据库所设置的"在结果中检索"不在检索首页出现，而是在检索结果中才出现。

3. 万方全文数据库检索举例

（1）万方全文数据库检索界面：如图5-4所示。

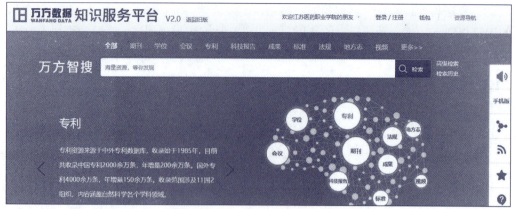

图5-4　万方全文数据库检索界面

（2）简单检索：在"关键词"模式下输入"信息检索"进行简单检索，结果如图5-5所示。

（3）高级检索：高级检索界面如图5-6所示，在运用布尔逻辑的运算规则下，结合系统提示的选项，可以进行搜索结果下的进一步精确查找。

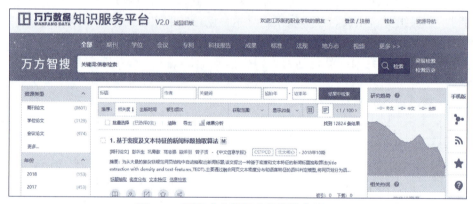

图5-5　万方全文数据库简单检索结果

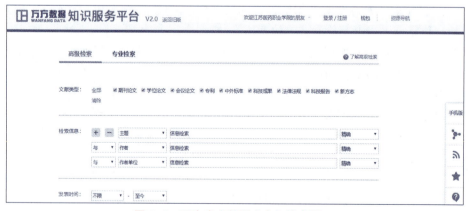

图5-6　万方全文数据库高级检索界面

课堂讨论

　　举例介绍你还知道哪些中文全文数据库，是否利用过这些全文数据库查找资源和信息，体会一下它们和中国知网以及万方全文数据库的区别。

第二节　中文常用医学文摘数据库

　　中文常用医学文摘数据库为中国生物医学文献数据库（China biology medicine disc，CBM），是由中国医学科学院医学信息研究所研制的题录型医学文献数据库。

一、概述

　　CBM 收录了 1978 年以来国内出版的生物医学及其相关学科期刊、汇编、会议论文的文献题录和文摘，涉及基础医学、临床医学、预防医学、药学、中医学及中药学等生物医学的各个领域。数据更新周期为季度更新。自 2004 年开始增加了全文链接功能。CBM 是目前国内收录中文生物医学期刊最全的题录型数据库，也是目前国内最大的医药卫生专业数据库。

　　中国生物医学文献数据库检索系统有以下版本。① 单机版：单机单光驱或多光驱环境下使用；② 网络版：Windows NT 及 Netware 网络环境下使用；③ CBMweb 版：基于浏览器的检索软件。

二、检索功能及特点

　　1. 标引和分类　CBM 的全部题录均根据美国国立医学图书馆的《医学主题词表》中译本，以及中国中医科学院中医药信息研究所编制的《中国中医药学主题词表》进行了主题标引，并根据《中国图书馆分类法·医学专业分类表》进行了分类标引。

　　2. 预标引数据　为缩短数据的更新周期，CBM 使用预标引数据，将最新的数据采用计算机进行自动标引和分类，可以与人工标引数据一样进行主题词和分类号的检索。预标引数据的主题词和分类号隐含在记录中，不显示，日后经人工进一步标引后更新。

　　3. 词表的辅助检索功能　检索系统具有多种词表辅助检索功能，建有主题词表、中英文主题词轮排表、分类表、期刊表、索引词表、作者表等多种词表，且有丰富的注释信息。

4. 兼容性好　中国生物医学文献数据库检索系统与目前流行的 Medline 光盘检索系统及相应的 Internet 检索系统具有良好的兼容性。

5. 检索入口多　除 30 多个检索入口外，还提供特色的主题词检索、分类检索、第一著者检索、文献类型、资助项目和参考文献等检索方式。尤其是主题词和副主题词检索功能将有效提高查准率和查全率。

6. 检索功能完备　可进行定题检索、限定检索、截词检索、通配符检索，以及各种逻辑组配检索。具有拷盘，灵活地打印输出，检索策略的修改、保存、调用功能。

7. 全文获取　中国医学科学院医学信息研究所与重庆维普资讯有限公司合作，利用中文期刊文献数字对象唯一标识符技术和 XML 技术，实现 CBM 题录数据与维普中文科技期刊数据库的链接及获取，对于 1989 年以前的数据，实现人工全文服务。

8. 联机帮助　在任何状态下点击"帮助"按钮，可获得当前窗口的帮助信息，提供丰富的联机帮助信息，通过文字、图像和 FLASH 展示 CmbWeb/CmbWin 的主题用法。各种版本的检索系统具有良好的用户界面及详细的帮助或指南系统。

三、检索字段

CBM 的主要检索字段见表 5-1。

表 5-1　CBM 的主要检索字段

代码	字段	代码	字段
AB	文摘	PY	出版年
AD	地址（第一著者地址）	PT	文献类型
AU	著者	SO	出处
CL	分类号	TA	期刊名称
IS	ISSN（国际标准连续出版物号）	TI	中文题目
LA	语种（缺省值为中文）	TT	英文题目
MH	主题词	TW	关键词

四、检索方法

1. 快速检索

（1）选择检索入口：在选择检索入口（图 5-7）时，可以根据需要采用不同的字段来进行，字段检索说明如下。

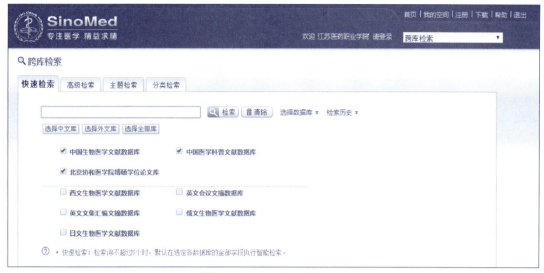

图 5-7 CBM 快速检索入口

缺省字段：表示在中文题目、文摘、作者、主题词、特征词、关键词、期刊字段查找用户输入的检索词。

全部字段：表示在所有可检索的字符型字段中查找用户输入的检索词。

特定字段：指仅在某一指定字段内检索用户输入的检索词，如中文标题、英文标题、作者、地址、期刊等。

（2）在检索式输入框键入检索词或检索式：检索词本身可使用通配符，检索词之间还可使用逻辑运算符。检索词可以是单词、词组、主题词、关键词、字母、数字等。如果输入的检索词中含有除中文以外的字符（如括号、连字符或其他符号），要用半角引号标识检索词，如"β-受体阻断药"。检索式指用布尔逻辑运算符将检索词组合起来的一种情报提问式。

（3）选择是否进行精确检索：精确检索就是检索词与检索字符串完全相等，如检索作者秦红兵，仅检索出作者为秦红兵的文献，而不会将作者名中含有秦红兵片段的文献带出。精确检索仅限于作者、关键词、刊名、出版年、期、分类号、主题词、特征词等字段。

（4）点击"检索"按钮，开始检索。

（5）二次检索：可在已有检索结果的范围内进行二次检索，键入新的检索词，选中"二次检索"前面的复选框，点击"检索"按钮即可。

2. 高级检索

（1）点击页面上方的"高级检索"按钮，即进入高级检索页面（图 5-8）。

（2）选择"构建表达式"或"文献类型"等检索入口，键入检索词。

（3）点击"检索"按钮执行检索。

3. 主题检索

（1）点击页面上方的"主题检索"按钮，即进入主题检索页面（图 5-9）。

（2）选择"中文主题词"或"英文主题词"检索入口，键入检索词，点击"查找"按钮。

（3）在主题词轮排表中，浏览选择主题词。

（4）在主题词注释表中，浏览主题词注释信息和树形表，选择是否扩展检索、加权检索，以及副主题词和副主题词扩展检索选项。

（5）点击"主题检索"按钮执行检索。

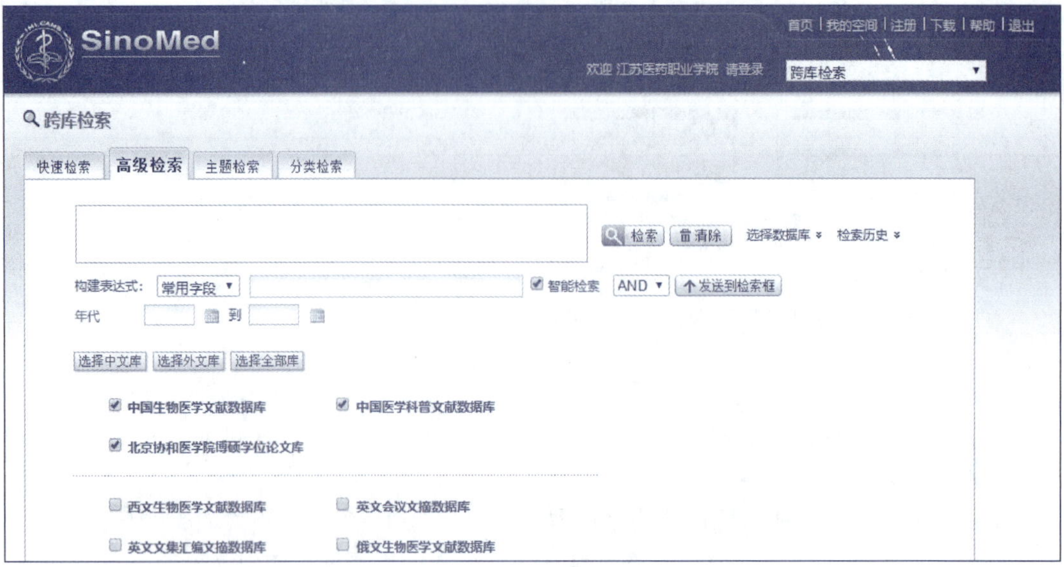

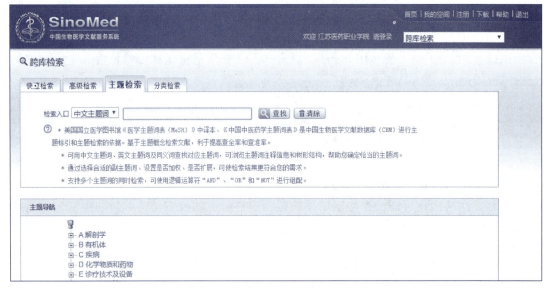

图 5-8　CBM 高级检索入口

图 5-9　CBM 主题检索入口

4. 分类检索

（1）点击页面上方的"分类检索"按钮，即进入分类检索页面（图 5-10）。

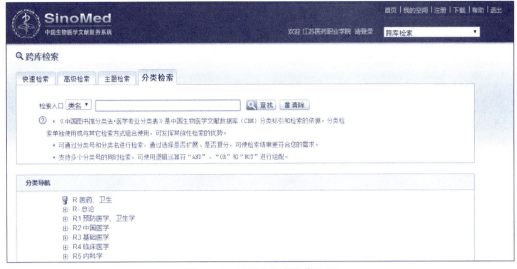

图 5-10　CBM 分类检索入口

（2）选择检索入口"类名"或"分类号"，输入检索词，点"查找"按钮。

（3）在分类表列表中选择合适的类名。

（4）在分类检索页面选择扩展检索、复分组配检索，点"分类检索"按钮。

五、检索结果显示与输出

1. 结果显示

（1）选择显示浏览格式，具体方法如下：① 使用"题录格式""文摘格式""详细格式"开关按钮。② 使用"选项"下拉菜单"显示选项"设置显示格式。

（2）浏览检索结果，具体方法如下：① 使用滚动条。② 使用 Page Down、Page Up 翻页。③ 使用"首条题录""末条题录"按钮或菜单选项移动题录到第一屏或最后一屏。

2. 保存文件　
在记录显示页面，寻找"保存文件"按钮，按照提示，最后点击"保存"即可完成对文件的下载和保存。

3. 打印　
如果需要对文献进行打印，可下载完成后打开文件进行打印，也可利用网页上的"打印"按钮完成文献的打印。

视频：轻松阅读
与获取全文文献

第三节　电子图书数据库

一、电子图书概述

电子图书又称 e-book，是计算机技术和网络技术飞速发展的今天印刷型图书的数字化形式，是利用计算机高容量的存储介质来储存图书信息的一种新型图书记载形式。

二、常用电子图书数据库

（一）超星电子图书数据库

1. 简介 超星电子图书数据库（超星数字图书馆）提供大量的电子图书资源供用户阅读，其中包括文学、经济、计算机等 50 余大类，数百万册电子图书，500 万篇论文，全文总量 13 亿余页，超 16 万集的学术视频。

2. 检索方法

（1）初级检索：检索项包括书名、作者、索书号、出版日期等（图 5-11）。

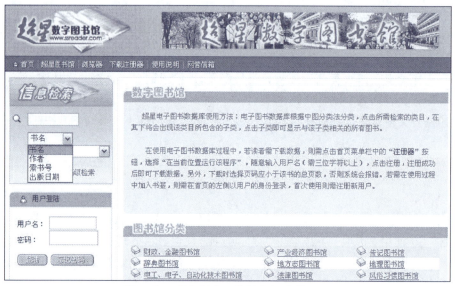

图 5-11   超星数字图书馆初级检索界面

（2）高级检索：点开"高级检索"按钮，显示检索范围框、"书名""作者""索书号""出版日期"选择框和相应的输入框（图 5-12）。在检索范围框选择相关图书馆；在"书名""作者""索书号""出版日期"选择框选择"包含"或"等于"；在其相应输入框输入检索要求，最后点击"检索"按钮，便可显示所有符合检索要求的图书。所输入的要求越多，显示的图书准确性越强。

（3）分类检索：点击"图书馆分类"逐步打开图书馆各个分类（图 5-13），直到出现图书书目。

（二）方正电子图书数据库

1. 简介 方正电子图书数据库（方正 Apabi 数字图书系统）收录图书共 23 大类，分级类目最多达 5 级，图书总量为 4 万多种。该库是综合类数据库，涵盖了社会学、哲学、宗教、历史、经济管理、文学、数学、化学、地理、生物、医学、工程、机械等多种学科，以 2000 年以后出版的图书为主，其中，计算机类、教材类图书收录较全。

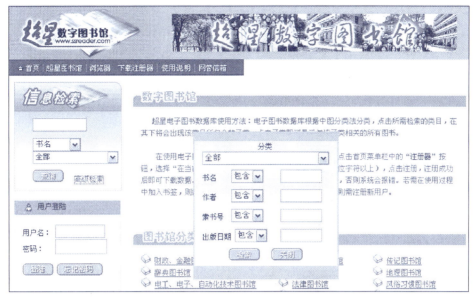

图 5-12　超星数字图书馆高级检索界面

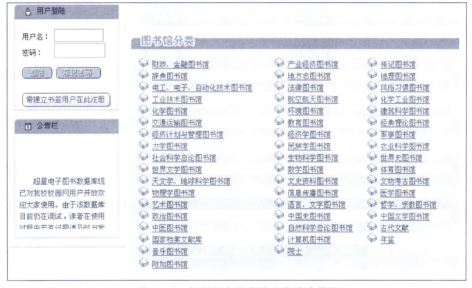

图 5-13　超星数字图书馆分类检索界面

　　2. 访问方式　任何一台接入校园网的计算机都可通过图书馆主页数字资源链接，登录到该数据库检索、阅读或打印电子图书。

　　3. 检索平台　方正 Apabi 数字图书系统目前使用的检索系统是 4.5 版本，使用 IE 浏览器，阅读全文时要下载并安装最新版本的 Apabi Reader。

　　4. 检索方式　方正 Apabi 数字图书系统主要提供以下几种检索方式。

　　（1）按分类浏览图书：方正 Apabi 数字图书系统的电子图书严格按照《中国图书馆分类法》进行分类，点击页面左侧的"常用分类"，就可以按照《中国图书馆分类法》逐级查找需要的电子图书书目（图 5-14）。

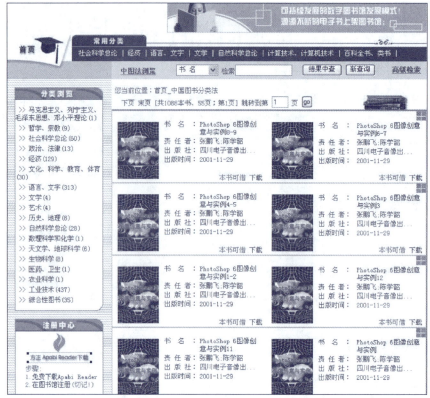

图 5-14　方正 Apabi 数字图书系统按分类浏览图书

（2）快速查询图书：快速查询可以在书号、书名、责任者、出版社、关键词、全面检索、全文检索等检索字段中输入检索词，点击"查询"按钮，迅速查到要找的图书书目（图 5-15）。

（3）高级检索书目：在多个检索框中输入检索词并确定检索词之间的关系（图 5-16）。

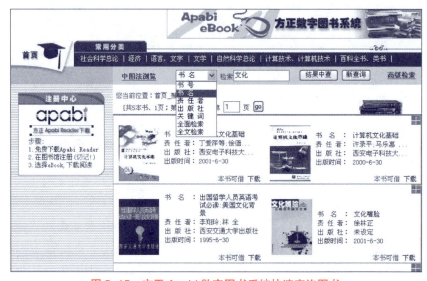

图 5-15　方正 Apabi 数字图书系统快速查询图书

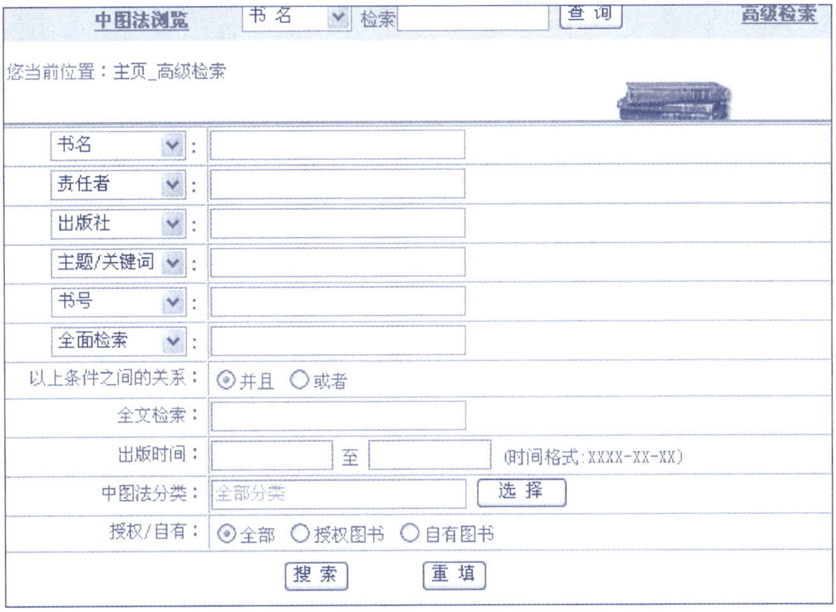

图 5-16　方正 Apabi 数字图书系统高级检索书目

5. 检索字段和检索运算符　在图书检索中，可选择比快速查询更多的检索字段，如书名、出版时间、责任者、中图法分类、主题／关键词、ISBN 号、全文检索、全面检索等，并且字段之间可以用布尔逻辑运算符进行连接。

（三）畅想之星随书资源数据库

1. 简介　畅想之星随书资源数据库目前收录了 11 万余种随书光盘，包含图书封面、目次、书附卡片、书附网址、配套电子书等丰富的随书资源数据。读者可以通过个人计算机（PC）端、移动端，完成数据资源的检索、下载、纠错、请求、电子书在线阅读等，大大提高了读者对图书馆所采购的纸质、电子图书的阅读兴趣和利用率，在增强图书馆读者黏性的同时，也降低了图书馆的管理成本，提升了图书馆的读者服务水平，帮助图书馆实现了轻松自在的云服务模式。

2. 资源的查找　通常可以通过图书馆主页发布的本地镜像地址或者远程仓库地址进行访问，也可以通过图书馆公共书目查询（OPAC）检索到纸质图书详细信息，然后根据页面嵌入的对应光盘查找相应的资料。

下载后的光盘文件以 ISO 作为文件后缀名，称为虚拟光盘文件。通常用 WinRAR 解压使用或者用 Daemon 等第三方虚拟光驱工具打开使用。

通常，畅想之星随书资源数据库会在收到光盘请求的第二个工作日进行处理，处理完毕后会给请求者留的电子邮箱（E-mail）发送邮件。如果遇到特殊原因（如该光盘本身加密或者无法数字化的情况）而长时间没有回复，可以到所在图书馆寻找原盘使用或者直接与畅想之星客服联系。

3. 资源的使用　读者通过检索关键词进入资料列表页面，通过点击资料题名或封面，可以进入资料详细信息页面，提供光盘的多种下载方式（普通下载、云下载、离线下载）

及在线浏览等操作（图 5-17）。

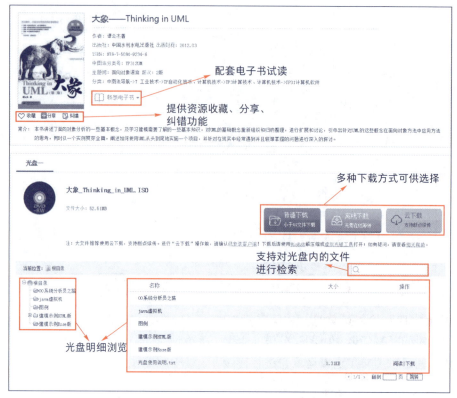

图 5-17　畅想之星随书资源数据库的使用方法

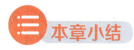 **本章小结**

　　本章主要介绍了中文数据库检索。常用的中文全文数据库有中国知网系列数据库、万方全文数据库、维普中文科技期刊数据库、龙源电子期刊数据库等。这些中文全文数据库主要收录期刊论文、会议论文、研究报告、法律条文和案例、政府出版物、商业信息等文献，是收录全文原始文献的数据库。常用的中文医学文摘数据库为中国生物医学文献数据库，常用的电子图书数据库包括超星电子图书数据库、方正电子图书数据库和畅想之星随书资源数据库。

课后练一练

一、思考题

　　1. 全文数据库的特点是什么？

2. 全文数据库有哪些方面的应用？

3. 常用的中文全文数据库有哪些？

4. 简述中国知网的基本情况。

5. CNKI 系列产品有哪些？

6. 如何进行 CNKI 的检索？

7. 简述万方全文数据库的检索方法。

8. CBM 检索功能及特点有哪些？

9. CBM 的主要检索字段有哪些？

10. CBM 的检索方法有哪些？

11. 如何进行 CBM 检索结果的显示与输出？

二、实训：中国知网或万方全文数据库的检索利用

请以"信息技术"为关键词，用中国知网或万方全文数据库检索 2008—2018 年出版的文献资源，并在结果中继续检索与"医药"有关的文献资源，将列表部分以截图形式上交。

在线测试

（张小蒙）

第六章

外文数据库检索

🎯 **学习目标**

- 掌握常用的外文数据库，为利用不同的数据库查找文献奠定基础。
- 熟悉外文数据库的检索方法。
- 了解各个外文数据库的特性。

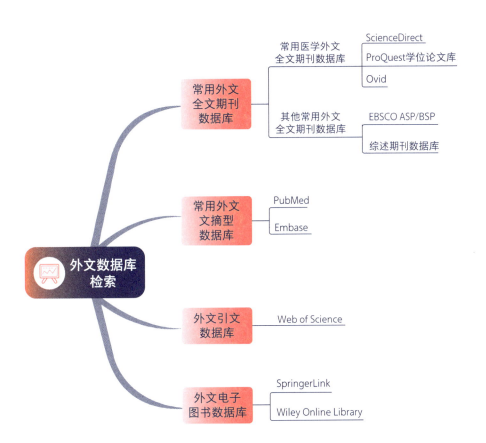

外文数据库检索

常用外文全文期刊数据库
- 常用医学外文全文期刊数据库
  - ScienceDirect
  - ProQuest学位论文库
  - Ovid
- 其他常用外文全文期刊数据库
  - EBSCO ASP/BSP
  - 综述期刊数据库

常用外文文摘型数据库
- PubMed
- Embase

外文引文数据库
- Web of Science

外文电子图书数据库
- SpringerLink
- Wiley Online Library

第一节 常用外文全文期刊数据库

一、常用医学外文全文期刊数据库

（一）ScienceDirect

1. 数据库概述 ScienceDirect 是由荷兰 Elsevier 公司开发的全文期刊数据库，涵盖 Elsevier 公司出版的 2 500 多种期刊和上万种图书，涉及众多学科，包括农业和生物科学，艺术和人文科学，生物化学、遗传学及分子生物学，商业、管理及会计学，化工，化学，计算机科学，决策学，地球与行星科学，经济学、计量经济学和财政学，能量，工程学，环境科学，免疫学和微生物学，材料科学，数学，医学与牙医学，神经科学，护理和卫生职业，药理学、毒理学及药物学，物理学及天文学，心理学，社会科学，兽医学。

2. 检索方式和结果输出

（1）简单检索：简单检索界面分为输入区和学科分类导航区。用户可在输入区中选择关键词、文章标题、作者、期刊名、卷、期等字段，输入检索词后进行检索；也可在学科分类导航区选择相应学科，再在选择好的学科界面通过期刊 / 书名导航浏览，来选择所需的期刊名或书籍进行浏览。若选择的为期刊，单击刊名，进入该刊所有卷期的列表，再进行逐期浏览。

命中文献页面提供期刊论文题录，包括论文标题、出处、作者等详细信息，在下方可点击 Abstract 查看文献摘要，若为开放获取文献，文献上会标识"Open access"。

（2）高级检索：与基本检索相比，高级检索除增加了全文、作者单位、年、卷、期、页、引文、代码（ISSN、ISBN、DOI）等检索字段外，还增加了文章类型限定条件，可进行更精确的检索。

（3）结果输出：不论是简单检索还是高级检索，都提供文献的下载和导出。用户可点击下载按钮进行全文下载（PDF 格式），也可点击"Export"选择相应文献导出格式。

3. 检索案例

 案例 6-1

> 在 ScienceDirect 中查找药物合成的综述文献。
>
> 分析：检索词为"drug synthesis"（药物合成），文献类型为综述。

　　使用ScienceDirect高级检索，选择摘要作为检索途径，输入检索词"drug synthesis"，在文献类型上勾选"Review articles"（综述文献），点击检索按钮（图6-1）。

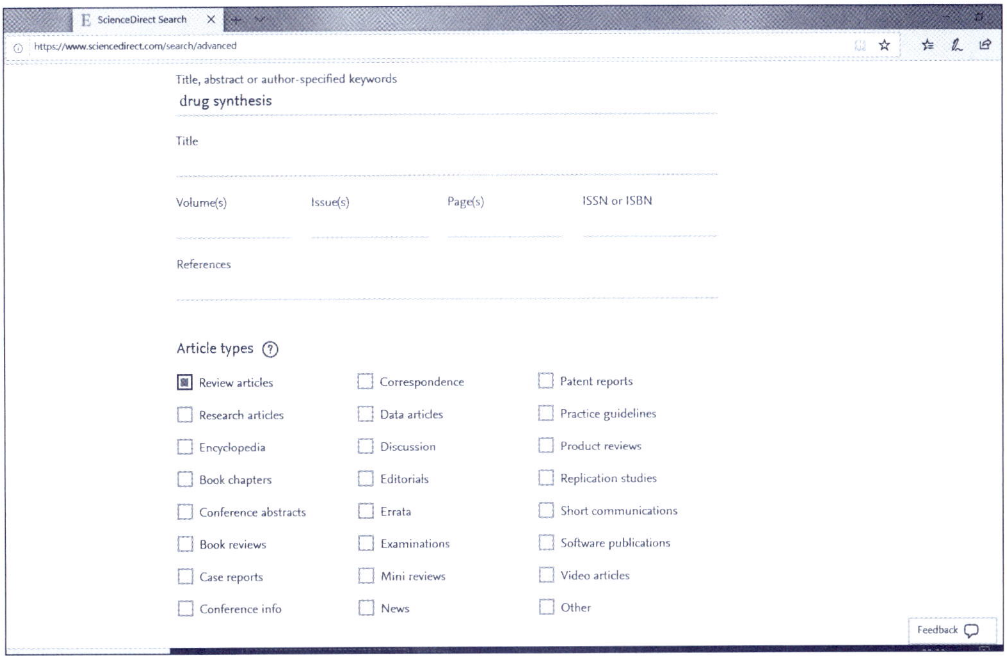

图6-1　案例6-1高级检索构建图

　　命中文献为2 439条（图6-2），在命中文献界面左侧有时间、出版物名称、访问类型的聚类，可在此处通过选取聚类进行二次筛选，这里选择时间2019进行二次筛选，则命中文献变为278条（图6-3），最后选择目标文献进行阅读、下载或导出。

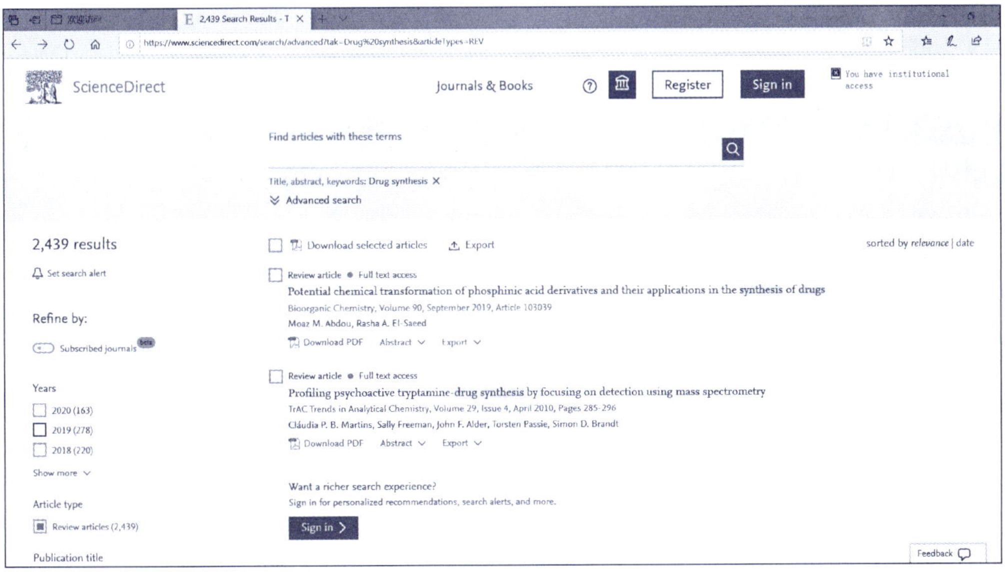

图6-2　案例6-1命中文献

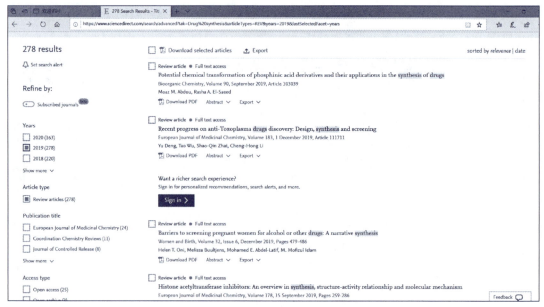

图 6-3　案例 6-1 按时间进行二次筛选结果

（二）ProQuest 学位论文库

1. 数据库概述　ProQuest 学位论文库是美国国会图书馆指定的收藏全美国博硕论文的机构，是目前世界上规模最大、使用最广泛的博硕论文数据库，收录有 1643 年至今全球超过 3 100 余所高校、科研机构逾 498 万篇博硕论文信息。内容覆盖工程学、经济与管理科学、健康与医学、历史学、人文及社会科学等各个领域。

2. 检索方式和结果利用　ProQuest 学位论文库的基本检索提供快速检索栏和学科导航检索。高级检索支持多词间的组配检索，包括全文、标题、摘要、作者、学校、学科、导师、ISBN、出版号等检索途径和布尔逻辑检索（对于选用同一种检索途径的多个词，可以在检索途径后选取"所有词"选项，输入所有检索词，词间以逗号隔开，进行检索），同时在输入框下方用户可对检索年代、论文学位等级、语种和显示方式（全部或只含全文）作出限定。检索完成后，用户可以对命中文献进行相关度、出版时间等排序，也可在右侧的一级学科、发表年度、学位聚类处进行二次筛选。

3. 检索案例

 案例 6-2

查找 2013—2018 年国外乳腺癌发病机制研究的学位论文文献。

分析：要查找国外学位论文，优先考虑使用 ProQuest 学位论文库，选取检索词 A 为 "breast cancer"（乳腺癌），检索词 B 为 "pathogenesis"（发病机制）。

案例 6-2 中两个检索词为交叉关系，选用布尔逻辑运算符"AND"，选定检索途径，本案例先考虑全部选择"摘要"为检索途径，时间设置为 2013—2018，点击"检索"（图 6-4）。

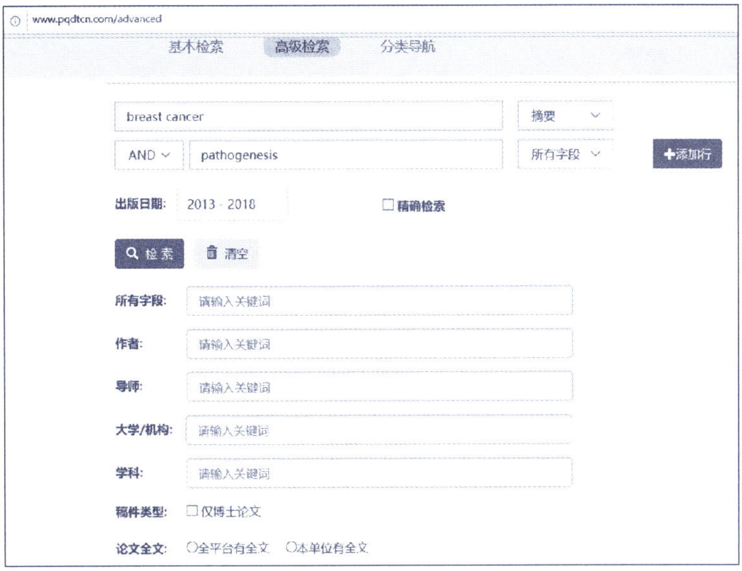

图 6-4　案例 6-2 构建检索式

命中文献为 69 条，其中有全文 18 条。若觉得检索结果不理想，也可以考虑重新选择检索途径，如选择检索途径"摘要"和"Full Text"（全文）进行检索。构建检索式：摘要"breast cancer"AND Full Text"pathogenesis"AND 出版日期"2013—2018"，点击"检索"（图 6-5）。

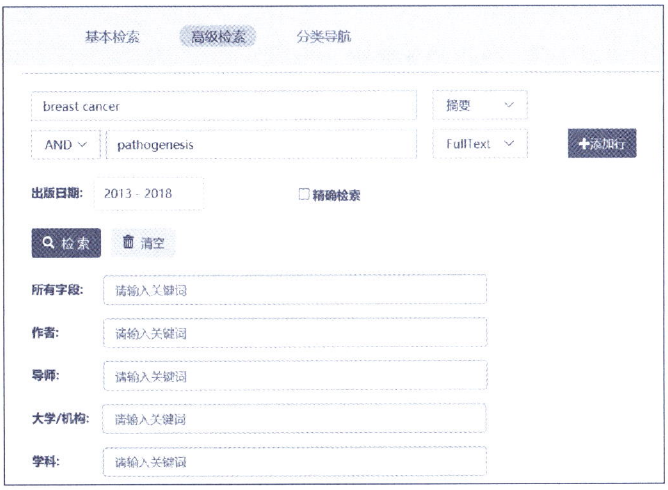

图 6-5　案例 6-2 重新选择检索途径构建检索式

命中的全文文献变为 55 条，比之前的命中率明显提高。从这里可以看出，改变检索途径可以优化命中文献（图 6-6）。

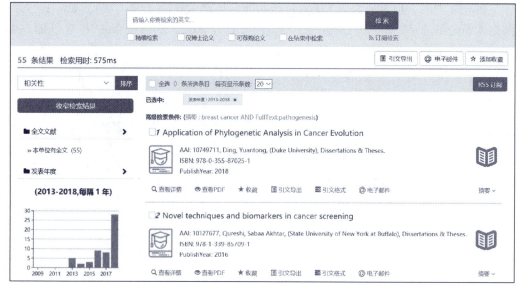

图 6-6　案例 6-2 命中文献

在命中文献页面，除了给出命中文献数目外，用户还可使用一级学科、学校／机构、发表年度等聚类对命中文献进行二次筛选，或直接点击文献链接下"查看详情"或"查看PDF"，阅读文献相关内容或全文。各命中文献后提供"收藏"按钮，为注册用户提供"收藏"等个性化服务。在单个命中文献阅读界面，除了提供查看全文、下载全文和收藏服务外，用户还可浏览该文献的全部索引信息（图6-7）。

索引	
学科:	Nutrition; Epidemiology; Oncology;
标题:	Tea Consumption, Oxidative Stress, and Breast Cancer Risk
作者:	Zhang, Dongyu
页数:	120
出版日期:	2018
学校代码:	0153
大学/机构:	The University of North Carolina at Chapel Hill
来源:	Dissertations & Theses
出版地:	
出版国家/地区:	
ISBN:	978-0-438-34908-7
导师:	Nichols, Hazel B.

图 6-7　案例 6-2 单篇文献索引显示界面

（三）Ovid

1. 数据库概述 Ovid Technologies 是全球著名的数据库提供商，其提供的 Ovid 平台是全球最受欢迎的医学信息平台，在国外医学界被广泛应用。Ovid 下属数据库主要有 Journals@Ovid、BMA&OUP 系列全文数据库（英国医学学会系列电子全文资料和牛津大学出版社医学电子全文数据库）等。

Journals@Ovid 期刊库内容包括 60 多个出版商所出版的超过 1 000 种科技及医学期刊的全文。其中就有 Lippincott Williams & Wilkins（LWW）公司将 LWW 的核心期刊组成的生物学全文期刊医学专集（LWW Fulltext Collection Total Access），其临床医学和护理学期刊尤其突出。LWW 中超过 148 种为核心期刊，其中 90％为英、美核心期刊，超过 85 种被 ISI Web of Knowledge 收录。

目前，Ovid Technologies 将多个数据库进行整合，用户可通过 Ovid 平台访问 LWW 医学电子书、Ovid 电子期刊全文数据库、循证医学数据库、美国《生物学文摘》、荷兰《医学文摘》及 Medline 数据库。

2. 检索方式和结果输出 Ovid 平台支持 Basic Search（基本检索）、Find Citation（引文检索）、Search Fields（字段检索）、Advanced Search（高级检索）和 Multi-Field Search（组配检索）方式。

（1）平台特点：Ovid 平台的检索与其他数据库不同，进入正式检索页面之前，平台会首先显示一个数据库选择的页面，用户需要先勾选要检索的子库，然后才能进入基本检索的界面，当然用户可以勾选单个或多个或全部子库。

（2）基本检索：基本检索下，用户可直接输入检索词进行检索，也可在检索词输入后，点击"LIMITS"来对检索条件如文献形式等进行限制。

Ovid 字段检索提供 ISSN、页、卷期、出版类型、引言、作者、机构、出版年代等检索字段，方便用户进行字段限定检索。

（3）高级检索：与其他数据库不一样的是，Ovid 高级检索只提供关键词、作者、标题和期刊名检索，提供的选项较少，用户可以在下方"LIMITS"处勾选全文、摘要、每日更新等选项进行限制。

（4）组配检索：Ovid 组配检索方式主要提供文献类型、期刊相关字段（如卷期、期刊名、ISSN）、参考文献、出版年代等检索字段。用户可以选择相应的检索字段，选取布尔逻辑运算符后对多个检索词进行组配检索。

（5）结果输出：与大部分数据库一样，Ovid 提供命中文献的导出、打印等。但 Ovid 特别的是，系统会在针对用户检索词进行拆分和分析后，在命中文献左侧栏，给出检索词在平台中检索时，系统所采用的扩展检索条目。如"stomachache"，平台会按"stomachache、stomach ache、stomach pain、pain stomach、pain gastric、gastric pain、belly ache、tummy ache、sore tummy、stomachaches"扩展条目进行检索，然后给出命中文献。

3. 检索案例

 案例 6-3

在 Ovid 中查找 2012—2018 年胃痛（stomachache）的相关研究文献。

分析：登录 Ovid，进入检索界面，输入"stomachache"，点开"LIMITS"，将检索词限定在摘要中进行检索，时间限定为 2012—2018（图 6-8）。

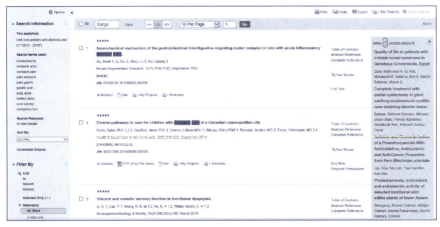

图 6-8　案例 6-3 检索式构建界面

命中文献为 91 条，每条都有标题、作者、出处等详细信息。在命中文献界面左侧，用户可以看到 Ovid 在检索"stomachache"这个词时，将它拆分和衍生出了"stomach ache、stomach pain、pain stomach、pain gastric、gastric pain、belly ache、tummy ache"等不同的检索词进行检索，这样做的好处是扩大了检索范围，提高了查全率。在下方，用户可以根据时间等过滤器对命中文献进行二次筛选。

每篇命中文献上方有星级标识，指的是文献条款完整度和相关度，文献标题右侧有"Find Similar"按钮，用户可以点此按钮来查找和命中文献相似的其他文献。在界面右上方，Ovid 提供打印、邮件、导出等服务。点击单篇文献，用户可以获得该文献的完整信息，注册用户可将结果保存至个人项目（图 6-9）。

图 6-9　案例 6-3 命中文献界面

二、其他常用外文全文期刊数据库

（一）EBSCO ASP/BSP

1. 数据库概述　Academic Source Premier（ASP）和 Business Source Premier（BSP），是美国 EBSCO 公司出版的全文数据库中的两个，也是 CALIS 最早引进的数据库（最初为 Academic Search Elite 和 Business Source Elite）之一。ASP 是当今世界最大的多学科学术期刊全文数据库，其提供的许多文献是其他数据库所无法获得的。ASP 提供超过 17 000 种期刊索引及摘要超过 4 000 种全文期刊以及几百种非期刊类全文出版物。ASP 有 100 多种期刊可追溯至 1975 年或更早年代的 PDF 过期案卷。学科涉及生物科学、工商经济、通信传播、工程、教育、艺术、文学、医药学等领域。EBSCO 数据库的优点是数据库每日进行更新，信息更新及时，信息量大，涵盖范围广；缺点是信息量大，用时较长，干扰信息多，挑选难度大。

BSP 是行业中使用最多的商业研究数据库，收录有 6 000 多种期刊索引及摘要，2 000 多种全文期刊以及超过 20 000 种非期刊全文出版物（如案例分析、专著、国家及产业报告、SWOT 分析等）。

2. 检索方式　进入数据库后，在检索页面的上方，系统提供可选择的检索方式有关键词检索（Keyword Search），主题辞典检索（Thesaurus），出版物检索（Publications），公司简介（Company Profiles），索引浏览（Indexes），引用参考检索（Cited References）。如不特别指定，系统默认为关键词检索方式。

（1）关键词检索：关键词检索可通过两种检索界面来进行，一种是基本检索界面，另一种是高级检索界面。

基本检索界面提供独立的检索文本输入框（Find），用户可以在检索文本输入框中输入关键词，也可以输入词组。关键词或词组之间可根据需要加入布尔逻辑运算符（AND、OR、NOT），输入的检索词越多，命中文献越准确。例如，distance education，distance education AND China。检索文本输入框下还列出限制结果选项（Limit your results）和扩展检索选项（Expand your search to），供用户作出相应选择。

高级检索界面提供 3 个检索文本输入框，每个检索文本输入框后面对应一个字段下拉列表框。用户在检索文本输入框中输入关键词，根据需要选择检索字段，框与框之间可以使用逻辑运算符进行逻辑组配。利用检索文本输入框下的各项选择可以使检索更准确。

（2）主题辞典检索：利用规范化主题词检索，检索效率高，相关性大。主题词不是任意自定，而是要用系统规定的主题词。因此，首先要查找系统的相关主题词。在检索方式菜单中选择"Thesaurus"，进入主题词选择页面，查找所要检索的主题词。

（3）出版物检索：在检索方式菜单中选择"Publications"，进入出版物检索页面，利用系统提供的出版物（期刊）名称进行检索，可以选择一种或多种出版物检索。检索时，首先对出版物名称进行检索，然后选定某个特定出版物，检索出在该出版物上发表的论文，对带有全文的论文，可以直接查看其全文内容。通过这种检索还可以了解该数据库收录的期刊名称、刊号、出版周期、出版者、刊物报道范围等。

（4）引用参考检索：该检索方式提供引文检索，可通过"被引著者"（Cited Author）、"被引题目"（Cited Title）、"被引期刊"（Cited Source）、"被引年代"（Cited Year）等途径检索论文被引用情况。

3. 命中文献输出　检索命中的文献在系统默认以题录方式显示。直接点击某篇文献后，可以看到文摘或全文链接。该系统提供 HTML 和 PDF 两种格式全文显示。可以直接打印、电子邮件传递或下载。

（二）综述期刊数据库

综述期刊数据库（Annual Reviews）出版社成立于 1932 年，是一家致力于向全球科学家提供高度概括、实用信息的非营利性组织，专注于出版综述期刊，回顾本学科最前沿的进展，为科学研究提供方向性指导，期刊内容涵盖生物学、医学、自然科学、农学和社会科学等多个学科领域。Annual Reviews 系列期刊是引证率最高的出版物。

Annual Reviews 提供快速检索、期刊浏览和高级检索方式。快速检索类似于百度，只有一个检索栏，在检索栏下方是期刊浏览；高级检索则提供标题、作者、作者引用、关键词、摘要、机构字段，并在下方提供时间限制栏如"Last"（最近一月、半年、一年）或年代限制如 2015—2020。

 ## 第二节　常用外文文摘型数据库

一、PubMed

1. 数据库概述　PubMed 是由美国国立医学图书馆下属的国家生物技术信息中心构建的医学文献检索服务平台，是目前最大的、免费的、内容最全、检索体系完备的医学类文摘型数据库。它收录了世界上 70 多个国家和地区的 5 600 多种重要生物医学期刊，其中 80% 以上的文献有英文文摘或全文链接，5% 左右可以免费查看全文；对于没有全文的文献，PubMed 会提供获取全文的来源链接（Linkout），便于用户寻找原文。PubMed 数据源主要包含 Medline 等 4 个子库。

（1）Medline：是美国国立医学图书馆最重要的国际性综合生物医学信息书目文摘数据库，是当前国际上最权威的生物医学文献数据库，提供有关医学、护理、牙科、兽医、医疗保健制度、临床前科学及其他方面的权威信息，涉及基础医学、临床医学、营养卫生、职业病学、护理学、药学、卫生保健、社会医学等领域。收录了 1966 年以来全世界 70 多个国家和地区出版的 5 600 余种生物医学期刊，书目文摘条目 1 500 万余条。Medline 主要提供有关生物医学和生命科学领域的文献，数据可回溯到 1949 年，可通过主题词、副主题词、关键词、篇名、作者、刊文、ISSN、文献出版、出版年、出版国等进行检索，记录中用 [PubMed-indexed for MEDLINE] 标记表示。

（2）OldMedline：收录了 1950—1965 年发表的生物医学文献，记录中用 [PubMed-OLDMEDLINE for Pre1966] 标记表示。

（3）In Process Citations：每天收录由 Medline 期刊出版商提供的尚未经过规范化处理的数据，该库中的记录只有简单的书目信息和文摘，记录中用 [PubMed-in process] 标记表示。该库每周被规范化加工，标引上 MeSH 词等内容的数据将会导入 Medline 中，同时原记录从 In Process Citations 库中删除。

（4）Publisher Supplied Citations：是由出版商提供的电子文献，这些文献记录都标有 [PubMed-as supplied by publisher] 的标记，这些记录每天都被传送到 In Process Citations 库中，加入 In Process Citations 库后，原有的标记将改为 [PubMed-in process] 的标记。

2. 检索特点

（1）自动匹配转换功能：PubMed 将检索词按一定的词表顺序对照匹配和转换，再进行检索。词表匹配转换顺序是：MeSH 表（MeSH Translation Table）、期刊刊名表（Journal Translation Table）、短语表（Phrase List）、作者索引（Author Index）。

检索短语时，若在以上表中都找不到相匹配的短语，PubMed 将把短语分开，以词为单位，分别重复以上过程，各个词之间是逻辑关系"与"。若仍找不到相匹配的词，则用单个词在所有字段查找，各个词之间仍是逻辑关系"与"。

（2）短语检索：将短语用双引号 "" 标识，作为一个词组进行检索，系统不对检索词进行自动匹配转换，也不进行 MeSH 词的扩展检索。

（3）支持截词检索（*）：如 cli*，可以检出以 cli 为词干的多个单词。截词检索时，系统的自动匹配转换功能和 MeSH 自动扩展功能将不再被执行。

（4）检索细节：PubMed 会在命中文献界面提供"检索细节"框（Search Details），在此框中，用户可以看到 PubMed 如何对检索词进行自动转换匹配和构建检索式。若用户想对检索式进行修改，可以直接在"检索细节"框对检索式进行修改，然后重新检索，而不需要重新在检索栏输入检索词构建检索式，为用户提供便捷的检索服务。

除了上述主要特点外，PubMed 的特点还有收录范围广，内容全，检索途径多，检索体系完备，部分文献可在网上直接免费获得全文等。

3. 检索方法

（1）基本检索：基本检索为用户提供关键词检索，或关键词＋字段进行限定检索，同时支持双引号下的词组检索。如 "Lee C" [AU]。

（2）高级检索：PubMed 支持多条件的逻辑组配检索。用户可以根据检索的课题选择相应的条件和逻辑关系进行组合检索，以使命中文献更准确。

（3）MeSH 主题词检索：MeSH 是美国国立医学图书馆编制的权威性主题词表。词表收录了 MeSH 所有的主题词和非主题词（如入口词、副主题词等），反映的是词汇间的横向关系。

主题词也称叙词，是用来描述文献主题或内容特征的规范化的词或词组。主题词能够直接准确地表达一个整体概念，可排除同义词、多义词；入口词往往是主题词的同义词、学名俗称、旧称新称等（关键词、自由词），不论用户输入哪个入口词，系统都会自动匹配至其唯一对应的主题词进行检索。如输入"氟哌酸"或"力醇罗"，系统会自动匹配至主题词"诺氟沙星"。

副主题词（subheading）又称限定词（qualifier），与主题词进行组配，对某一主题词的概念进行限定或复分，使主题词具有更高的专指性。用户输入一个主题词后，系统会自动显示该主题词所能匹配的副主题词。如在 MeSH 输入"neoplasms"，系统就会给出"analysis""drug effects"等副主题词，用户可以选择一个或多个副主题词对主题词进行限定，从而使检索范围更贴近自身的研究需要。

4. 检索案例

 案例 6-4

> 利用 PubMed 查找药物合成方面的文献。
>
> 分析：确定检索词为"drug synthesis"（药物合成）。

在本案例中除检索词外，对课题没有其他检索要求，故可以考虑直接选用 PubMed 的简单检索方式进行检索，在首页检索栏中输入"drug synthesis"即可进行检索。命中文献下方若有"Free PMC article"标识，则表示该文献是由 Pubmed 提供的完全免费的全文链接。在命中文献界面左侧，用户可以通过选择年代、文献类型等对命中文献进行二次筛选（图 6-10）。

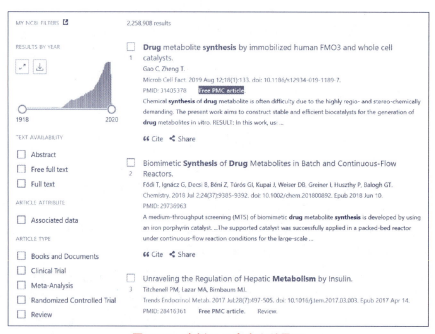

图 6-10 案例 6-4 命中文献界面

案例 6-5

> 在 MeSH 中查找青蒿素治疗疟疾方面的文献。
>
> 分析：确定检索词 A 为"Artemisinin"（青蒿素），检索词 B 为"malaria"（疟疾）。
>
> 在本案例中有两个不同的主题词，使用 MeSH 数据库检索会与其他数据库检索有所不同。

首先在 PubMed 首页选择 MeSH，输入检索词 A（Artemisinin），点击"Search"，在结果界面勾选命中词条"Artemisinins"，点击右侧"Add to search builder"将该命中词条加入关键词构建框（PubMed Search Builder）内。此时框内显示为""Artemisinins"[Mesh]"（图 6-11）。

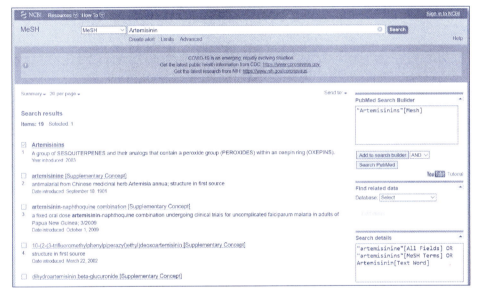

图 6-11 案例 6-5 检索词 A 在 MeSH 中的构建

重新在 MeSH 检索栏中输入检索词 B（malaria），这时可以注意到关键词构建框内""Artemisinins"[Mesh]"仍在（保留不要删除），重复上述检索、勾选、添加过程，则检索词"malaria"也添加至关键词构建框内，框显示变为"("Artemisinins"[Mesh]) AND "Malaria"[Mesh]"。至此，包含所有检索词在内的检索式才算构建成功，点击"Search PubMed"即可完成检索（图 6-12）。

5. 命中文献处理

（1）显示格式：在 Summary 旁有下拉菜单显示可选格式，一共有 7 个选项，其中，前 5 项为文献显示的格式，后 2 项 XML 和 PMID List 是显示文献标记格式和显示 PMID 标识码。

（2）显示记录数和记录排序：点击"per page"后的下拉菜单选择每页显示的记录数，一般每页最多可显示 200 条记录。点击"sort by"后的下拉菜单即可对命中文献按相关度、出版日期、著者、期刊、题名等进行排序。

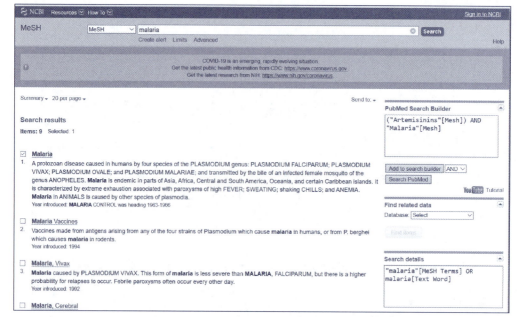

图 6-12　案例 6-5 最终检索式在 MeSH 中的构建

（3）结果过滤：点击左侧栏"show additional filters"则进入过滤器，选择过滤方式对命中文献进行筛选，如年龄、性别等。

（4）结果输出：通过"send to"按键可对结果进行输出保存。其中，点击"file"选择命中文献的保存格式和排序进行保存，点击"clipboard"可将所选择的命中文献记录保存在剪贴板上以统一处理（剪贴板中最大的储存数是 500 条，剪贴板中的内容在 8 小时内没有任何操作，将会自动消失）。文件可以邮件的形式输出，注册用户还可将命中文献保存至个人文档。

（5）单篇命中文献查看：选中单篇命中文献查看文献的摘要、作者等详细信息，点击"Images from this publication"可查看该文献中所用图表，点击"Publication types""MeSH terms""Substances"" Grant Support"可了解该文献出版类型、MeSH 词条、物质、基金支持等情况。

"LinkOut"则是帮助用户通过链接其他网络资源获取文献的功能选项，为用户提供原文获取链接（如果有文献资源链接的话）。

6. PubMed 提供的其他检索服务

（1）Single Citation Matcher（单篇引文匹配器）：使用检索栏，寻找特定刊名、卷期、作者、篇名的文献资料，只要输入刊名、年代、卷期、起始页、作者名、关键词中的部分信息即可，用于查找信息不太准确的文献。

（2）Batch Citation Matcher（批量引文匹配器）：以命令式的方式批次检索资料库中相关的文献，按格式要求在文本框内输入命令或上传一个命令文件，可用于查找批量文献。

（3）Clinical Queries（临床文献查询平台）：帮助用户快捷检索临床方面的

相关文献，并提供不同方向的文献模块，可满足用户病理查询、系统性评价、临床研究等方面的需求。目前提供 3 种模块：Clinical Study Categories（临床研究文献）、Systematic Reviews（系统性评论文献）、Medical Genetics（遗传学文献）；在 Clinical Study Categories 下，用户还可以根据自身情况选择检索方向，如治疗方式（Therapy）、诊断方式（Diagnosis）、病因（Etiology）、预后状况（Prognosis）等，使命中文献具有较高的相关性和准确性。

（4）Topic-Specific Queries（专题查询）：PubMed 提供专题检索功能及相应链接，如不同的学科专题设立的子集、不同的期刊专辑等，方便用户根据学科专题查找文献。

二、Embase

1. **数据库概述**　Embase 是 Elsevier 公司开发的目前世界上最大的生物医学、药学网络数据库，内容覆盖了各种疾病、药物和医疗器械信息，收录了从 1947 年至今重要的国际生物医学文献，并且所有文章均已通过 Elsevier 生命科学索引典 Embase Indexing 和 Emtree 建立了深度索引，整个数据库也可便捷地在多个平台上使用。Embase 的数据来源于 95 个国家的 8 300 多种重要学术期刊，除了涵盖 Medline 数据库的所有记录外，还收录了 Medline 中没有的 1 800 种期刊所提供的记录。

Embase 收录文献内容广泛，涵盖了大量欧洲和亚洲医学刊物，不仅包括基础医学和临床医学，还包括与医学相关的许多领域，如药物研究、药理学、配药学、药剂学、毒理学、生物工艺学、不良反应与相互作用、保健策略与管理、药物经济学、医疗公共政策管理、公共职业与环境卫生、药物依赖性及滥用、精神科学、替代与补充医学（包括中医学）、法医学、医疗设备和生物医学工程等。Embase 数据库具有强大的疾病检索和药物检索功能，独有的 Emtree 主题词表，覆盖所有 MeSH 术语。与 Elsevier 公司开发的其他数据库一样，Embase 数据库的检索界面具有简洁易用的特点。

对于检索药物不良事件、药物疗效研究、医疗器械和与疾病相关生物医学研究信息的用户来说，Embase 能够立即提供一系列直观的检索工具，从而帮助用户更快更轻松地找到其所提出的研究问题的准确答案。Embase 通过搜索全面、相关及持续更新的生物医学研究来发现更多的生物医学证据，以揭示药物与疾病之间的关系及药物之间的相互作用。

2. **检索方式**　Embase 支持快速检索、高级检索、药物检索、疾病检索、机械设备、作者、期刊等多种检索方式。

在快速检索界面，用户可以选择摘要、全文、单位、作者地址、出版社地址、设备制造商、药物名称等检索途径进行检索，对于多个词，可在该界面利用布尔逻辑运算符构建检索表达式进行检索。在检索栏下方，用户可对年代进行限定。用户也可在检索栏上方选择其他检索方式，如期刊、机械设备、高级检索、疾病、药物等。选择的检索方式不同，显示的检索界面也不同。若用户选择期刊检索，则检索界面会显示为期刊相关检索途径，如刊名、卷期、ISSN、代码、起始页、年代等。若选择机械设备检索，则会显示设备名、设备制造商等检索途径。若选择药物检索，则提供药物反应、用药方式等检索途径。若选择疾病检索，则提供疾病专题检索（图 6-13）。

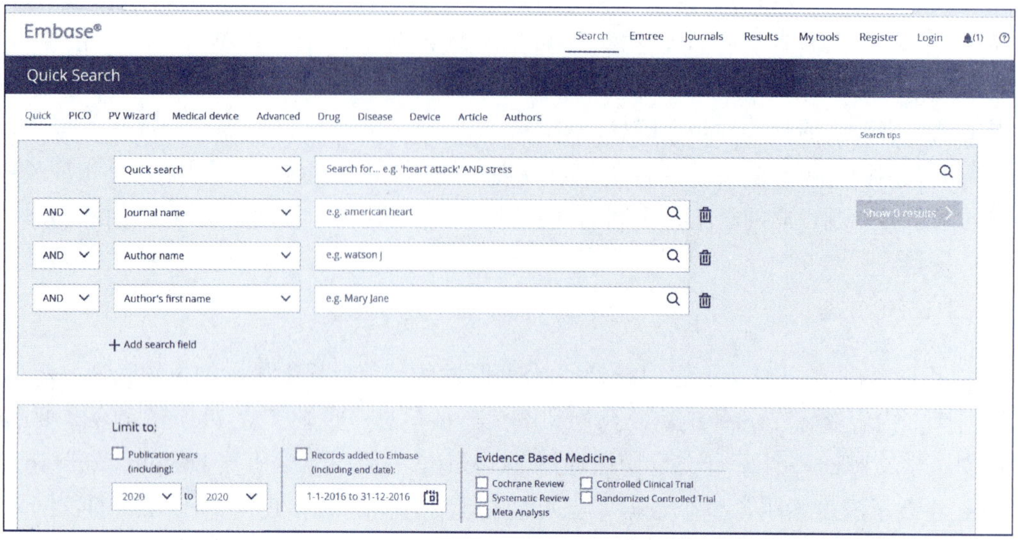

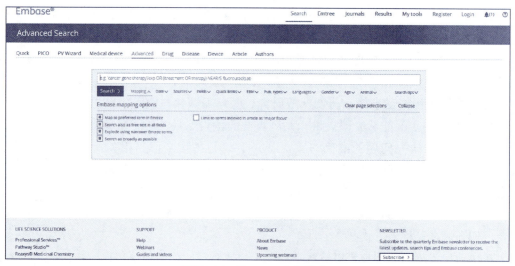

图 6-13　Embase 快速检索

与用户平常接触的数据库高级检索不同，Embase 的高级检索属于专业检索，用户需要熟悉字段标识，能够熟练构建带字段标识和布尔逻辑运算符的检索表达式，进行检索（图 6-14）。

图 6-14　Embase 高级检索

3. 结果输出　用户可对命中文献按相关度、时间等进行排序，阅读文献摘要等详细信息，也可通过链接获取全文（若有权限），或导出命中文献至相关管理软件，也可将命中文献粘贴至剪贴板。

第三节 外文引文数据库

Web of Science

（一）数据库概述

Web of Science 是大型综合性、多学科、核心期刊引文索引数据库，包括三大引文数据库［科学引文索引（Science Citation Index，SCI）、社会科学引文索引（Social Sciences Citation Index，SSCI）、艺术与人文科学引文索引（Arts & Humanities Citation Index，A&HCI）］和两个化学信息事实型数据库［Current Chemical Reactions（CCR）和 Index Chemicus（IC）］，以及科学引文检索扩展版（Science Citation Index Expanded，SCIE）、科技会议文献引文索引（Conference Proceedings Citation Index-Science，CPCI-S）和社会科学及人文科学会议文献引文索引（Conference Proceedings Citation Index-Social Science&Humanalities，CPCI-SSH）3 个引文数据库，以 ISI Web of Knowledge 作为检索平台。

Web of Science 共包含 8 000 多种世界范围内最有影响力的、经过同行专家评审的高质量的期刊。SCI 历来被公认为世界最权威的科学技术文献索引工具，能够提供科学技术领域最重要的研究成果。通过严格的选刊标准和评估程序挑选刊源，SCI 做到收录的文献能全面覆盖全世界最重要和最有影响力的研究成果。发表的学术论文被 SCI 收录或引用的数量已被世界上许多大学作为评价学术水平的一个重要标准。SCI 的网络版数据库——Science Citation Index Expanded，简称 SCIE，共收录期刊 5 600 余种，记录包括论文与引文（参考文献）。A&HCI 全收录刊（All Covered Journals）共有世界一流人文科学刊物 1 140 多种，SSCI 共收录有世界一流社会科学刊物 1 700 多种。SCIE 是一个多学科的综合性数据库，其所涵盖的学科超过 100 个，主要涉及农业、生物及环境科学，工程技术及应用科学，医学与生命科学，物理学及化学和行为科学。该数据库能够提供科学技术领域最重要的研究成果。

除了上述 3 种综合引文索引外，Web of Science 还包括 3 种专科引文索引：生物科学引文索引（BioSciences Citation Index）有生命科学期刊 930 多种，尤其强调分子科学和细胞科学；化学引文索引（ChemSciences Citation Index）包括 630 多种化学、生物化学、药学和毒理学方面的期刊；临床医学引文索引（Clinical Medicine Citation Index）包括 2 000 多种临床医学研究期刊。这些学科数据库既可以独立使用，也可以综合起来进行检索。

（二）主要特点

1. **"引文索引"**（citation index）**体系**　作为一部检索工具，Web of Science 设置了独特的"引文索引"体系，这不仅可以从文献引证的角度评估文章的学术价值，还可以迅速方便地构造出研究课题的参考文献网络。通过引文检索功能可查找相关研究课题早期、当时和最近的学术文献。可回溯某一研究文献的起源与历史或追踪其最新的进展，既可以越查越旧，也可以越查越新。

2. **检索范围的扩展性**　Web of Science 可检索出所有作者，包括所有被收录和被引用的作者，而非只是第一作者或第二作者。

（三）检索方式

1. **基本检索**　基本检索提供主题、标题、作者、编者、团体作者、出版物名称等检索词项。在此检索方式下，用户在数据库首页可以输入检索词，选择相应检索途径进行检索，获得相关文献。还可以选择添加行，运用布尔逻辑运算符来构建不同词间的检索表达式，进行组合检索，同时在检索栏下方，用户还可通过设置时间及数据库选择等对检索进行限制，以提高查准率（图 6-15）。

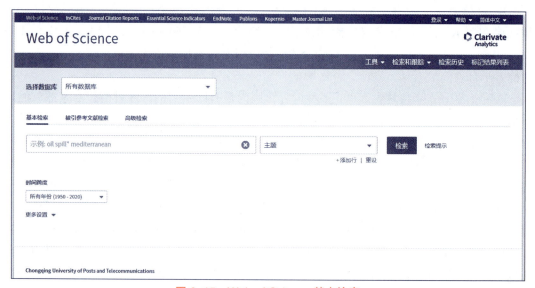

图 6-15　Web of Science 基本检索

2. **被引参考文献检索**　被引参考文献检索是 Web of Science 的特色检索，即引文检索（Cited Reference Search）。检索提供被引作者、被引著作、引用的 DOI、被引年份、被引卷、被引期、被引标题等检索途径（图 6-16），Web of Science 甚至提供了被引页这一检索途径，这是其他数据库所没有的。

要注意的是，如果在选择数据库栏不选择数据库的话，则检索不出结果，所以在使用被引参考文献检索时，最好选择某一个数据库，如 BIOSIS、Web of Science 核心合集等。

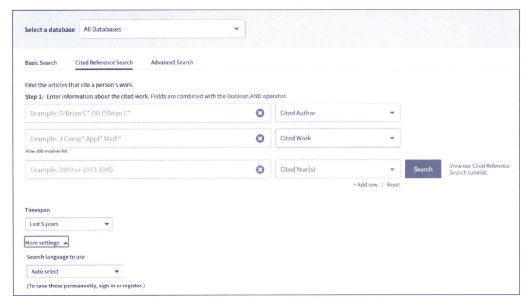

图 6-16　Web of Science 被引参考文献检索

3. Web of Science 核心合集检索　核心合集数据库收录了 12 000 多种世界权威的、高影响力的学术期刊，内容涵盖自然科学、工程技术、生物医学、社会科学、艺术与人文等领域，最早回溯至 1900 年。Web of Science 核心合集提供浏览完整引文网络的服务。所有出版物的被引参考文献均完全索引且可检索，可检索所有作者和作者附属机构，可使用引文跟踪对引用活动进行跟踪，可借助引文报告功能以图形方式了解引用活动和趋势，可使用分析命中文献确定研究趋向和出版物模式。

在 Web of Science 检索平台上选择 Web of Science 核心合集，输入检索词选择相应检索途径，并按需求设置检索年份等，即可完成检索。

（四）命中文献输出

1. 基本检索命中文献输出　基本检索命中文献是按日期默认排序的，用户可选择被引频次、使用次数、相关性等重新排序，也可根据年代等聚类进行二次筛选，同时在每一篇文献右侧均有标示被引频次、使用次数和分析命中文献，为用户选择文献提供参考。在界面文献链接上方，用户可以点击添加到标记结果列表或是导出至EndNote 等管理软件。

2. 被引参考文献检索命中文献输出　被引参考文献检索的结果界面与基本检索不同，以下以被引著者为例讲解。

输入检索词，选择检索途径"被引著者"进行检索后，其结果界面上会显示文献的被引作者（这里可以点击"显示所有作者"以获得全部作者名）、被引著作名、出版年、卷、期、页、文献标识符等，给用户以直观的、全面的信息（图 6-17）。

在确定好所要选择的选项后，进行勾选，并点击完成检索，才能进入最终的命中文献界面，该界面上会显示出所有引用了该作者文献的文献。用户可以在这里进行文献查看或进行命中文献分析，创建引文报告等（图 6-18）。

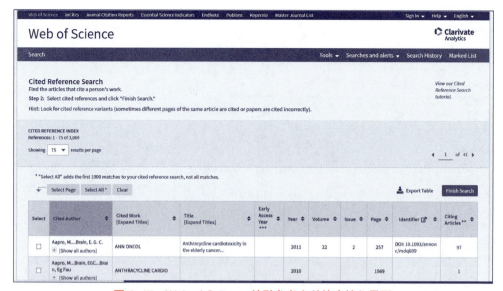

图 6-17　Web of Science 被引参考文献检索输入界面

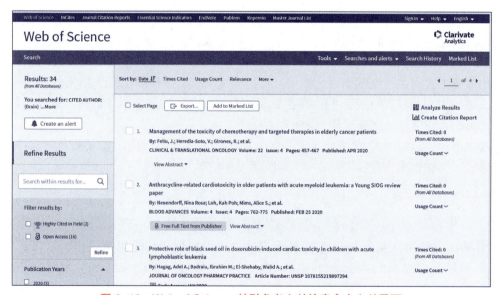

图 6-18　Web of Science 被引参考文献检索命中文献界面

　　Web of Science 支持命中文献的多种打印格式和多种输出方法，用户可以直接选择输出至 EndNote 等管理软件。但 Web of Science 与其他数据库不同的是，其支持引用的参考文献的导出。

　　进入某一篇文献后，点击其后的"引用的参考文献"即可获得所有参考文献目录，用户可将选中的参考文献目录导出至 EndNote 等管理软件。但要注意，有些参考文献前并没有可勾选方框，这种文献无法直接导出。

　　无论是哪种检索方式，Web of Science 都提供一些功能模块，如工具（管理软件等）、检索历史、检索和跟踪（需注册个人账户）及标记结果列表。

第四节 外文电子图书数据库

一、SpringerLink

（一）平台概况

Springer（施普林格）于 1842 年在德国柏林创立，是全球第一大科技图书出版公司和第二大科技期刊出版公司，每年出版 6 500 余种科技图书和 2 000 余种科技期刊，其中同行评阅期刊超过 1 900 种。Springer 注重出版物内容水平、出版人员的专业性和服务质量。截至目前，共有 190 位诺贝尔获奖者在 Springer 出版专著或发表期刊文章，全部 52 位菲尔兹奖获奖者在 Springer 出版数学专著，70% 图灵奖获奖者选择在 Springer 出版专著或发表期刊文章。

1996 年，Springer 开发了 LINK 在线平台（SpringerLink 的前身），为用户提供学术期刊及电子图书的在线服务。随后 Springer 推出"在线优先"出版内容，一段时间后才出版印刷版的服务，从 1999 年开始，"在线优先"成为许多期刊的标准做法。到 2002 年，LINK 已拥有 500 种期刊和 1 300 本电子书，使 Springer 成为这一领域的全球市场领导者。2002 年 7 月开始，Springer 在中国开通了 SpringerLink 服务。

SpringerLink 是全球最大的在线科学、技术和医学（STM）领域学术资源平台，是各家图书馆最受欢迎的产品。作为全球领先的科学、技术和医学出版机构，SpringerLink 目前拥有超过 2 900 种期刊和 290 000 本图书。SpringerLink 的服务范围主要涉及人文社科、科技工程和医学生命科学 3 个学科大类，12 个分学科。分学科包括设计和艺术，行为科学，生物医学和生命科学，商业和经济，化学和材料科学，计算机科学，地球和环境科学，工程学，人文、社会科学和法律，数学和统计学，医学，物理和天文学。SpringerLink 提供多种远端存取方式，包括通过 IP 认证、Athens 或 Shibboleth 等认证方式，方便用户检索、浏览电子期刊全文，以及电子图书全文如专著、教材、手册、实验室指南、参考书等。

（二）平台服务模块

根据不同的服务形式，SpringerLink 将网页划分为几个模块，首先是阅读和订购模块（图 6-19）。

用户可以选择这一模块下不同的学科分类进入学科检索界面，并在学科检索界面选择所要检索的领域进行检索，或直接在检索栏中输入检索词进行检索。最终的命中文献会按照文献类型（如图书或期刊）、主题、出版时间、语言进行聚类，用户可以根据需求自由选择。

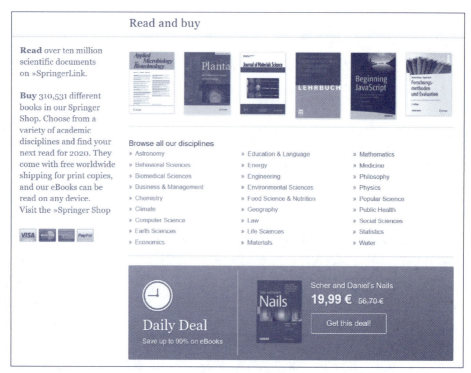

图 6-19　SpringerLink 阅读和订购模块

　　针对中国市场，SpringerLink 提供了中文检索界面，用户可以直接点击其中的最新咨询、产品与服务等获得相应的服务体验。

　　学者是 Springer 能够提供出色图书、期刊的保障，SpringerLink 为学者提供了在线投稿、出版等服务，还包括现在倡导的开放阅览服务，鼓励学者通过平台进行学术著作出版；同时在网站的功能模块中，学者可享受文献提交情况跟踪、在线出版状况查询等服务（图 6-20）。

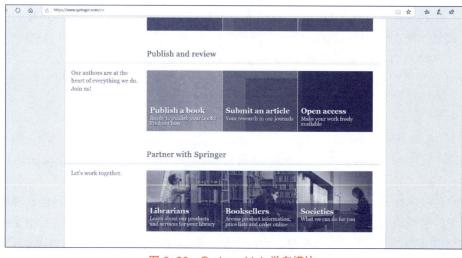

图 6-20　SpringerLink 学者模块

除上述这些服务之外，SpringerLink 还提供提醒服务。SpringerAlerts 是一项可自行设定的免费提醒服务，用户可根据作者、主题、关键字或出版标准来选择出版物提醒服务，以获得所需的信息。

SpringerLink 提供的管理功能使采购和馆藏管理更加轻松，并可改善客户服务品质和降低成本，这些管理功能包括管理成员、建立外部链接、增加机构标志及查看统计报告等。

二、Wiley Online Library

（一）平台概况

Wiley Online Library 是一个综合性的网络出版及服务平台，提供全文电子期刊、在线图书和在线参考工具书及专业数据库等服务。覆盖了生命科学、健康科学、自然科学、社会与人文科学等全面的学科领域，如工商管理、化学、计算机科学、地球与环境科学、教育学、工程学、法律、生命科学、数学与统计学、医学和卫生、物理和天文学、高分子与材料科学、兽医学、食品科学、艺术、人类学、心理学、社会学等。出版物中被 SCI 收录的核心期刊超过 1 200 种。

（二）收录范围

1. **期刊（包括回溯期刊）** 目前，Wiley-Blackwell 每年出版大约 1 500 种由同行评审的期刊，既有印刷版，也有电子版。Wiley 回溯期刊(过刊)涵盖全部科学、技术、医药、商业及社会科学等学科领域，近 3 个世纪的科学内容，有 880 种回溯期刊（过刊）可以追溯到 18 世纪，提供了优化快捷的检索方式，用户可灵活地检索出回溯期刊（过刊）PDF 全文。

2. **在线图书** Wiley Online Library 有多达 10 000 余种书目，目录页面提供每个章节的小结链接，如作者信息、摘要、关键字等，方便用户在 Wiley Online Library 平台作快速有效的检索，且在线图书没有 DRM 限制，无并发用户限制，访问灵活，提供 PDF 形式阅读、下载和打印。

3. **在线参考工具书** Wiley Online Library 上有超过 127 种参考工具书，并且在 Blackwell Reference Online 上还有 420 多种参考工具书，覆盖了学术和专业学科的全部领域。

4. **数据库** Wiley Online Library 包括 14 种数据库，如化学数据库、The Cochrane Library（考克兰图书馆）、EBM Guidelines（EBM 指南）等。

The Cochrane Library 汇集了关于医疗保健治疗和干预有效性的研究。它是循证医学的黄金标准，并且提供有关最新医疗的最客观信息。The Cochrane Library 被对循证医疗保健感兴趣的人群广泛使用，包括消费者、临床医师、决策者、研究人员、教育家、学生和其他人士。

（三）平台特点

1. **提供直观的全新检索界面** 平台界面整洁、简单，易于使用，提供一站式的综合性检索栏，用户可以轻松检索、阅读、下载和引用当前的期刊和图书内容。访问权限图标会清楚地显示用户可用的访问方式：机构许可、协会成员、作者资助、OnlineOpen 文章或免费获取内容。

2. 个性化服务　通过注册获得账户，登录后即可管理个人账户，Wiley 为用户提供多种功能服务和工具，如引文跟踪、参考资料管理、出版前抢先阅读、内容目录电邮快讯、搜索条件保存等。用户可以根据需求选择这些功能，如存储所浏览的期刊文章、书籍章节或搜索结果，注册电子邮件或订阅 RSS 源，跟踪最新出版的研究内容等。

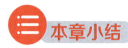 **本章小结**

随着信息爆炸和多元化的发展，医学信息也在呈几何倍数发展和传播。如何利用专业数据库帮助我们去粗求精、去伪存真，快捷方便地获取需要的信息，就是本章要讲述的内容。

本章对常用的外文数据库按不同类型进行了介绍，并对数据库的收录范围、检索方法、检索特点进行了详细的阐述。我们要掌握各数据库不同的检索方式，根据自身需要选择合适的数据库进行检索，从而获得目标文献。

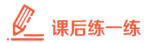 **课后练一练**

一、思考题

1. 常用医学外文全文数据库有哪些？各有什么不同？
2. 常用医学文摘型数据库有哪些？各有什么特点？
3. 若需要某篇外文文献全文，有哪些方法可以帮助我们获得？
4. 若需要某篇医学类外文文献，有哪些方法可以帮助我们获得？

二、实训：常用外文数据库的检索利用

1. 利用 PubMed 检索关于头晕治疗方面的文献。
2. 利用 Web of Science 导出文献《Nonlinear cancer chemotherapy：Modelling the Norton-Simon hypothesis》的参考文献。
3. 使用合适的外文数据库检索出 2018 年关于新生儿肺炎护理的文献，并利用数据库将被引用次数最多的文献的参考文献网络构建出来。
4. 利用外文数据库完成课题"社区医疗服务现状研究"，写出相关论文。

在线测试

（刘　静）

第七章

特种文献

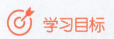 学习目标

- 掌握特种文献的概念、特点、分类和价值。
- 掌握专利文献检索工具和标准文献检索工具。
- 了解会议文献检索工具。

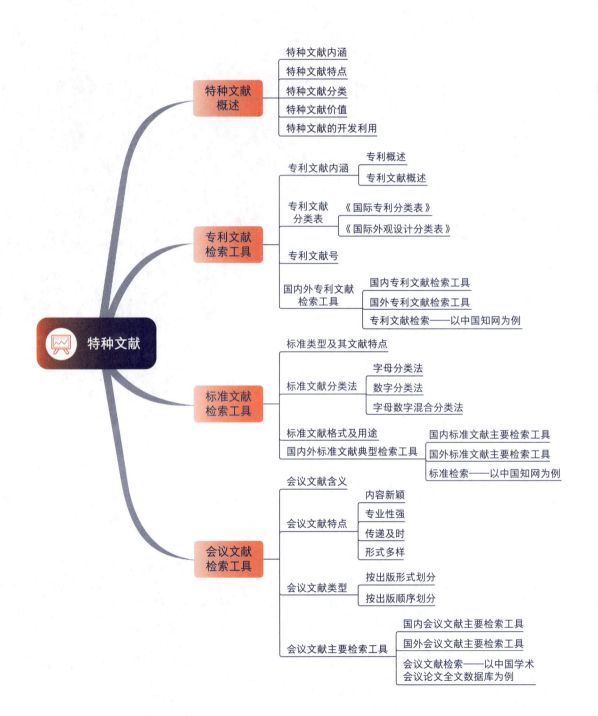

　　随着文献资源类型的不断多样化，在以图书、期刊等常规性文献资源类型为主的基础上，出现了会议论文、科技报告及专利文献等特种文献资源类型。这些文献在一定层面上代表着不同学科及专业最先进、最前沿的成果，对于这些多样化的文献资源特征及价值的了解、挖掘，有利于提升自我知识水平及科研学术能力。因此，本章将学习特种文献的基本知识点及相关内容。

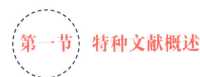

第一节 特种文献概述

一、特种文献内涵

　　特种文献又被称作"灰色文献""特殊出版物"或"非公开出版物"，主要指那些公开或内部发行、出版形式与收藏单位及获取途径都比较特殊的文献资源。其内容比较广泛新颖，科技含量较高，类型复杂多样，出版及收集形式不固定，能够从多个侧面反映当前科技发展的前沿动态和水平，以及人们生产生活的方方面面，且具有较高的科技价值和学术利用价值，因而得到了国家和社会的广泛重视。

二、特种文献特点

　　特种文献作为特殊的文献层次，其信息载体形式和出版规格具有多样性和复杂性，其内容及信息质量、科技含量有一定的价值差异。有的是比较成熟的，有的是正在探索中的，而且这种差异性往往表现在不同的价值方面。特种文献因其特色鲜明、内容广泛、形式多样、数量庞大、参考价值高，是非常重要的信息源，因此在日常应用中主要呈现出以下4个方面的特点。

（一）新颖性

　　特种文献最主要的特点就是信息内容的新颖性、前沿性，其呈现出的文献内容多是各学科和各研究领域的最新发现、最新研究进展、最新动态及取得的最新成果等，让人们能获取到各学科领域的研究热点和发展趋势，以更好地引导科研工作者进行技术创新、科研创新及生产创新，对社会进步有极大的促进作用。

（二）灵活性

　　特种文献包含的类型多样，不同类型的文献有其自身的特点，这就促使特种文献在整体上展现灵活多样性，如文献的出版形式普遍存在不规律现象，可正式出版或通过非正式渠道发行，发行数量也不固定，流通面也相对较小，只在本学科或领域内分享交流，但文献包含的信息量大，内容丰富，且文献形式多样，不拘一格。

（三）时效性

在现有文献类型等级结构中，特种文献比其他文献传播信息速度更为快捷，它能以方便的形式、快捷的速度将信息传播给有关科研人员和行业内人士。但也有很多特种文献如内部报告由于保密限制而不能公开发表。在特种文献的所有类型中，标准文献时效性相对较强，采用月刊、双月刊、季刊 3 种方式进行出版和传播。目前，互联网的广泛使用加快了信息资源自身的传播速度，人们也能通过互联网更快地了解、获取特种文献资源，在无形中也加快了特种文献资源的时效性。总之，特种文献的时效性是现有文献类型中其他文献难以比拟的。

（四）不可替代性

特种文献具有很强的新颖性、前沿性，文献内容彰显了各领域的最新动态、成果，蕴含了丰富的科学技术知识，其涵盖的范围涉及国家、社会、行业及人们生活的各个层面的各个方面，其展现出的科技、学术及实践价值是独一无二的，且文献形式多样化，文献内容出版发行及时，人们需要的绝大部分信息都可以从特种文献中检索到，可见，特种文献具备的各项特色化内容、多样化特征是其他文献类型资源所不能代替的。

三、特种文献分类

目前，对特种文献的分类并没有明确的界定，特种文献从形成至今，呈现出多样化的分类形式，但归纳起来，不外乎将内部刊物、交流资料、教师科研成果、技术规范与标准、档案文献、市场信息、科技报告、党和政府机关出版物、产品样本、技术档案、声像资料、缩微品及磁带等类型的文献划分为特种文献的范畴。但随着对特种文献分类的标准化，普遍受到人们认可的特种文献分类主要包括学位论文、会议论文、专利文献、标准文献、科技报告、政府出版物、科技档案及产品说明书这 8 类文献资源。

（一）学位论文

学位论文是作者为获得某种学位而撰写的研究报告或科学论文。一般分为学士论文、硕士论文、博士论文 3 个级别。其中尤以博士论文质量最高，是具有一定独创性的科学研究著作，是收集和利用的重点。不同层次的学位论文代表着不同的学识水平，是学术科研发展的重要文献情报源之一。学位论文一般不在刊物上公开发表，只能通过学位授予单位、指定收藏单位或私人途径获得。

（二）会议论文

会议论文是指针对召开各种学术会议、学术论坛等正式场合的论文投稿，需要被正式录用后通过论文集形式出版的论文合集。目前，通过召开正式的学术会议而产生的会议论文一般属于公开发表的论文，并以会议论文集的方式集中出版。大多数会议文献具有独到的学术见解和新颖的学术观点，学术质量较高，往往能够反映一个学科或专业的最新发展趋势和动态。因此，会议论文是科学研究人员进行学术交流讨论、跟踪学科领域发展动态及传播分享科技情报信息的重要情报来源之一。会议论文主要有专业性强、内容新颖丰富、学术水平高、信息量大、可靠性高、出版及发行方式灵活、速度快等特点。

（三）专利文献

专利文献是记载专利申请、审查、批准过程中所产生的各种有关文件的文献资料。其含义分为两层，一是从专利申请人角度出发，为获取专利而提交的一系列资料的总和；二是站在专利制国家或国际专利组织的角度，在专利管理、专利利用及专利服务等过程中出现的各种专利相关文献资料的合集。专利文献是一种集技术、经济、法律 3 种情报为一体的文件资料。其载体形式一般为纸质型、缩微胶片型和磁带型。

（四）标准文献

标准文献又称标准化文件，是记录各级各类标准的一切载体，具体指为了在一定的范围内获得最佳秩序，经协商一致制定并经一个公认机构批准，共同使用和重复使用的一种规范性文件。狭义的标准文献指按规定程序制定，经公认权威机构（主管机关）批准的一整套在特定范围（领域）内必须执行的标准、规格、规则、技术要求等规范性文献，简称标准。广义的标准文献指与标准化工作有关的一切文献，包括标准形成过程中的各种档案、宣传推广标准的手册、揭示报道标准文献信息的目录或索引、标准化法律法规、标准分类资料、标准检索工具、标准化期刊、标准化专著、标准化管理文件等。

（五）科技报告

科技报告又称研究报告、报告文献，是科技工作者围绕某一课题项目调查、实验、研究之后，所取得的成果或在实验和研究中所作的记录报告。每份科技报告自成一册，报告通常包含主持单位、报告撰写者、密级、报告号、研究项目号及合同号等内容。科技报告按内容可进一步细分为报告书、论文、通报、札记、技术译文、备忘录、特种出版物。长久以来，相当数量的科技报告内容就与政府的研究活动、国防及尖端科技领域息息相关，属于保密范围或控制在一定范围发行，仅有少量在内部或在半公开刊物发表。因此，科技报告具有课题专深、内容新颖、科技含量高、获取难度大等特点。在科技报告中还常附有大量珍贵的数据、图表、原始记录等资料，这是科研工作者获取情报信息非常重要的来源之一。

（六）政府出版物

政府出版物又称官方出版物，是有官方性质，并由政府部门及其专门机构根据国家的命令出版的文献资料。通常分为行政文件（如法令、条约、统计资料等）、科技文献（如研究报告、技术政策等）和内部参考文献 3 大类。政府出版物是了解各国政治、经济、科学技术等情况的一种重要资料。其特点是：① 能及时反映官方意向，准确地体现一个国家的内外政策；② 提供大量原始资料和数据，比任何公开的资料都能客观准确地反映有关领域的真实情况；③ 不少情报只有政府部门的出版物才能提供。

（七）科技档案

科技档案是科学技术档案的简称，是在自然科学研究，生产技术，基本建设等活动中形成的应当归档保存的图纸、图表、文字材料、计算材料、证书及声像资料等科技性文件材料。科技档案主要收集、记录生产和科研工作中的重要活动，是生产和科研工作总结经验、吸取教训的重要文件，因此具有明显的保密性或内部使用的特点。科技档案对社会和人类的发展有知识储备、依据凭证、情报信息、促进生产力发展及提高经济效益等功能。

（八）产品说明书

产品说明书是以文本的方式对某产品进行相对详细的描述，使人们能全面认识、了解某产品的总体情况。产品说明书是一种常见的说明文，是生产者向消费者全面和明确地介绍产品名称、用途、性质、性能、原理、构造、规格、使用方法、保养维护及注意事项等内容而写的文字性材料，因此要求实事求是，不能为达到某种经济效益而夸大和虚报产品的作用、性能及价值。

四、特种文献价值

（一）有利于促进科学技术的进步

特种文献的类型多样，这些文献资料来自四面八方和各行各业，其涵盖的信息价值是其他文献无法比拟的，涉及科研、教学、生产中的问题，动态和发展趋向及事实论据，对社会技术进步、科学研究发展、生产生活水平提高等方面具有重要促进作用。特别是专利文献、标准文献、科技报告及科技档案等文献资源，记录了我国科学技术的最新发现和最新研究成果，能很好地指导各行各业工作的开展，为科研工作者不断突破技术难点、紧跟技术研究热点奠定理论基础。

（二）有助于丰富学术理论与实践成果

特种文献是反映当前国内外政治经济及社会诸多领域的最新科研成果或最新学术动态的信息，往往包含着超前或发展中的问题，有着珍贵的科技价值、学术价值及参考价值。且随着特种文献数量的逐年增加，形成了更为丰富多样的文献资源结构，其中涌现出的更多科研成果，既包括具有指导意义的学术理论成果，也有很多具有应用价值的实践成果。特种文献不仅有利于我国科研学术理论成果的不断补充、完善，而且有助于学者们借鉴、学习很多具有丰富实践价值和实践经验的学术成果，提升我国科研学术的整体水平。

五、特种文献的开发利用

特种文献特性的模糊性，出版形式的不固定性和时效性，内容的保密性和隐蔽性，给特种文献的检索带来一定的困难。随着人们对特种文献价值的认识，这种信息源在当代社会的重要性日益显现。特别是医药相关的特种文献具有专业性极强的特点，是具有独创性的一次文献，一般多在本学科领域内交流使用。如制药标准、医学会议文献及专利文献等，它产生于正在进行的还没有完全成熟的科研资料和科研成果中，能快速反映医药教学、科研、临床的最新动态和信息，能迅速报道原始研究成果，具有很强的独创性。

因此，加强对特种文献信息资源的开发利用需要做到以下几方面：第一，需要相关单位或组织树立特种文献资源建设的意识，建立特种文献建设机制。第二，要建立健全特种文献的检索及报道体系，将自身拥有的和可公开的特种文献通过互联网进行公开、传播，供人们检索、利用。第三，要根据特种文献的性质、任务、发展趋势、服务对象、读者需求等，将已有的特种文献有目的地、有选择地、分门别类地进行文献组织，并形成各具特色的功能数据库。在此基础上对各类特种文献信息进行转换过滤、提炼、整合和智能分析，做深层次的开发利用。第四，各单位组织间应加强资源间的共建共享，联合建库、统一规划，从而减少人力、物力、财力的投入与消耗。第五，加强对机构人员进行国内外特种文献的使用培训，加强宣传，利用特种文献开展参考咨询与定题服务工作，开办代查业务等。

 第二节　专利文献检索工具

　　专利一词来源于拉丁语 litterae patents，最早出现在欧洲，意为公开的信件或者公共文献，早期用来颁布某种特权的证明及独占权利书。后期随着专利制度的产生，逐渐出现标志着专利制度形成的专利文献。专利文献代表着世界上最大的技术信息源，学习专利文献及其检索工具，有助于更好地发现、检索及利用国内外最新颖的科学技术信息资源，提升学习质量。

一、专利文献内涵

（一）专利概述

1. 概念　专利一般是政府机关或代表若干国家的区域性组织与专利发明人之间的一种法律协定，是专利权的简称，是法律认定的一种权利，具体指一项发明创造，由申请人向国家专利主管机关或区域性组织提出申请，经依法审查合格后，向专利申请人授予在规定时间内独占实施其发明创造的权利。专利有以下 3 层含义。

（1）专利权：从法律的角度来说，是发明人经主管机关依法审核批准后对其发明成果拥有的独占权。

（2）取得专利的发明创造：从技术角度来说，是一种具有科学性的受法律保护的技术发明。

（3）专利文献：从文献的角度来说，指在申请专利过程中产生的一系列文献资源，主要是指专利说明书。这种对发明进行公开的专利说明书，既是一种受法律保护的文献，也是专利外在形式的重要体现，其中含有高质量、高价值的情报信息资源。

2. 类型

（1）发明专利：《中华人民共和国专利法》对发明的定义是"指对产品、方法或者其改进所提出的新的技术方案"。所谓产品，是指工业上能够制造的各种新制品，包括有一定形状和结构的固体、液体、气体之类的物品。所谓方法，是指对原料进行加工，制成各种产品的方法。发明专利并不要求它是经过实践证明可以直接应用于工业生产的技术成果，它可以是一项解决技术问题的方案或是一种构思，具有在工业上应用的可能性，但这也不能将这种技术方案或构思与单纯地提出课题、设想相混同，因为单纯地提出课题、设想不具备在工业上应用的可能性。

（2）实用新型专利：《中华人民共和国专利法》中提到，实用新型是"对产品的形状、构造或者其结合所提出的适于实用的新的技术方案"。同发明一样，实用新型专利保护的也是一个技术方案，但其保护的范围较窄，它只保护有一定形状或结构的新产品，不保护方法以及没有固定形状的物质。实用新型的技术方案更注重实用性，其技术水平较发明而言，要低一些，多数国家实用新型专利保护的都是比较简单的、改进性的技术发明。

（3）外观设计专利：《中华人民共和国专利法》定义的外观设计是"指对产品的整体或者局部的形状、图案或者其结合以及色彩与形状、图案的结合所作出的富有美感并适于工业应用的新设计"。外观设计专利的保护对象，是产品的装饰性或艺术性外表设计，这种设计可以是平面图案，也可以是立体造型，更常见的是这两者的结合，授予外观设计专利的主要条件是新颖性。

此外，专利按照持有人所有权还可分为有效专利和失效专利。有效专利是指专利申请被授权后，仍处于有效法定保护期限内，且按时缴纳了年费的专利。失效专利指专利申请被授权后，因为已经超过法定保护期限或因为专利权人未及时缴纳专利年费，从而丧失了专利权；也有可能被任意个人或者单位请求宣布专利无效后，经专利复审委员会认定并宣布无效而丧失了专利权。失效专利对所涉及的技术的使用不再有约束力。

3. 特点

（1）独占性：独占性也称专有性或排他性，是指在一定时间（专利权有效期）和区域（法律管辖区）内，任何单位或个人未经专利权人许可都不得实施其专利，即不得为生产经营目的制造、使用、许诺销售、销售、进口其专利产品，或者使用其专利方法及制造、使用、许诺销售、销售、进口其专利产品，否则属于侵权行为。

（2）时效性：时效性是指专利只有在法律规定的期限内才有效。专利权的有效保护期限结束以后，专利权人所享有的专利权便自动丧失，一般不能续期。发明便随着保护期限的结束而成为社会公有的财富，其他人便可以自由地使用该发明来创造产品。专利受法律保护的期限长短由有关国家的专利法或有关国际公约规定。世界各国的专利法对专利的保护期限规定不一。《知识产权协定》中规定，专利保护的有效期应不少于自提交申请之日起的第二十年年终。

（3）地域性：区域性是指专利权是一种有区域范围限制的权利，它只有在法律管辖区域内有效。除了在有些情况下，依据保护知识产权的国际公约，以及个别国家承认另一国批准的专利权有效以外，技术发明在哪个国家申请专利，就由哪个国家授予专利权，而且只在专利授予国的范围内有效，而对其他国家则不具有法律的约束力，其他国家不承担任何保护义务。但是，同一发明可以同时在两个或两个以上的国家申请专利，获得批准后其发明便可以在所有申请国获得法律保护。

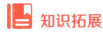 **知识拓展**

专利优先权与优先权项

　　专利优先权是指专利申请人就其发明创造第一次在缔约国提出专利申请后，在法定期限内，又在其他缔约国家以相同主题的发明创造提出专利申请的，根据有关法律规定，有权要求将第一次专利申请的日期作为其申请日，专利申请人依法享有的这种权利，就是优先权。其优先权项主要包括：① 优选权日，即第一次提出申请的日期；② 优先权号，即第一次提出申请的申请号；③ 优先权国，即第一次提出申请的缔约国。专利优先权的目的在于，排除在优先权期限内其他人在同一缔约国就相同主题的专利获得权利的可能性。

基本专利、相同专利与同族专利

　　基本专利又称主专利、支配专利，是指专利机关根据申请人的原始申请授予的独立的，不依附于其他专利的最原始的专利。两个相互依存的专利中，基本专利最先取得专利保护的专利。凡在基本专利之后授予的与其主题相关的专利，如增补专利、改进专利、输入专利、登记专利等都受基本专利支配。未得到基本专利权人同意而擅自实施这些专利的则构成侵权。基本专利被撤销或宣告无效后，与之相关的专利即失去效力。

　　相同专利是指同一申请用不同文种向多国递交，从而公开或批准的内容基本相同的专利。相同专利在公布国家、地区或国际组织范围内是唯一的，但在世界范围内可以是一个以上的。多个相同专利都源于一个基本专利，并可以组成一个大家庭，因此相同专利也被称为同族专利。

（二）专利文献概述

　　1. 概念　专利文献的概念可从狭义和广义两个方面去理解。狭义的专利文献指专利申请人为申请专利而递交的一份详细说明其发明目的、用途、特点、原理、方法及效果等的文献资料，主要包括专利请求书、说明书、权利要求书、摘要在内的专利申请说明书和已经批准的专利说明书的文件资料；广义的专利文献指实行专利制度的国家及国际专利组织在受理、审批、注册专利过程中产生的专利公报，专利文摘，专利分类表及各种专利索引等官方文件，出版物名称及供检索专利用的工具书的总和。

　　2. 类型　专利文献在具体的应用中，按照不同的标准可划分为不同的类型。

　　（1）根据功能划分：可分为一次专利文献、二次专利文献。

　　1）一次专利文献：指详细描述发明创造具体内容及其权利保护范围的各种形式的专利说明书。权利要求书即专利原始文献，是专利文献的核心，也是科技人员查找专利文献的主要对象。

　　2）二次专利文献：指利用一定的方式对一次专利文献加工后的产物，主要包括刊载专利文献、专利题录、专利索引以及各种专利事务的专利局官方出版物，即专利公报、专利分类表、专利索引、专利分类文摘等。

（2）根据设置的专利种类划分：可分为发明专利说明书、实用新型专利说明书和外观设计专利文献 3 大类。

1）发明专利说明书：指对产品、方法或者其改进所提出的新的技术方案的说明书。

2）实用新型专利说明书：指对产品的形状、构造或者结合所提出的适用的新的技术方案的说明书。

3）外观设计专利文献：指对产品的形状、图案、色彩或者其结合所作出的富有美感并适于工业上应用的新设计的说明书。

3. 特点

（1）具有技术、法律及经济性：专利文献中包含着专利发明人的技术成果，通过申请专利，使权威专利组织或机构赋予了专利一定的法律性。从专利文献中可以了解发明技术的实质、专利权的范围和时限，还能根据专利申请活动的情况，及时了解、觉察现阶段市场上的主流技术及技术的市场占有率，从而更好地预测其对经济发展的促进作用。

（2）内容新颖、广泛且详尽：专利文献中所申请的发明创造，必须是未公开发表过的内容，因此，能公开发表的专利一定是最新颖、最先进、最有价值的。内容的新颖性使专利文献成为查找某一领域研究热点的最直接的工具。同时，专利文献在内容上具有广泛性和详尽性，不仅涉及社会生产、人们生活的方方面面，而且必须清晰、具体、完整地阐述发明内容，以同行业的普通专业人员能够看懂、实施该项发明为准。

（3）可靠性及实用性强：专利法要求专利申请人在撰写专利说明书时，要紧密围绕发明主题，严格上只能叙述与发明有关的内容，因而专利文献的信息密度一般比较大。且这些专利文献多由受过专门训练的代理人和发明人协作完成，还需经过专利部门的严格审查，在实际的使用中是十分权威、可靠的。同时，专利法规定申请专利必须具有实用性，能对生活、生产及科研产生一定经济效益。可见，经专利局实质审查后批准出版的专利文献所具有的实用性是其他科技文献所无法比拟的。其中，大部分专利文献还附有详细的图解，对制定解决具体问题的方案有重要参考价值，进一步凸显了专利文献的实用性。

（4）出版迅速，格式统一：有很多国家采用专利发明的先申请原则，即针对同一发明申请专利，专利权将授予先申请的人，因此很多发明者会在完成发明的最短时间内申请专利，加快了专利文献出版的速度。也有采用早期公开制的国家，专利文献自申请专利之日起满 18 个月即公开发表，这也在一定程度上加快了专利文献的出版速度。同时，随着国际专利分类法（IPC）的建立和推广，各国专利都使用统一的分类标记，从而使专利文献具有了一整套科学的分类体系和严谨的统一格式，为利用统一的专利分类号检索专利文献提供了方便。

（5）重复出版量大：随着专利文献的快速报道，专利文献数量剧增，据调查，全世界每年新增 100 多万件专利，其中基本专利只有 35 万件左右，重复量大。因不同国家具有不同的专利申请体制，导致很多专利申请人采用不同的语言重复申请同一专利，全球专利增长速度虽快，但重复出版给专利文献的统计、管理带来了一定困难。

（6）检索方法特殊：专利文献在检索过程中具有一定的特殊性，如根据检索人的不同目的可分为专利性检索、避免侵权的检索、专利状况检索、技术预测检索、具体技术方案检索等。检索人可根据不同的检索目的使用不同的检索字段，通过构建不同的检索策略，更准确、高效地查找所需要的专利内容。

4. **格式**　专利文献即专利请求书、说明书、权利要求书等，在这些专利文献的填写、申报过程中都会有一种固定的格式规范，以方便专利文献的保存、检索及管理，其格式内容主要包括以下 3 个部分。

（1）题录部分：指有关该项专利的各种著录事项，即申请号、专利号、公开号、审定号、专利分类号、授权公告号、专利名称、专利摘要、专利申请人、专利发明人、专利权所有者，以及法律上有关联的文件及人事项等。

为了便于人们识别项目内容及计算机处理，每个著录事项前都标有一种国际上通用的数字识别代号（INID）。专利说明书的题录部分著录事项相当复杂，但著录格式都比较规范统一，包含着较为丰富的情报内容，为人们检索同类专利或相关专利提供了重要的线索，这是区别于其他文献的重要内容。

（2）正文部分：包括专利技术背景、发明内容、最优方案、实例及附图等内容，旨在给具有相同或相似研究主题的科研人员提供一定的参考借鉴。

（3）专利权限部分：又称为权项或权利要求书，指专利申请人要求专利局对其发明给予法律保护的项目，主要包括技术发明的实质性内容、明确专利权的范围，以便于让外界了解被保护的独占权的界限，具有直接的法律作用。

📕 知识拓展

专利文献著录项目

　　著录项目是专利文献技术、法律和经济 3 种信息特种的集合。通常用一套国际承认的著录数据代码 [internationally agreed numbers for the identification of（bibliographic）data，简称 INID 码]，这种代码由圆圈或括号所括的两位阿拉伯数字表示。其优点在于浏览各国专利文献时不受语言的限制，起到快速引导专利文献用户寻找相关专利信息和简要解释的作用。

5. **价值**

（1）有利于传播专利成果，促进技术进步：专利文献是记录专利成果的最重要载体之一，且专利文献在形式上丰富多样，能快速地反映科技发展的最新水平。当前，随着互联网的广泛运用，人们可以通过互联网及时地获取专利文献的最新信息，对专利成果进行全面、深入的学习，无形中加大了专利成果的传播力度，也不断提升了新技术被应用的概率，使社会各层面运用的技术不断得到更新、升级，进而起到促进全社会技术进步的作用。

（2）有利于专利性检索，避免侵权：申请人在申请专利前，应检索相关的专利文献，看看该项发明是否具有新颖性、创造性与实用性，以免投入大量的劳动力，却不能通过实质审查，无法获得专利权。更重要的是，专利制度承认保护专利申请人的智力劳动成果不被抄袭，如若随意抄袭使用，将会被追究一定的法律责任。目前，很多专利文献不仅向人们提供了发明创造技术内容，同时也向竞争对手展示了专利保护范围。因此，专利申请必须严格遵守专利制度，对已经存在的专利不得再次申请，这也是为了更好地保护专利申请人自身的权益，以免侵权带来不利影响。

（3）有利于挖掘技术情报，开拓创新思路：专利文献提供的都是最新技术，其内容新颖独特，因而利用专利文献可以了解世界技术水平和最新发展动向，为科研开发新的技术领域提供情报信息。如从申请新专利的数量、内容批准情况的数据进行挖掘分析，以预测目前最活跃的技术领域；也可分析不同技术领域的专利文献数量情况，反映其成熟程度和发展趋势；还可借鉴以往的发明，开发出技术先进且有市场潜力的产品。此外，科技人员通过查看说明书及附图，还能开阔思路，促进新的构思。

二、专利文献分类表

专利文献涉及的领域广泛，内容丰富多样，且数量在逐年增加，为更好地管理专利文献资源，对专利文献进行分类显得十分重要及必要。对世界上的专利文献进行分类，主要是通过专利分类表来实现的。目前，比较常用的专利分类表主要有：①《美国专利分类表》，该分类表将专利文献分为 346 个大类，45 000 个小类；②《日本专利分类表》，分为 174 个大类，1 092 个中类，23 466 个小类；③《英国专利分类表》，分为 44 个类组；④《德意志联邦共和国专利分类表》，分为 89 个大类；⑤《国际专利分类表》，分为 8 个部，120 个类，613 个复分表，51 000 多个小类等。其中，《国际专利分类表》，被使用得最为广泛，已被 50 多个国家和 2 个国际组织采用。我国的发明和实用新型专利文献分类也采用了《国际专利分类表》进行分类，外观设计专利文献分类则采用《国际外观设计分类表》，因此，本小节将着重介绍《国际专利分类表》和《国际外观设计分类表》。

（一）《国际专利分类表》

《国际专利分类表》（简称 IPC）是根据 1971 年签订的《国际专利分类斯特拉斯堡协定》编制的，是目前国际通用的专利文献分类和检索工具，为世界各国所必备。IPC 的出现对于海量专利文献的组织、管理和检索作出了不可磨灭的贡献。伴随着新型信息技术的不断涌现、专利文献的逐年增长及各国科学技术水平的不断提高，IPC 也在不断进行版本的完善、升级。目前已更新到 2018 版，主要分为基本版和高级版两级结构。IPC 基本版约 20 000 条，包括部、大类、小类、大组及小组。IPC 高级版约 70 000 条，包括基本版及对基本版进一步细分的条目。高级版提供给属于 PCT 最低文献量的工业产权局和大的工业产权局使用，用来对大量专利文献进行分类。

IPC 按专利文献所包含的技术主题设置类目，把整个技术领域分为部、大类、小类、大组及小组 5 个不同等级，整体上具有十分清晰的等级层次结构。部又可细分为 8 个分册，用大写拉丁字母 A ～ H 表示，具体如下。

1. 部级

A 分册——人类生活必需（农、轻、医）

B 分册——作业；运输

C 分册——化学；冶金

D 分册——纺织；造纸

E 分册——固定建筑物（建筑、采矿）

F 分册——机械工程；照明；加热；武器；爆破

G 分册——物理

H 分册——电学

此外，IPC 分类还设置了使用指南（包括大类、小类及大组的索引）。查阅该表可得到所需的专利文献分类号，即 IPC 号，用此分类号可查阅发明专利文献和实用新型专利文献。

2. **大类级** 在"部"的类号后面，加上两位阿拉伯数字组成。

3. **小类级** 在"大类"的类号之后，加上一个拉丁字母组成，A、E、O、U 及 X 字母除外。

4. **大组级** 在"小类"的类号之后加上 1～3 位阿拉伯数字及"/00"组成。

5. **小组级** 在"大组"的类号基础上，将"/00"中的"00"改为两位阿拉伯数字表示。

此外，各小组还可细分为若干下级小组，用圆点数目表示分类级次。如一级小组用一个圆点表示，二级小组用两个圆点表示，以此类推。

例如，部级：A 人类生活必需（农、轻、医）。

　　　　大类级：A61 医学或兽医学；卫生学。

　　　　小类级：A61P 化合物或药物制剂的特定治疗活性〔7〕。

　　　　大组级：A61P 3/00 治疗代谢疾病的药物（治疗血液或细胞外液的入 A61P 7/00）〔7〕。

　　　　一级小组级：A61P 3/08 · 用于葡萄糖体内平衡的药物（胰激素类入 A61P 5/48）〔7〕。

　　　　二级小组：A61P 3/10 · 治疗高血糖症的药物，如抗糖尿病药〔7〕。

（二）《国际外观设计分类表》

《国际外观设计分类表》（中文）第 12 版是按照使用外观设计的商品进行分类的，主要分为 32 个大类（表 7-1），各大类下面还设置很多小类。用此分类号可查阅外观设计专利文献。

表 7-1　国际外观设计分类表

类目	名称
01 类	食品
02 类	服装和服饰用品
03 类	其他类未列入的旅行用品、箱子、阳伞和个人用品
04 类	刷子类
05 类	纺织品、人造或天然材料片材
06 类	家具
07 类	其他类未列入的家用物品

续表

类目	名称
08 类	工具和金属器具
09 类	用于商品运输或装卸的包装和容器
10 类	钟、表和其他计量仪器、检测和信号仪器
11 类	装饰品
12 类	运输或提升工具
13 类	发电、配电和输电的设备
14 类	录音、通信或信息再现设备
15 类	其他类未列入的机械
16 类	照相、电影摄影和光学仪器
17 类	乐器
18 类	印刷和办公机械
19 类	文具用品、办公设备、美术用品及教学材料
20 类	销售和广告设备、标志
21 类	游戏器具、玩具、帐篷和体育用品
22 类	武器、烟火用具，用于狩猎、捕鱼及捕杀有害动物的器具
23 类	液体分配设备，卫生、供暖、通风和空调设备，固体燃料
24 类	医疗和实验室设备
25 类	建筑构件和施工元件
26 类	照明设备
27 类	烟草和吸烟用具
28 类	药品、化妆品、梳妆用品和器具
29 类	防火灾、防事故救援装置和设备
30 类	动物的管理与驯养设备
31 类	其他类未列入的食品或饮料制作机械和设备
32 类	图形符号和标志，表面图案，装饰

　　类下面又可细分为不同小类，如第 24 类医疗和实验室设备可分为若干小类，见表 7-2。

表7-2　医疗和实验室设备分类

类目	名称
24-01	医生、医院和实验室用的固定器械和设备
24-02	医疗器械、供实验室用的仪器和工具 注：包括只用手工操作的器具
24-03	修复手术用具
24-04	用于包扎伤口、护理和医疗的材料 注：包括吸水性敷料剂
24-99	其他杂项

注：术语"医疗设备"还包括外科、牙科和兽医用设备。

三、专利文献号

对专利文献进行分类，是为了更好地管理专利文献，能全面明确不同主题的专利分别归属的大类，从而有针对性地保存及管理。但对专利文献的保存及管理，也是为了更好地利用专利文献，为人们提供情报信息资源服务。那么在海量的专利文献资源中，如何准确识别及找到需要的专利文献也十分重要，因此，需要进一步了解专利文献号。本文所称的专利文献号是指国家知识产权局按照法定程序，在专利申请公布和专利授权公告时给予的文献标识号码。目前，中国专利文献号主要包括申请号、专利号、公开号、审定号、公告号、授权公告号6种。

（一）申请号

专利申请号主要指专利申请人在申请某项专利时，国家知识产权局在受理该专利时给予的一个标示号码。

（二）专利号

专利号是指在接受专利申请后，在授予该项专利的专利权时给予的一个标示号码。

（三）公开号

公开号是指在专利申请人申请的发明专利向外界公开出版时，给予出版专利申请文献的一个标示号码。

（四）审定号

审定号是指在发明专利申请审定公告时，给予公告的发明专利申请文献的一个标示号码。

（五）公告号

公告号是指实用新型专利申请公告时，给予出版的实用新型申请文献的一个标示号码；以及外观设计专利申请公告时，给予出版的外观设计申请文献的一个标示号码。

（六）授权公告号

授权公告号是指发明专利授权时，给予出版的发明专利文献的一个标示号码；实用新型专利授权时，给予出版的实用新型专利文献的一个标示号码；以及外观设计专利授权时，给予出版的外观设计专利文献的一个标示号码。

四、国内外专利文献检索工具

专利文献作为十大文献信息源之一，与其他科技文献相比，具有独特的信息效用，具有专有性、地域性和时间性等特点。随着人们对知识产权保护的认识，专利文献越来越显示其重要性，新产品的开发、项目的引进等都需要进行专利检索。目前，利用网上专利文献检索工具是获取专利信息的一条重要途径。用户可通过专利分类号、申请人、专利权人、专利文献号、专利申请号、主题词、化学式、专利申请或专利公布日期等字段进行专利文献的定题检索。中外专利文献的检索工具如下。

（一）国内专利文献检索工具

1. 国家知识产权局专利检索数据库　国家知识产权局专利检索数据库将中外专利数据库整合在一个服务平台上，在提供全部中国专利的同时，提供美国、日本、英国、欧洲专利局、世界知识产权组织等 103 个国家、地区及组织的专利数据，同时还收录了引文、同族、法律状态等数据信息。中国知识产权专利网站下面包含了一个由国家知识产权局牵头开发的中国药物专利数据库，收录了 1985 年至今的全部公开的中国医药发明专利文献。该数据库已成为世界上权威的、最全面且是唯一的经过深度加工的中国药物检索数据库。中国专利文献每周二、周五更新，滞后公开日 7 天；国外专利数据每周三更新。

该专利检索平台主页（图 7-1）主要包括常规检索、表格检索、专利分析、药物专题检索，以及专利快速分析、高级分析等专利信息服务功能，其表格检索功能中提供申请号、公开日、申请人等 16 个字段的检索框。

在药物专题检索中，根据药物检索的特点，除高级检索方式（图 7-2）外，还增加了方剂检索方式。同时，还增加了药物相关的多个检索字段，如药物范畴分类号、毒副作用、治疗应用、方剂组成、相似疗效等。

2. 中国知识产权网

（1）专利信息服务平台：中国知识产权网中包括的专利信息服务平台，是在借鉴国外先进专利检索平台优点的基础上，通过采用国内全文检索引擎，实现了对国内外 98 个国家和组织的专利文献进行检索、利用。平台提供了方便简洁且多元化的检索路径选项，如简单检索、高级检索和 IPC 分类检索。简单检索提供专利申请号、公开（公告）号、申请（专利权）人、发明人及发明名称等字段选项。高级检索有 22 个检索字段，检索时可以选择其中一个或多个检索字段组合检索，有些字段可使用逻辑运算符与（AND）、或（OR）、非（NOT）和模糊字符检索。

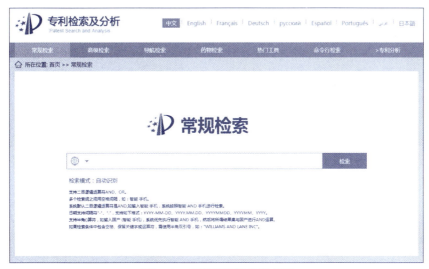

图 7-1　专利检索及分析主页

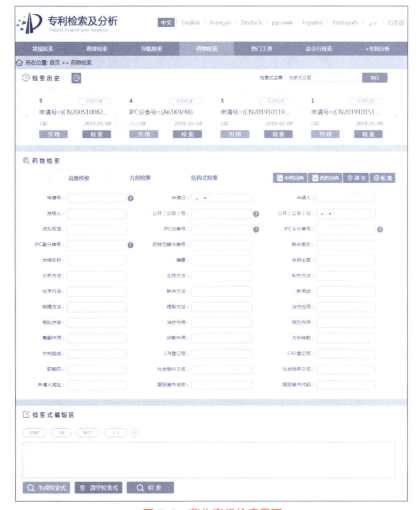

图 7-2　药物高级检索界面

国内专利数据库检索结果显示项目有名称、申请号、申请日、公开号、公开日、主分类号、范畴分类、分类号、申请人、发明人、地址、优先权、专利代理机构、国际申请、进入国家日期、国省代码、代理人、国际公布、颁证日、摘要、主权项。国外专利数据库检索结果显示项目有名称、申请号、申请日、公开号、公开日、主分类号、范畴分类、分类号、欧洲主分类号、欧洲分类号优先权、申请人、发明人，该数据库还可以进行中外混合检索。点击中外混合检索，进入国外专利检索界面→选择国别→输入名称→检索→得到检索结果。

专利信息服务平台支持免费查找、下载及利用专利文献，还提供法律状态、运营信息、失效专利及热点专题的检索发现（图7-3）。

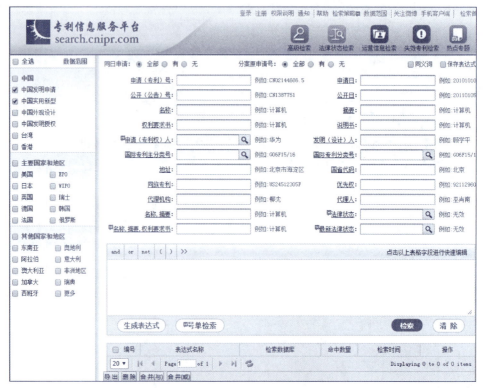

图7-3　专利信息服务平台检索界面

（2）中国知识产权大数据与智慧服务系统：中国知识产权大数据与智慧服务系统主要提供国内专利信息的查询，包括中国发明申请、中国实用新型、中国外观设计及中国发明授权的检索，也可进行部分其他国家和地区的专利文献检索。检索界面（图7-4）中，提供申请年、公布年、当前权利状态的检索条件限制，可使用申请号、公布号、名称、申请人、IPC分类等13个字段进行检索。

3. 中国知网专利数据库　中国知网专利数据库包含"中国专利全文数据库（知网版）"和"海外专利摘要数据库（知网版）"，主要收录了从1985年至今的2 100万条中国专利和从1970年至今的9 300万条国外专利，准确地反映了国内外最新的专利发明。中国专利按照专利种类分为发明专利、外观设计和实用新型3个类型，其中发明专利和实用新型

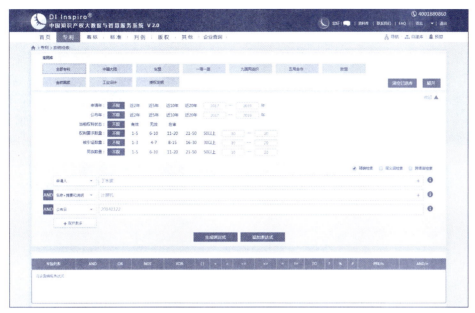

图 7-4　中国知识产权大数据与智慧服务系统检索界面

采用国际专利分类表（IPC）分类和 CNKI 168 学科分类，外观设计采用国际外观设计分类表和 CNKI 168 学科分类。国际专利则采用 IPC 分类和 CNKI 168 学科分类。专利相关的文献、成果等信息来源于 CNKI 各大数据库。中国专利采取双周更新的方式，而国外专利文献则每月更新。

　　专利相关的文献和成果可以通过申请号、申请日、公开号、公开日、专利名称、摘要、分类号、申请人、发明人、优先权等检索项进行简单，高级和学科导航检索，如按学科进行医药卫生科技的检索（图 7-5），并能一次性下载专利说明书全文。与通常的专利数据库相比，中国知网专利数据库的每条专利的知网节集成了与该专利相关的最新文献、科技成果、标准等信息，可以完整地展现该专利产生的背景、最新发展动态、相关领域的发展趋势，可以浏览发明人与发明机构更多的论述及在各种出版物上发表的文献。

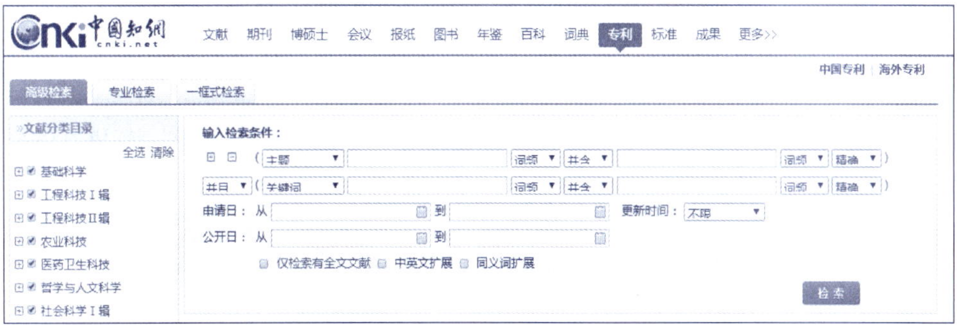

图 7-5　中国知网专利数据库检索界面

　　4. 中国专利信息中心　中国专利信息中心成立于 1988 年，其前身是原中国专利局的自动化工作部，现在是国家知识产权局直属事业单位、国家级大型专利信息服务机构，拥有国家知识产权局赋予的专利数据库管理权、使用权和综合服务经营权。其主营业务包括专利相关信息化系统运维、专利信息加工和专利信息服务等，服务对象包括国家知识产权局、各地方知识产权局、各地方专利审查协作中心、企业、公众等，业务范围覆盖全国14个省份的18个城市。

该中心专利检索提供智能检索、表格检索、专家检索、号单检索及分类检索，在表格检索界面（图7-6）中，可检索中国专利或世界专利，检索字段主要有标题、申请人、申请号及公开号等20个字段，并能实现多个字段间的组合检索。

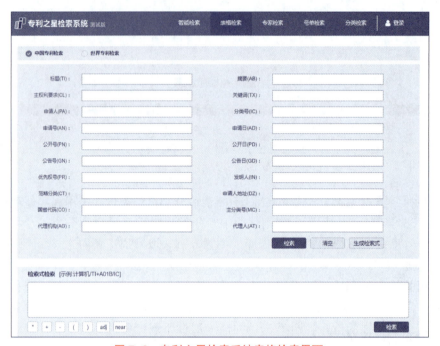

图7-6　专利之星检索系统表格检索界面

（二）国外专利文献检索工具

1. 美国专利商标局专利数据库　美国专利商标局专利数据库（USPTO Patent Databases）面向公众提供全方位的专利信息服务，其中除了提供专利数据库检索服务外，还提供丰富的其他相关信息，如专利概述、专利申请、文献公布程序、US专利分类体系等，数据库内容每周更新一次。该平台提供美国专利数据库、专利授权数据库、专利申请公布数据库、专利法律状态数据库、专利转让数据库、专利公报数据库、专利分类表数据库、专利基因序列数据库、外观专利检索数据库等多样化的专利信息数据库检索。检索的方式主要有3种：快速检索（Quick Search），高级检索（Advanced Search），专利号检索（Number Search）。

2. 德温特世界专利索引数据库　德温特世界专利索引数据库（Derwent Innovations Index，简称DII数据库）是英国德温特公司出版的，该数据库合并了Derwent World Patent Index（1963年至今）中超过50所专利发布机构索引的高附加值专利信息与Derwent Patents Citation Index（1973年至今）中索引的专利引用信息，提供了全球各种发明的全面概述，涵盖的文献可追溯至 1963 年，是收录较全面的专利文献数据库。

3. 欧洲专利局　欧洲专利局（EPO）是根据欧洲专利公约，于 1977 年 10 月 7 日正式成立的一个政府间组织。目前有 38 个成员国，覆盖了整个欧盟地区及欧盟以外的 10 个国家。其主要职能是负责欧洲地区的专利审批工作。欧洲专利局成员国国民进行某一项专利申请时，依据欧洲专利公约规定，可以指定多国获得保护。一项欧洲专利可以在任何一个或所有成员国中享有国家专利的同等效力。目前，欧洲专利局支持英、法、德 3 种语言的专利申请，给专利申请人提供了语言选择的自由。欧洲专利局是世界上实力最强、最现代化的专利局之一，拥有世界上最完整的专利文献资源，先进的专利信息检索系统和丰富的专利审查、申诉及法律研究方面的经验，在文献收集、检索及审查员培训方面对中国知识产权局提供过很多帮助。2017 年，中国首次跻身于欧洲专利局 5 大申请国。

4. IPDL 日本专利信息检索系统　日本专利局（Japanese Patent Office，JPO）于 1999 年 3 月 31 日开始通过"工业产权数字图书馆（Industrial Property Digital Library，简称 IPDL）"，将日本专利、实用新型和外观设计电子文献及检索系统在因特网上免费提供给全世界的读者。IPDL 起初只有日文界面，后来为了方便不懂日文的人士检索还提供了英文界面，1993 年以后的说明书都实现了英文全文代码化。另外，在各种检索方式的操作页面都有关于相应检索字段的详细说明及输入格式。

（三）专利文献检索——以中国知网为例

在中国知网中检索申请日期为 2017—2019 年的与制药工程相关的专利。

1. 分析　检索词为"制药工程"，时间跨度为 2017—2019 年。

2. 检索步骤

（1）步骤一：进入中国知网主页，选择专利数据库检索界面，使用高级检索界面（图 7-7）。

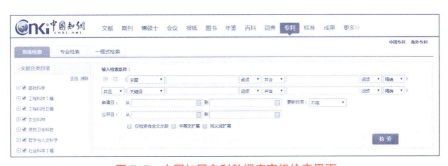

图 7-7　中国知网专利数据库高级检索界面

（2）步骤二：在高级检索框中限制检索字段，选择主题检索，并在检索框中输入"制药工程"；在申请日期中输入 2017 年 1 月 1 日到 2019 年 12 月 31 日，点击"检索"即可（图 7-8）。

（3）步骤三：查看检索结果，共检索到 60 条结果（图 7-9）。在检索结果界面左侧有聚类分析功能，将检索结果按照资源类型、专利类别进行聚类分析，可在此处进行结果中的二次检索，选择实用新型进行二次检索，检索结果为 44 条。最后根据需要进行文献的阅读、下载（图 7-10）。

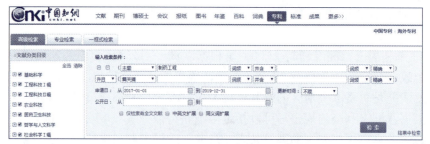

图 7-8   中国知网专利数据库高级检索策略图

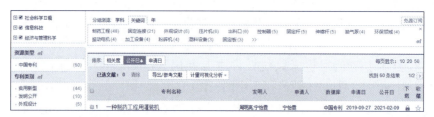

图 7-9   中国知网专利数据库检索结果界面

	专利名称	发明人	申请人	数据库	申请日	公开日	下载	收藏
1	一种新型制药工程用压片机	徐硕	徐硕	中国专利	2018-11-15	2019-12-27	⬇	☆
2	一种用于生物制药工程的蒸汽加热系统	肉刚;任旭;张毅	贵州永诺菲特生物制药有限公司	中国专利	2018-12-28	2019-12-17	⬇	☆
3	一种制药工程用加工混料设备	程鹏飞	程鹏飞	中国专利	2018-11-27	2019-08-16	⬇	☆
4	一种制药工程用压片装置	许兰兰	许兰兰	中国专利	2018-06-25	2019-06-07	⬇	☆
5	一种制药工程用干燥装置	支烨	怀来诺德诚企业管理有限公司	中国专利	2018-09-15	2019-04-23	⬇	☆
6	一种制药工程用加工混料设备	许兰兰	许兰兰	中国专利	2018-06-25	2019-04-05	⬇	☆
7	一种制药工程用筛分装置	许兰兰	许兰兰	中国专利	2018-06-25	2019-04-05	⬇	☆

图 7-10   中国知网专利数据库二次检索结果界面

 第三节   标准文献检索工具

　　在社会生活中，人们都遵循一定的规则、秩序展开各项活动，长久以来会形成一种大家共同遵守的准则。在工业生产等方面，也会遵循一定的标准，旨在为约束和规范各种活动或其结果提供规则、指南或特性；为方便人们共同使用或重复使用一种标准，进而产生标准文献。标准文献以科学、技术和实践经验的综合成果为基础，对促进最佳社会效益有重大价值。通过对标准文献基本内容的学习及其检索工具的掌握，能让我们快捷检索、获取医学类标准文献资源。

一、标准类型及其文献特点

（一）标准类型

1. 按性质划分 标准按性质可划分为技术标准和管理标准。技术标准按内容分为基础标准、产品标准、方法标准、安全和环境保护标准等。管理标准按内容分为技术管理标准、生产组织标准、经济管理标准、行政管理标准、管理业务标准、工作标准等。

（1）技术标准：技术标准是对标准化领域中需要协调统一的技术事项所制定的标准。它是根据不同时期的科学技术水平和实践经验，针对具有普遍性和重复出现的技术问题，提出的最佳解决方案。它的对象既可以是物质的（如产品、材料、工具），也可以是非物质的（如概念、程序、方法、符号）。技术标准是从事科研、设计、工艺、检验等技术工作及商品流通中共同遵守的技术依据，是目前大量存在的、具有重要意义和广泛影响的标准。

（2）管理标准：管理标准是指对标准化领域中需要协调统一的管理事项所制定的标准。制定管理标准的目的是合理组织、利用和发展生产力，正确处理生产、交换、分配和消费中的相互关系，以及科学地行使计划、监督、指挥、调整、控制等行政与管理机构的职能。

2. 按适用范围划分 标准按适用范围可划分为国际标准、区域性标准、国家标准、专业（部）标准、地方标准，以及公司、企业标准。

目前，我国采用的标准主要是按照适用范围分类，有国家标准、行业标准、地方标准及企业标准。

（1）国际标准：国际标准是指国际标准化组织（ISO）、国际电工委员会（IEC）和国际电信联盟（ITU）制定的标准，以及国际标准化组织确认并公布的其他国际组织制定的标准。国际标准在世界范围内统一使用。

（2）区域性标准：区域性标准是世界某一区域标准化团体通过的标准。区域标准化团体可以由同一地理范围内的国家所组成，也可以由于政治原因或经济原因而使一些国家组成区域标准化团体。世界上比较重要的区域标准化团体制定的区域性标准有：由西欧国家组成的欧洲标准化委员会及欧洲电工标准化委员会制定的欧洲标准，由阿拉伯国家组成的阿拉伯标准与计量组织制定的阿拉伯标准。对于我国来说，对没有国家标准和行业标准而又需要在省、自治区、直辖市范围内统一的工业产品的安全和卫生要求，可以制定区域性标准。区域性标准由省、自治区、直辖市标准化行政主管部门制定，并报国务院标准化行政主管部门和国务院有关行政主管部门备案，在公布国家标准或者行业标准之后，该区域性标准立刻废止。区域性标准容易造成贸易壁垒，因此，目前有许多区域标准化团体倾向于不制定区域性标准，区域性标准有逐渐削弱和减少之势。

（3）国家标准：国家标准是由国家标准化主管机构批准、发布，在全国范围内统一的标准，主要分为强制性国家标准和推荐性国家标准。强制性国家标准指对保障人身健康和生命财产安全、国家安全、生态环境安全及满足经济社会管理基本需要的技术要求。强制性国家标准由国务院有关行政主管部门依据职责提出、组织起草、征求意见和技术审查，由国务院标准化行政主管部门负责立项、编号和对外通报。推荐性国家标准是对满足基础通用、与强制性国家标准配套、对各有关行业起引领作用等需要的技术要求。强制性国家标准由国务院批准发布或授权发布，而推荐性国家标准由国务院标准化行政主管部门制定。

（4）专业（部）标准：专业（部）标准是由专业标准化主管部门或专业标准化组织批准、发布，在某专业范围内统一的标准。专业标准的主要内容与部标准相似，它是按专业化分工的要求而规定的。专业标准与国家标准是处于同一水平的标准，只是管辖权限与适用范围不同。在全国范围内的某一专业领域内实施通用的统一标准（专业标准），排除了过去那种由各部门对同一对象分别制定不同标准的混乱现象，适应于社会化大生产的客观要求。我国专业标准的代号以汉语拼音字母"ZB"表示，其标准编号采用《中国标准文献分类法》的一级类目、二级类目的代号与二级类目内的标准顺序号再加年代号表示。一级类目下设 23 类，用拉丁字母表示。二级类目用两个数字表示。

（5）地方标准：地方标准是由地方（省、自治区、直辖市）标准化主管机构或专业主管部门批准、发布，在某一地区范围内统一的标准。在 1988 年以前，我国标准化体系中还没有地方标准这一级标准。但随后考虑到我国地域辽阔，各省、自治区、直辖市和一些跨省市的地理区域，其自然条件、技术水平和经济发展程度差别很大，对某些具有地方特色的农产品、土特产品和建筑材料，或只在本地区使用的产品，或只在本地区具有的环境要素等，有必要制定地方性的标准。制定地方标准一般有利于发挥地区优势，有利于提高地方产品的质量和竞争能力，同时也使标准更符合地方实际，有利于标准的贯彻执行。

（6）公司、企业标准：企业标准是在企业范围内需要协调和统一的技术要求、管理要求和工作要求方面所制定的标准，是企业组织生产、经营活动的依据。国家鼓励企业自行制定严于国家标准或者行业标准的企业标准。企业标准由企业制定，由企业法人代表或法人代表授权的主管领导批准、发布。企业标准一般以"Q"开头。

3. 按成熟度划分　标准按成熟度可划分为强制性标准、推荐性标准、试行标准及标准化指导性技术文件。

（1）强制性标准：是指保障人体健康、人身安全、财产安全的标准，以及法律、行政法规强制执行的标准，如药品标准、食品卫生标准等。强制性标准是在一定范围内通过法律、行政法规等强制性手段加以实施的标准，具有很强的法律属性。强制性标准可划分为全文强制和条文强制两种形式。标准的全部技术内容需要强制时，为全文强制形式；标准中部分技术内容需要强制时，为条文强制形式。

（2）推荐性标准：又称为非强制性标准或自愿性标准，是指在社会生产、交换及使用等方面不强制厂商和用户采用，而是通过经济手段或市场调节促使他们自愿采用的国家标准或行业标准，如保鲜冰箱标准、洗衣机烘干标准等。

（3）试行标准：指未正式大面积采用的标准，只是暂时被部分公司、企业或研究领域使用的标准。试行标准一般要 2 年才能申请转正为正式标准。试行标准一般是针对新产品开发，如研制新药，不排除标准有缺陷，在试行期考察处方、检定方法是否有问题，以便于标准在转正时修改。试行标准的药品可以销售。

（4）标准化指导性技术文件：是对标准化工作的原则和一些具体做法的统一规定，如产品型号编制规则、各类标准编制导则等。符合以下情况之一的项目，可制定指导性技术文件，一是技术尚在发展中，需要有相应的标准文件引导其发展或具有标准化价值，尚不能制定为标准的；二是采用国际标准化组织、国际电工委员会及其他国际组织（包括区域性国际组织）的技术报告的。标准化指导性技术文件不具有强制性。

（二）标准文献特点

1. 体裁格式整齐划一 每个国家对于标准的制定和审批程序都有专门的规定，并有固定的代号，标准格式整齐划一。这就使标准文献在编写方法、语言逻辑、文件体裁、幅面格式、分类方法、报批办法等方面都有独特的风格。

2. 具有一定的法律约束力 标准文献是从事科研、生产、设计、管理、产品检验、商品流通等的共同依据，具有一定的法律约束力，如《中华人民共和国标准化法》就对强制性标准的项目作了具体的规定，对违反有关规定的要追究法律责任。国际上大多数国家对与人们生活有关的及安全方面的标准，都是强制执行的。

3. 时效性强 标准文献只以某时间阶段的科技发展水平为基础，具有一定的陈旧性。随着科技发展和时间的推移，标准不断地进行修订、补充、替代或废止，旧标准文献失去时效而被新标准文献代替，更新较快。因此，每份标准均有一定的执行时间，在各国标准编号中，制定标准的时间都作为一个组成部分。

4. 出版形式多样，文字简练 一份标准一般只解决一个问题，文字准确简练。大多数标准只有几页，每份标准有独立的编号，有的在每份标准下还分成若干部分。标准不仅份数多，而且出版的形式也多，既有不同成熟度的标准，也有单印本、合订本、汇编本等。同时，也给标准文献的管理带来一定的难度。

5. 使用范围分明 不同种类和级别的标准在不同范围内贯彻执行。一般来讲，标准都是公开颁发的，具有共享技术的性质，如国际标准、各国国家标准、专业和团体协会标准等；但也有一部分标准不是公开发行的，如国外公司和企业的内部标准，它们具有专有技术性质。弄清标准的这种性质，在引进标准中不仅可以引进共享技术，而且可以引进专有技术。

6. 具有其自身的检索系统 标准文献因其特殊性，在出版发行时，采用专门的出版发行渠道。因此在标准文献的检索、下载及使用过程中，也需要访问特定的检索系统才能获取。标准文献形式多样，内容丰富多样，也只有通过自身的检索系统才能更加全面、完整地查找标准内容。

二、标准文献分类法

目前，综合国内外的标准分类情况，主要可分为字母分类法、数字分类法及字母数字混合分类法。

（一）字母分类法

以字母作为标记的分类法是将标准分为若干类，针对每一类采用一个字母表示。采用这种分类法的国家有澳大利亚、加拿大、奥地利、墨西哥等，如墨西哥官方标准（NOM）、美国材料与试验协会标准（ASTM）等采用此分类法，其特点仅适用于数目不大的标准文献的分类。

（二）数字分类法

数字分类法是仅以阿拉伯数字作为标记符号的分类法，如加拿大国家标准（CAN）、西班牙标准（UNE）、马来西亚标准（MS）及国际标准分类法（ICS）等采用此分类法。其特点为单纯、简短、易检易排，没有文种、字母的限制，方便各国用户检索、使用其他国家的标准。

国际标准分类法（ICS）因其广泛的适用性，主要用于国际标准、区域性标准和国家标准及相关标准文献（包括导则、操作规程、标准草案等）的分类、编目、订购与建库，从而促进国际标准、区域性标准及相关标准化文献在世界范围的传播。其数字分类体系主要包含3级类目，一级类目由2位数字组成，共有40个类目（表7-3），二级类目由3位数字组成，三级类目由2位数字组成，类目之间用实圆点分隔（表7-4）。

表 7-3   国际标准分类法（ICS）一级类目分类表

代码	名称	代码	名称
01	综合术语学标准化	49	航空器和航天器工程
03	社会学服务公司	53	材料储运设备
07	数学、自然科学	55	货物的包装和调运
11	医药卫生技术	59	纺织和皮革技术
13	环保、保健与安全	61	服装工业
17	计量学和测量、物理	65	农业
19	试验	67	食品技术
21	机械系统和通用件	71	化工技术
23	流体系统和通用件	73	采矿和矿产品
25	机械制造	75	石油及相关技术
27	能源和热传导工程	77	冶金
29	电气工程	79	木材技术
31	电子学	81	玻璃和陶瓷工业
33	电信、音频和视频技术	83	塑胶和塑料工业
35	信息技术、办公机械	85	造纸技术
37	成像技术	87	涂料和颜料工程
39	精密机械、珠宝	91	建筑材料和建筑物
43	道路车辆工程	93	土木工程
45	铁路工程	95	军事工程
47	造船和海上建筑物	97	家用和商用设备、文娱

表7-4 医药卫生技术二级、三级类目分类

编码	中文名称	编码	中文名称
11	医药卫生技术	11.080.01	消毒和灭菌综合
11.020	医学科学和保健装置综合	11.080.10	消毒设备
11.040	医疗设备	11.080.20	消毒剂和防腐剂
11.040.01	医疗设备综合	11.080.30	封装消毒
11.040.10	麻醉、呼吸和复苏设备	11.080.99	有关消毒和灭菌的其他标准
11.040.30	外科器械和材料	11.100	实验室医学
11.040.40	外科植入物、假体和矫形	11.120	制药学
11.040.50	射线照相设备	11.120.01	制药学综合
11.040.55	诊断设备	11.120.10	药物
11.040.60	治疗设备	11.120.20	医用材料
11.040.70	眼科设备	11.120.99	有关制药学的其他标准
11.040.99	其他医疗设备	11.140	医院设备
11.060	牙科	11.160	急救
11.060.01	牙科综合	11.180	残疾人用设备
11.060.10	牙科材料	11.200	人口控制、避孕器具
11.060.20	牙科设备	11.220	兽医学
11.080	消毒和灭菌		

（三）字母数字混合分类法

字母数字混合分类法是以字母和数字相结合作为标记符号的分类法。如中国标准文献分类法（CCS）、日本工业标准（JIS）、波兰标准（PN）、比利时标准（NBN）、法国标准（NF）、美国国家标准（ANSI）等均采用此分类法。其特点为类目等级一目了然，但难以实现世界范围的通用。

中国标准文献分类法（CCS）主要分为24个大类，类目设置以专业划分为主，适当结合科学分类。序列采取从总到分、从一般到具体的逻辑系统。该分类法采用二级分类，一级类目的设置主要以专业划分为主，二级类目设置采取非严格等级制的列类方法；一级分类由24个大类组成，即A综合，B农业、林业，C医药、卫生、劳动保护，D矿业，E石油，F能源、核技术，G化工，H冶金，J机械，K电工，L电子元器件和信息技术，M通信、广播，N仪器、仪表，P工程建设，Q建材，R公路、水路运输，S铁路，T车辆，U船舶，V航空、航天，W纺织，X食品，Y轻工、文化与生活用品，Z环境保护。每个大类有100个二级类目；一级分类由单个拉丁字母组成，二级分类由双数字组成，如图7-11。

C			
(C00)标准化、质量管理	(C01)技术管理	(C04)基础标准与通用方法	(C05)医学
(C07)电子计算机应用	(C08)标志、包装、运输、贮存	(C10)医药综合	(C12)抗生素类药
(C15)激素、计划生育、抗肿瘤药与免疫抑制药	(C17)心血管、呼吸与血液系统用药	(C19)诊断用药，外用消毒药与五官科、皮肤科用药	(C21)制剂用辅料与其他
			(C23)中药材
(C25)中药制剂	(C27)生物制品与血液制品	(C30)医疗器械综合	(C31)一般与显微外科器械
(C32)眼科与耳鼻咽喉科手术器械	(C33)口腔科器械、设备与材料	(C35)矫形外科、骨科器械	(C36)其他专科器械
(C37)医疗设备通用要求	(C38)普通诊察器械	(C39)医用电子仪器设备	(C40)医用光学仪器设备与内窥镜
(C41)医用超声、激光、高频仪器设备	(C42)理疗与中医仪器设备	(C43)医用射线设备	(C44)医用化验设备
(C45)体外循环、人工脏器、假体装置	(C46)手术室设备	(C47)公共医疗设备	(C48)医用卫生用品
(C50)卫生综合	(C51)环境卫生	(C52)劳动卫生	(C53)食品卫生
(C54)食品添加剂、营养强化剂卫生	(C55)营养卫生	(C56)学校卫生	(C57)放射卫生防护
(C59)无中文描述	(C60)职业病诊断标准	(C61)公害病诊断标准	(C62)卫生检疫
(C65)劳动安全技术综合	(C66)安全控制技术	(C67)工厂防火防爆安全技术	(C68)生产设备安全技术
(C69)防护设备的安全要求	(C70)工业防尘防毒技术	(C71)工业物理因素危害控制	(C72)生产环境安全卫生设施
(C73)劳动防护用品	(C75)劳动保护管理综合	(C76)工时、休假与女工、未成年工保护	(C77)安全卫生技能考核
(C78)安全卫生管理	(C80)消防综合	(C81)火警监视、报警与消防调度系统	(C83)灭火技术
(C84)消防设备与器材	(C85)消防救生、辅助工具	(C90)制药、安全机械与设备综合	(C91)原料药加工机械与设备
(C92)制药加工机械与设备	(C93)药材采取与中药加工机械	(C95)药品检验仪器	

图 7-11 C 医药、卫生、劳动保护二级分类

三、标准文献格式及用途

（一）标准文献格式内容

一份完整的标准一般应该包括以下各项标识或陈述：① 标准级别。② 分类号，通常是《国际十进分类法》（UDC）类号和各国自编的标准文献分类法的类号。③ 标准号。④ 标准名称。⑤ 标准提出单位。⑥ 审批单位。⑦ 批准年月。⑧ 实施日期。⑨ 具体内容项目。标准文献内容一般包括标准级别、标准名称、标准分类号、标准编号、标准审批与实施日期等。标准文献均单独编号，独立成册，一份标准解决一个问题。

知识拓展

标　准　号

每份标准都有标准号。标准代号有两种，一是国际标准代号，国际及国外标准号形式各异，但基本结构为标准代号 + 顺序号 + 年代号，如 DIN-11911-79，其中 DIN 为联邦德国标准代号，11911 为序号，79 为年代号；二是我国的国家标准代号，由标准代号、标准发布顺序和标准发布年代号构成。国家标准的代号由大写汉字拼音字母构成，强制性国家标准代号为 GB，推荐性国家标准的代号为 GB/T，如 GB1-73，其中，GB 是中国国家标准代号，1 为序码，73 为年代号。

（二）标准文献用途

标准化是一项重要技术经济政策，是为实现标准化所做的技术规定，是各企业生产中共同遵守的技术依据。通过标准文献可以全面、详细了解各国的经济政策、技术政策、生产水平、资源状况和标准水平等，从而更好地指导本国实践。

由于标准是对重复性事物和概念所做的统一规定，在科研、企业管理、社会生产等领域采用标准化的概念，术语，公示及符号等，有利于避免技术交流障碍。标准文献也是科学技术与经济建设的桥梁，世界各国，无论是国内经济建设还是对外经济技术交往，标准文献都已成为必备的资料，愈来愈受到重视。

标准文献是一种重要的科技情报源，每一篇标准文献都是数以百计的专家知识和经验的高度概括和综合。它不仅可以直接应用于生产、加工、贸易，也是进行新产品开发、科学研究的重要技术依据。各大型厂矿、科研院所、高等院校及医疗院所对标准文献都有广泛需求。

四、国内外标准文献典型检索工具

（一）国内标准文献主要检索工具

1. 全国标准信息公共服务平台 国家标准化管理委员会是国务院授权履行行政管理职能、统一管理全国标准化工作的主管机构。

在国家标准化管理委员会主页面中有全国标准信息公共服务平台（图7-12），提供国家标准、行业标准及地方标准等的查找，检索方式主要有普通检索和高级检索，高级检索提供检索类别、标准属性及计划编号等字段。利用这些字段可进行组合式检索。此外，还可根据国际标准分类号（ICS）分类查找标准文献，如选择"医药卫生技术"，检索界面中提供基本检索和高级检索框，可限定标准的状态和发布时间进行检索（图7-13）。

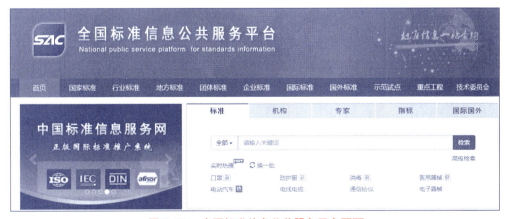

图7-12 全国标准信息公共服务平台页面

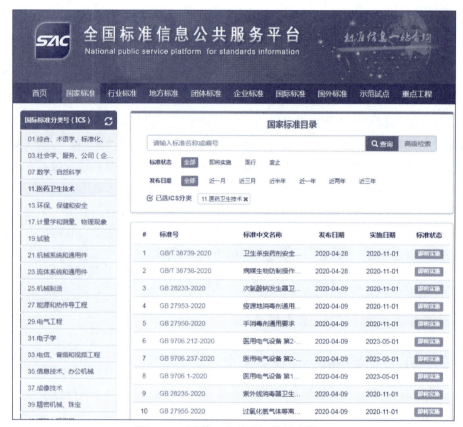

图7-13　医药卫生技术标准检索界面

　　2. 中国知网标准数据总库　中国知网（CNKI）中收录的标准数据总库是国内数据量最大、收录最完整的标准数据库，分为中国标准题录数据库（SCSD）、国外标准题录数据库（SOSD）、国家标准全文数据库和中国行业标准全文数据库。中国标准题录数据库（SCSD）收录了所有的中国国家标准（GB）、国家建设标准（GBJ）、中国行业标准的题录摘要数据，标准共计约16万条；国外标准题录数据库（SOSD）收录了世界范围内重要标准，如国际标准（ISO）、国际电工标准（IEC）、欧洲标准（EN）、德国标准（DIN）、英国标准（BS）、法国标准（NF）、日本工业标准（JIS）、美国标准（ANSI）、美国部分学会标准（如ASTM，IEEE，UL，ASME）等标准的题录摘要数据，标准共计约38万条。国家标准全文数据库收录了由中国标准出版社出版的，国家标准化管理委员会发布的所有国家标准，占国家标准总量的90％以上。中国行业标准全文数据库收录了现行、废止、被代替及即将实施的行业标准，全部标准均获得权利人的合法授权。

　　标准的内容来源于中国标准化研究院国家标准馆，相关的文献、专利、成果等信息来源于CNKI各大数据库。可以通过标准号、中文标题、英文标题、中文关键词、英文关键词、发布单位、摘要、被代替标准、采用关系等检索项进行检索，检索分为简单检索、高级检索（图7-14）、专业检索及一键式检索。目前，采用每月和每季的方式更新标准数据总库内容。

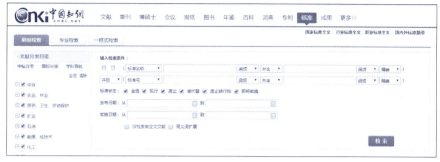

图 7-14 中国知网标准高级检索界面

3. 万方数据知识服务平台——标准文献库 万方数据知识服务平台的标准文献库资源来源于中外标准数据库，涵盖了中国标准、国际标准及各国标准等在内的 200 余万条记录，综合了由国家质量技术监督局、国家建设部情报研究所、中国建筑材料科学研究总院等单位提供的相关行业的各类标准题录。全文数据来源于国家指定的专有标准出版单位，文摘数据来自中国标准化研究院国家标准馆，数据权威。检索方式主要有简单检索（图 7-15）、高级检索（图 7-16）及专业检索，提供标准编号、发布单位等检索字段。

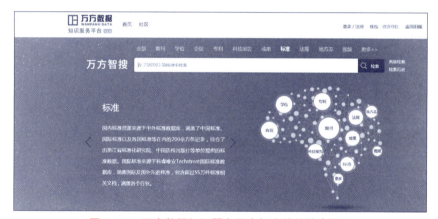

图 7-15 万方数据知识服务平台标准简单检索界面

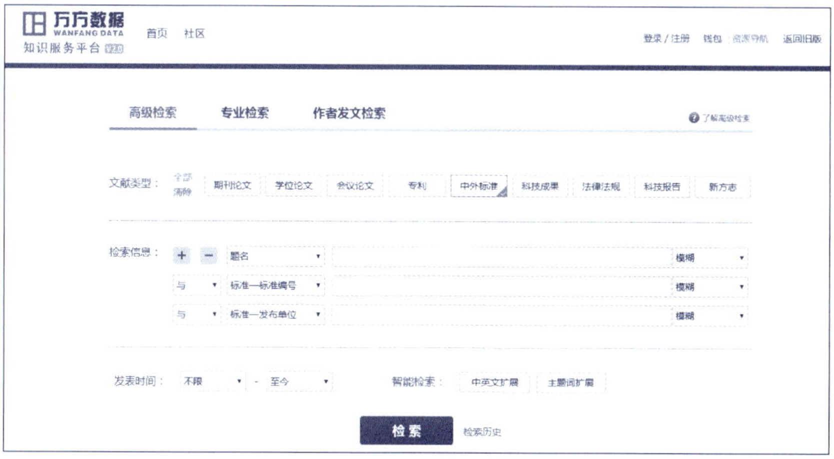

图 7-16 万方数据知识服务平台标准高级检索界面

4. 智立方知识资源服务平台　智立方知识资源服务平台综合了由国家质量技术监督局、国家建设部情报研究所及中国建筑材料科学研究总院等机关单位提供的相关行业标准53 万余条，其中包括中国标准、国际标准及其他国外标准，资源量覆盖了近 20 年的标准文献资源，并保持每年 5 万余条的标准文献增长。提供简单检索（图 7-17）和高级检索（图 7-18），可通过题名、关键词、标准发布单位等字段检索，支持检索结果的在线阅读、全文下载、文献传递、网络链接等多种全文获取途径，同时支持多种常见文献题录格式的浏览及导出，且资源以周为单位进行持续性更新。

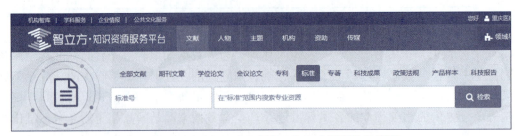

图 7-17　智立方知识资源服务平台标准简单检索界面

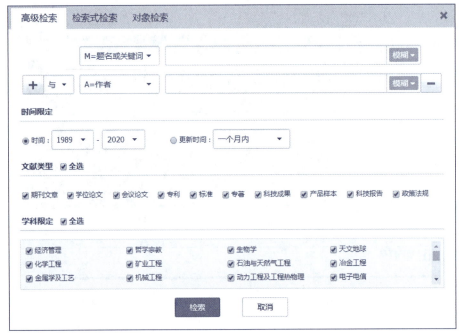

图 7-18　智立方知识资源服务平台标准高级检索界面

（二）国外标准文献主要检索工具

1. 国际标准化组织　国际标准化组织（International Organization for Standardization，ISO）成立于 1946 年，是一个全球性的非政府组织，是国际标准化领域中一个十分重要的组织。ISO 总部设于瑞士日内瓦，成员包括 162 个会员国，官方语言是英语、法语和俄语。参加者包括各会员国的国家标准机构和主要公司。其标准内容涉及广泛，从基础的紧固件、轴承各种原材料到半成品和成品，其技术领域涉及信息技术、交通运输、农业、保健和环境等。中国是 ISO 的正式成员，代表中国参加 ISO 的国家机构是中国国家技术监督局（CSBTS）。ISO 有配套的检索工具，即《国际标准化组织目录》，收录上一年的全部现行国际标准，属于年刊。《国际标准化组织目录》现采用国际标准分类表编排，包括主题分类目录、字顺索引、标准号索引、技术委员会序号（即 TC 号）索引和废弃目录。中文版《国际标准化组织目录》按 TC 号编排。

ISO 提供基本检索（图 7-19）和高级检索这两种检索方式，检索标准范围涉及已经出版的标准、发展中的标准及撤销的标准。可通过关键字、标准名称、ISO 标准号、国际标准分类号、语言等字段进行检索。

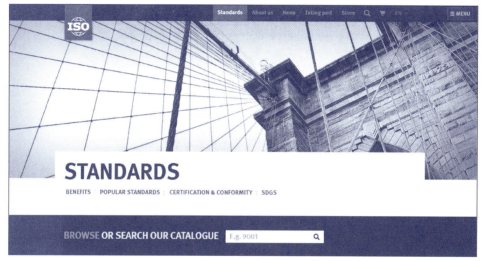

图 7-19 国际标准化组织主页及基本检索界面

2. 美国国家标准学会（ANSI） ANSI 标准，即美国国家标准（图 7-20），是由美国国家标准协会颁布的标准。ANSI 标准大部分是在本国各个专业团体所制定的专业标准中，选择后经各专业委员会批准而提升的，其主要检索工具是《美国国家标准协会目录》，包括主题目录和标准号索引两部分。

3. 英国标准学会 英国标准学会（British Standards Institution，BSI）是世界上第一个国家标准化机构。截至 1998 年年底，BSI 已经制定发布了 13 700 多份标准，其中包括通用标准、实用规程、汽车专业标准、船舶专业标准、航天专业标准、发展草案、公布文献、手册、教育出版物等。标准广泛应用于所有专业领域，可以作为仲裁的依据，也可以作为技术条件的根据。在政府部门制定的技术法规和法令中，大量引用了英国国家标准（BS）。1982 年 11 月 24 日，英国政府与 BSI 签订了《联合王国政府和英国标准学会标准备忘录》。其中规定，政府各部门今后将不再制定标准，一律采用 BSI 制定的英国国家标准；政府参加 BSI 各种技术委员会的代表将以政府发言人身份出席会议。特别是在政府采购和技术立法活动中直接引用英国国家标准。在英国标准学会主页中进行检索，其主要信息如图 7-21。

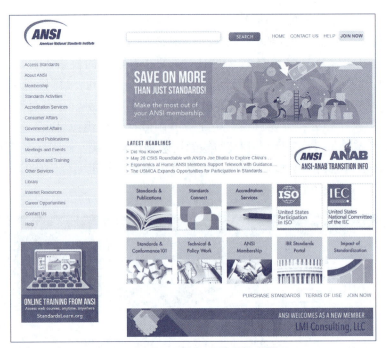

图 7-20 美国国家标准简单检索界面

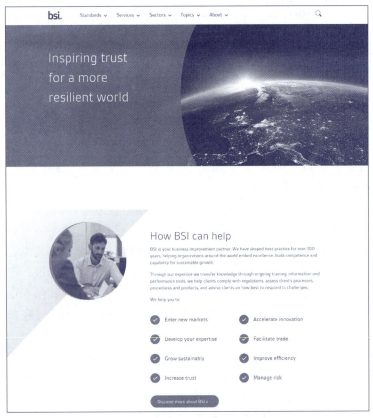

图 7-21 英国标准学会主页面

（三）标准检索——以中国知网为例

在中国知网标准数据库中检索标准发布日期为 2009—2018 年的现行标准文献，且标准名称中含有"中药材"的文献。

1. 分析　检索词为"中药材"，标准状态为现行，时间跨度为 2009—2018 年。

2. 检索步骤

（1）步骤一：进入中国知网数据库主页，选择标准数据库，并利用高级检索方式（图 7-22）。

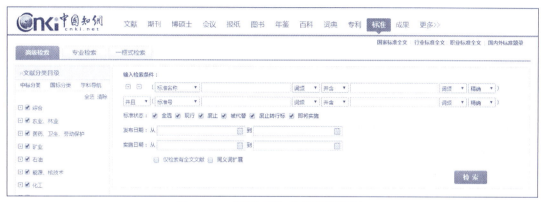

图 7-22　中国知网标准文献检索界面

（2）步骤二：在对应限定条件的检索框中输入检索主题词，即标准名称检索框后面输入中药材，发布时间从 2009 年 1 月 1 日至 2018 年 12 月 31 日，标准状态为现行，点击"检索"即可（图 7-23）。

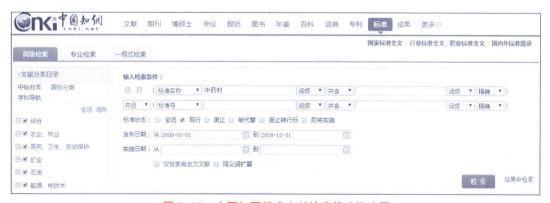

图 7-23　中国知网标准文献检索策略构建图

（3）步骤三：符合条件的标准文献共 9 条，包括国家标准和行业标准。最后根据实际需要进行标准文献的下载、利用（图 7-24）。

表格内容：

	标准名称	标准号	更新日期	来源	下载	阅读	收藏
1	中药材(三七)产业项目运营管理规范	GB/Z 35038-2018	2018-07-19	国家标准			
2	中药材(川党参)产业项目运营管理规范	GB/Z 35039-2018	2018-07-19	国家标准			
3	中药材追溯通用标识规范	SB/T 11039-2013	2015-10-10	行业标准			
4	中药材流通追溯体系专用术语规范	SB/T 11038-2013	2015-10-10	行业标准			
5	中药材仓库技术规范	SB/T 11095-2014	2015-11-05	行业标准			
6	中药材仓储管理规范	SB/T 11094-2014	2015-11-05	行业标准			
7	中药材气调养护技术规范	SB/T 11150-2015	2016-12-15	行业标准			
8	中药材热风穿流式烘干箱	JB/T 20111-2016	2019-11-27	行业标准			
9	中药材颚式破碎机	JB/T 20113-2016	2019-11-27	行业标准			

图7-24　中国知网标准文献检索结果界面

第四节　会议文献检索工具

> 　　会议文献中一般会公布各学科研究领域人员在科研工作中取得的新进展与新成果，并提出新的研究课题和新的研究设想。其对人们科学研究、学术创作及了解行业最新发展状态具有重要价值和意义。会议文献也是进行学术交流分享和传播科技情报信息的重要情报源。因此，本节将对会议文献内涵、特征等展开系统学习，并通过介绍相应的会议文献检索工具，帮助我们全面获取日常学习所需的医学类会议信息及文献资源等。

一、会议文献含义

　　会议文献是在会议前后等正式场合产生的各种会议宣传资料、会议论文及会议总结性文档的总称，一般指在各种学术会议上宣读、交流的论文，专家学术报告及其他在会前、会后编印的文献资料，通常以会务资料、学术报告、会议录及论文集等方式公开或非公开出版。

二、会议文献特点

（一）内容新颖

　　会议文献的内容一般都是学科关注的热点、难点及重点，能全面体现学科的发展趋势，且很多最新的研究发现都是通过召开会议分享和传播的。在会议中通过交流讨论最新科学研究动态、进展与发展方向，以及新发现、新设想等，能帮助大家及时了解行业动态。有的科研成果和文章代表了学科的新潮流，具有较高的学术水平和研究价值。如与医学有关的学术会议一般是由医药卫生学术团体、医药院校、医院、药厂等组织召开，会议常邀请在学科范围内有一定影响力的专家或会议内容相关学科的学者作报告。宣读的论文是经大会领导小组审核评选出来的。

（二）专业性强

学术会议一般是对某学科或学科研究方向进行理论及实践的探讨、交流及分享，在此过程中产生的会议文献涉及大量的专业术语、专业研究领域的专业知识，有一定的深度和专业性，只有具备相关专业素养的人才能参与其中。

（三）传递及时

参与会议的人员通过专题汇报、现场互动等方式，可以高效及时地获取会议内容，加之与会人员来自四面八方，可以及时将会议内容进行传播，打破了信息交流的区域界限。此外，会议文献在会议的不同阶段进行出版，也在很大程度上加快了信息传播的及时性，提高了会议文献更新、出版的时效性。

（四）形式多样

会议文献资料的形式具有多样性，有文本性的资料如会议手册、宣传单等，多媒体性质的资源如PPT、音频、视频等。针对这些不同形式的文献，还可分为正式出版与非正式出版。

三、会议文献类型

（一）按出版形式划分

按照会议文献的不同出版形式，可具体划分为期刊、图书、科技报告及电子出版4种类型，具体如下。

1. **期刊**　会议文献没有固定的出版形式，但据统计，以期刊形式出版的会议录约占会议文献总数的50%，成为会议信息传播、发表最主要的载体形式之一。会议文献有的刊载在学会或协会主办的期刊上，有的则发表在专门刊载会议录或会议论文摘要的期刊上，还有的发表在设有会议文献专题栏目的其他专业期刊上，根据会议文献实际刊发情况，以专刊、增刊或专辑的形式分别出版。

2. **图书**　会议文献还常常汇编成专题论文集或出版会议丛书。图书内容以会议专题为主，将会议名称作为图书的书名，并在书中提供整个会议的详细信息，包括会议召开的时间、地点、主题、发表报告的专家学者简介及参与会议的人员等。

3. **科技报告**　有极少数会议文献会以科技报告的形式出版，这部分会议文献是科技文献的重要组成部分，一般是科技工作者围绕科学研究所取得的成果，是经过挑选的、质量高的，能及时反映科学技术中的新发现、新成果、新成就及学科最新发展趋势的会议文献。

4. **电子出版**　电子出版一般包括音频、视频、PPT等多媒体资源出版形式。此外，有的会议文献还以录音带、录像带或缩微品等形式出版。

（二）按出版顺序划分

从会议的前期准备到中期召开再到后期归纳总结，可将会议文献分为以下 3 种类型。

1. 会前文献　会议正式召开前，会提前准备好会议征文启事、会议通知、会议论文预印本、会议论文摘要、会议日程表、专家发言提要、会议预告等文献内容，在会议举办当天提供给与会人员使用，作为参与会议的一种引导性资料。其中，会议论文预印本是在会议举办前的几个月，专门发给与会人员或公开出售的会议资料，因此在会议内容的完备性及准确性方面不及会议录。

2. 会中文献　会议举办期间的文献资料主要有开幕词、报告人演讲词、讨论记录、会议简报、会议决议及闭幕词等。其中，会议决议是最有价值的会中文献。

3. 会后文献　在会议结束后，会将会上已经宣读并经过编辑加工的论文、交流讨论记录、发言稿、会议记录、会议决议及与会人员名单进行系统和全面的整理，编辑成册，以会议录、论文集、汇编、会议专著、会议讨论报告及期刊专刊、特刊的形式出版。

四、会议文献主要检索工具

（一）国内会议文献主要检索工具

1. 国家科技图书文献中心会议文献数据库　国家科技图书文献中心（National Science and Technology Library，NSTL）会议文献数据库主要收录了 1985 年以来国内外国家级学会、协会、研究会及各省、部委等组织召开的国际性或国内学术会议。该数据库以收录数学、生物科技、医学、药学及化学等自然科学各专业领域的会议论文为重点，每年涉及近千个学术会议，同时每年同步增长 20 余万篇会议文献，并实现了每周更新。该数据库提供中外文会议文献的检索（图 7-25），检索字段主要有题名、作者、关键词、会议名称、会议录名称、会议时间等。

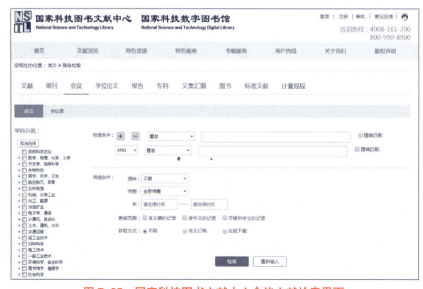

图 7-25　国家科技图书文献中心会议文献检索界面

2. 中国学术会议论文全文数据库　中国学术会议论文全文数据库（China Conference Paper Database，CCPD）是万方系列数据库之一，也是国内唯一的学术会议文献全文数据库。会议资源包括中文会议和外文会议，中文会议收录始于 1982 年，收录来自国家级学会、协会、研究会组织召开的全国性学术会议论文，共计 538 万多篇，年收集 4 000 多个重要学术会议，年增 20 万篇全文，每月更新；外文会议主要来源于外文文献数据库，收录了 1985 年以来世界各主要学会、协会、出版机构出版的学术会议论文，共计 700 多万篇。数据范围覆盖自然科学、工程技术、农林、医学等领域，可按会议论文标题、作者、关键字、会议名称及主办单位等字段检索（图 7-26）。

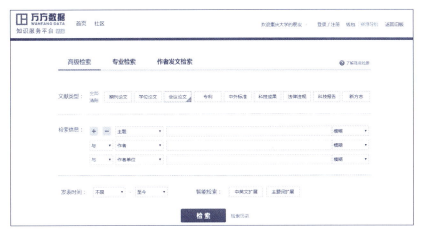

图 7-26　中国学术会议论文全文数据库检索界面

3. 中国学术会议在线　中国学术会议在线是由教育部批准，教育部科技发展中心主办，面向广大科技人员提供科学研究与学术交流会议信息的服务平台。该平台以"优化科研创新环境、优化创新人才培养环境"为宗旨，通过实现学术会议资源的网络共享，为高校广大师生创造良好的学术交流环境；并通过现代化信息技术手段，可实现分阶段实施学术会议网上预报及在线服务、学术会议交互式直播／多路广播，以及会议资料点播三大功能；为广大科技人员提供学术会议信息的预报、不同学科领域会议的分类搜索、会议在线报名、会议论文征集、会议资料发布、会议视频点播、会议同步直播等服务内容。同时，该平台还组织高校定期开办"名家大师学术系列讲座"，并利用网络及视频等条件，组织高校师生与知名学者进行在线交流与互动。

在中国学术会议在线主页中，可按照学科分类进行会议信息检索，涉及医学方面的学科分类主要有基础医学、临床医学、中医学与中药学，利用模糊检索、会议检索、视频检索及会议论文摘要检索均可实现会议信息的查找和利用。例如，以学科分类中的"基础医学"为检索对象，点击基础医学，可进一步检索到基础医学的二级学科分类，主要包含医学免疫学、人体解剖学与组织胚胎学、病原生物学、生理学、病理学、生物医药工程学、药学、公共卫生与预防医学、老年学及护理学等 9 个二级学科。还可根据具体检索的会议信息选取对应的二级学科进行详细检索。

4. 中国知网会议文献数据库　中国知网会议文献数据库是国内外重要会议论文全文数据库，是由国内外会议主办单位或论文汇编单位书面授权并推荐出版的重要会议论文库。重点收录了自 1999 年以来，中国科学技术协会系统及国家二级以上的学会、协会，高校、科研院所，政府机关举办的重要会议以及在国内召开的国际会议上发表的文献。其中，国际会议文献占全部文献的 20％以上，全国性会议文献超过总量的 70％，部分重点会议文献回溯至 1953 年。该数据库分为 10 大专辑：基础科学、工程科技Ⅰ辑、工程科技Ⅱ辑、农业科技、医药卫生科技、哲学与人文科学、社会科学Ⅰ辑、社会科学Ⅱ辑、信息科技、经济与管理科学。10 大专辑下分为 168 个专题。目前，已收录出版国内外学术会议论文集 3 万本，累积文献总量 300 多万篇。检索界面（图 7-27）提供会议主题、关键词、作者、会议时间、会议名称等字段的检索。

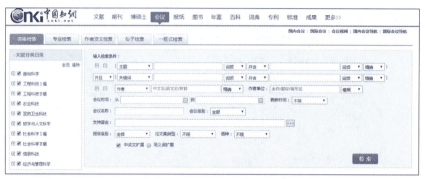

图 7-27　中国知网会议文献数据库检索界面

5. 智立方知识资源服务平台　智立方知识资源服务平台是重庆维普资讯有限公司开发的一个资源发现平台，其中整合了自 1989 年以来的中外文期刊、学位论文、会议论文、专利、专著、标准、科技成果、产品样本、科技报告、政策法规等多种文献类型，涵盖医药卫生、化学工程、生物学、哲学宗教及经济管理等多个学科，并且提供一站式检索和全文保障服务，提供分面聚类、相关排序等多种检索结果寻优途径。该平台提供基本检索、高级检索（图 7-28）、检索式检索及对象检索 4 种方式，检索字段主要有会议题名、关键字、机构及分类号等，可实现不同字段间的布尔逻辑组合检索。

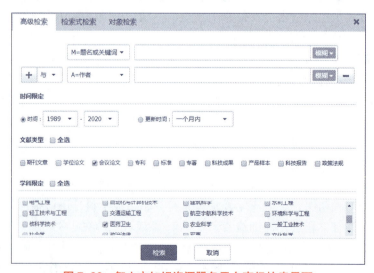

图 7-28　智立方知识资源服务平台高级检索界面

（二）国外会议文献主要检索工具

1. **Conference Proceedings Citation Index-Science**　简称 CPCI-S，是由国际会议录索引（Index to Scientific & Technical Proceedings，ISTP）更名而来，创建于 1978 年，由美国科学情报研究所编辑出版。该索引汇集了全球最新的、最重要的会议信息及资料，涉及生命科学、医学、工程技术等学科领域的会议文献，主要包括一般性会议、座谈会、研究会、讨论会、发表会等。美国汤森路透公司基于 Web of Science 统一检索平台，将 CPCI-S 作为其中的一个子数据库，该数据库收录了自 1996 年以来医学相关的大部分会议文献，通过会议名称、时间及地点等字段，可进行会议文献文摘信息的检索及查找（图 7-29）。

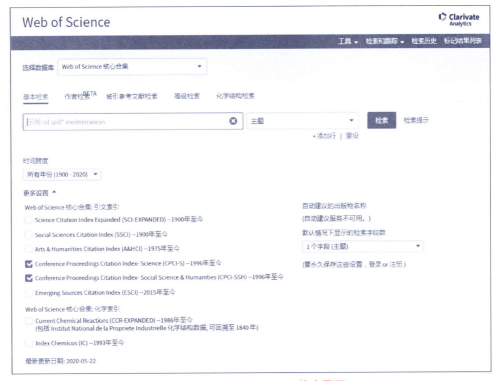

图 7-29　Web of Science 检索界面

2. **Doctor's Guide：Congress Resource Center**　简称 CRC，是由美国 Doctor's Guide 网站建立的医学会议信息预告中心，可以按分类浏览或用关键词检索会议信息。专门收集今后几年将在世界各国召开的医学会议信息，每年报道的会议有 5 000 多个，会议资源中心主页面提供多种检索途径，用户可在检索框中输入会议内容进行查询，也可按照会议划分的专业领域、会议举办的时间和地点等进行检索。此外，还提供了对所收录会议信息的全文检索功能，包括基本检索和高级检索。

3. **HON 医学会议检索平台**　该平台仅提供医学领域的会前信息检索，通过会议检索专栏，可以浏览、查找国际上即将举办的医学领域的相关会议，可进行会议时间、主题及地址字段的限定，提供基本检索等方式。

（三）会议文献检索——以中国学术会议论文全文数据库为例

在中国学术会议论文全文数据库中检索临床药学相关的会议文献。

1. 分析　检索词为"临床药学"。

2. 检索步骤

（1）步骤一：进入万方数据知识服务平台——中国学术会议论文全文数据库中，选择高级检索界面（图7-30）。

（2）步骤二：在高级检索界面进行检索策略构建，在主题检索字段输入检索主题词"临床药学"，点击"检索"（图7-31）。

（3）步骤三：共检索到5 234条结果（图7-32）。在检索结果界面左侧提供聚类分析功能，将检索结果按照年份、学科分类、会议级别、语种及会议主办单位等聚类。在此可以进行二次检索，帮助缩小检索范围，提高文献的查准率。如仅查看2017年中国药学会举办的会议，共检索到30条结果，最后可对这些会议文献进行在线阅读或者下载（图7-33）。

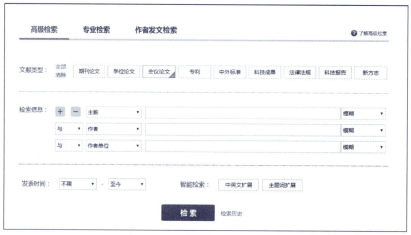

图7-30　会议文献高级检索界面

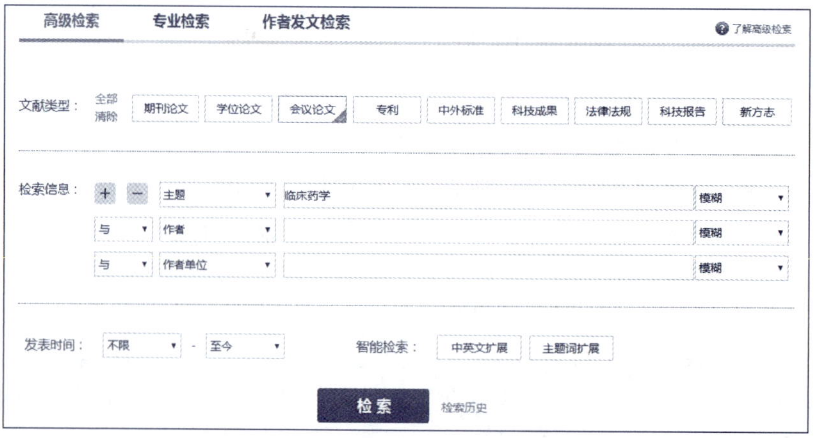

图7-31　会议文献检索策略构建图

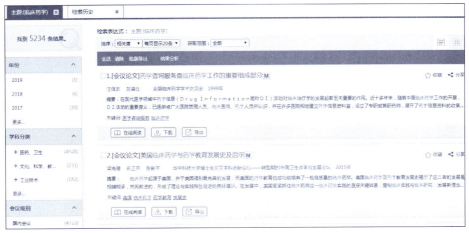

图 7-32　检索结果界面

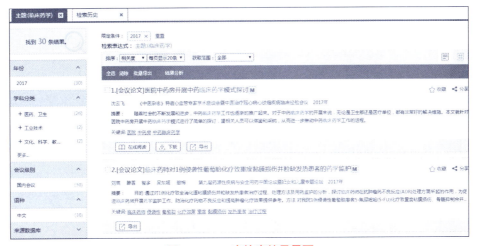

图 7-33　二次检索结果界面

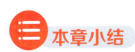

　　互联网和移动图书馆的出现使文献信息资源呈爆炸式增长，获取信息资源的途径也多种多样，在面对海量信息时，同学们往往很难精确找到符合主题的文献资源，在医学信息领域同样如此。

　　本章节通过全面介绍特种文献的含义、内涵、特点及应用价值等，使同学们对特种文献有初步的认识和了解，并以此为基础重点介绍专利文献、标准文献及会议文献的检索工具及检索方式等，帮助大家更好地熟悉特种文献资源获取途径，以及如何选择不同的检索方式进行文献查找、利用，一方面能提高获取特种文献的效率及准确率，另一方面有助于轻松获取学习及学术科研所需的特种文献资源。

课后练一练

一、思考题

1. 简述特种文献的内涵。
2. 简要论述特种文献的价值及意义。
3. 如何更好地开发利用特种文献资源，助力学术、科研及技术的发展进步？
4. 简述 IPC 分类法的体系结构。
5. 一篇完整的标准文献应具备什么样的格式？
6. 简述国内会议文献的主要检索工具及检索方式。
7. 如果要了解近期召开的药学相关的会议信息，可以在哪些检索工具中查找？请至少列举两个。

二、实训：特种文献检索

（一）实训目标

1. 能准确识别专利文献、标准文献及会议文献。
2. 会熟练利用国内特种文献专业数据库检索各类型医学类特种文献。
3. 在本校数字图书馆系统中，会根据所需的医学类不同类型特种文献选择对应的数据库进行检索、下载。

（二）实训参考题目

1. 在本章介绍的特种文献资源数据库中，分别找出一篇医学类专利文献、标准文献及会议文献。
2. 利用中国知网（CNKI）下载专利申请人为师依婷、李小鹏、杨萌，专利名称为"一种核医学辐射剂量检测装置"的文献。
3. 利用万方数据库知识服务平台标准文献库，检索主题为"药学"的标准文献，并罗列出 10 篇标准文献名称。
4. 在国家知识产权局专利检索数据库中，利用药物专题检索，检索申请号为 CN200510082772、IPC 分类号为 A61K9/48 的发明专利名称。
5. 检索医学类会议文献，可以利用本校数字图书馆主页中的哪些数据库？

在线测试

（徐　倩）

第八章

文献管理

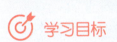 学习目标

- 掌握文献管理的基本过程及常用文献管理软件的基本功能。
- 熟悉文献管理软件 E-Study 和文献资源评价的基本方法。
- 了解文献资源评价方法和策略。

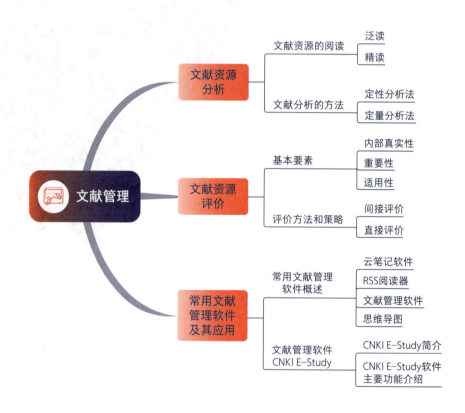

文献资源
分析
- 文献资源的阅读
  - 泛读
  - 精读
- 文献分析的方法
  - 定性分析法
  - 定量分析法

文献资源
评价
- 基本要素
  - 内部真实性
  - 重要性
  - 适用性
- 评价方法和策略
  - 间接评价
  - 直接评价

文献管理

常用文献
管理软件
及其应用
- 常用文献管理
软件概述
  - 云笔记软件
  - RSS阅读器
  - 文献管理软件
  - 思维导图
- 文献管理软件
CNKI E-Study
  - CNKI E-Study简介
  - CNKI E-Study软件
主要功能介绍

文献数量急剧增长，我们正处于"文献爆炸"的时代，在当下我们会面对以下的问题：文献过多，如何区分高质量文献；文献重复下载，积累过多，遗忘丢失；文献存放混乱，查找不便，无法整合；书写论文时参考文献的设置等。著名哲学家培根曾指出："我们不应该像蚂蚁，只是收集；也不可像蜘蛛，只从自己肚中抽丝；而应该像蜜蜂，既采集，又整理，这样才能酿出香甜的蜂蜜来。"面对繁多的文献，只有对其合理管理才能高效地利用，才有利于得到有意义的结论。本章内容针对文献管理过程中文献的分析、评价和管理进行阐述，对学习工作中常用的个人文献管理软件进行介绍。

第一节 文献资源分析

文献资源分析是指通过对收集和检索到的相关文献资源进行研究，以探明研究对象的发展过程，并总结自己观点的分析过程。按照检索主题得到的文献资源需要经过分析才能达到可应用的程度，因此文献资源分析是获得文献资源后首先需要完成的事情，这是由粗到精、由低级到高级的文献信息提炼的重要过程。

一、文献资源的阅读

文献资源阅读和分析是相辅相成的过程，阅读能帮助我们了解检索的文献信息的基本内容，有助于全面分析检索信息。文献阅读的方法有多种，可以分为泛读和精读。

（一）泛读

泛读所指的并不是简单的泛泛浏览，而是在注意力高度集中的情况下以获取有价值的信息为目的的一种积极的、创造性的理解过程。

泛读这一个阶段应该是尽可能详尽地阅读相关主题的文献，了解前人的成果。同时在其中能够紧盯自己的检索主题，了解是否能得到自己想要的结论。在泛读的过程中，需要广泛阅读经典文献（如最基本的先驱性文献、文献综述和高被引文献等）和最新文献（如核心期刊最新载文、权威专家最新发文）。经典文献能帮助读者从历史的高度掌握检索主题的方向，最新文献能帮助读者掌握本主题的最新研究动态。

泛读读什么？一篇文献拿到以后主要快速浏览题目、摘要、引言和结论。题目能够判断是否感兴趣；摘要主要看问题、方法和结论是否设计科学合理；引言主要看研究动机和前人的主要贡献；结论主要判定文献是否值得精读。

泛读怎么读？在泛读的过程中一定要控制阅读时间，一篇文献阅读时间不宜超过15分钟。时间上的控制能保障阅读效率的提高，也能在一定程度上增加阅读量。同时还需要了解一些阅读的顺序技巧。对于已经检索到的大量文献资源，阅读的一般顺序为：先中文再外文，这样有助于理解文献的内容；同一篇文献先文摘后原文；同一类文献先综述后专题性文献。

（二）精读

值得精读的文献是经过泛读筛选出来的优质的文献资源。对于精读的文献，最主要的目的就是对一些至关重要的文献反复研读，掌握其思路。

精读读什么？对于至关重要的文献资料要从头到尾认真研读，要弄清作者及其课题组在研究领域的地位和贡献；明白此文的地位及其作用；理解此文的主要假设和演绎思路；了解解决关键问题的基本方法；并批判性地找到此文的成绩和不足之处。精读完后要能复述出论文的研究背景、研究目的、主要内容、特殊方法、主要结论、创新点及不足。同时做好文献笔记，有利于文献的归纳整理。

 知识拓展

> **泛读与精读的关系**
>
> 泛读是精读的基础，精读能扩展泛读的广度。
>
> 一般对于一个陌生的领域至少需要泛读 30 ~ 40 篇文献，再开始准备精读文献。
>
> 如果没有足够的泛读量，一是对检索主题大背景、整体情况不了解，精读无法正常进行；二是不能正确筛选出高质量的文献，可能会把时间花在质量较差的文献上。

文献资源阅读能力是研究问题最基本的能力。阅读文献时可以先用一个检索主题检索出比较全面的文献资源，由点到面；一边阅读一边检索，不断深入不断查新；再根据阶段，多数的文献看摘要，少数看全文；阅读文献时选择比较完整的时间，同时对于每一篇文献做好文献笔记。

二、文献分析的方法

文献分析是一门综合性很强的科学，是运用科学的理论和方法，通过对文献的加工处理，使文献汇总整合出新的信息，为决策提供科学依据的过程。文献分析具有通用性和广泛性的特点，医药文献分析是在其他信息分析方法的基础上，不断积累和发展而形成的。

常用的文献分析方法包括定性分析法和定量分析法。

（一）定性分析法

文献的定性分析法是指运用分析与综合、相关与比较、归纳与演绎等逻辑学手段进行文献研究的分析方法。常用的文献定性分析法有比较分析法、相关关系法、综合归纳法。

1. 比较分析法 比较分析法可以分为纵向比较法和横向比较法。

纵向比较法是通过对同一事物在不同时期的状况，如数量、质量、性能、参数、速度、效益等特征进行对比，认识事物的过去和现在，从而分析其发展趋势。由于这是同一事物在时间上的对比，所以又称为动态对比。

横向比较法是对不同区域，如不同国家、地区或部门的同类事物进行对比，又称静态对比，属于同类事物在空间上的对比。横向比较法可以指出区域间、部门间或同类事物间的差距，判明优劣。

通过比较分析法获得的文献分析结果可以使用数字、表格、图形或文字予以表达。

2. 相关关系法 事物之间或事物内部各个组成部分之间经常存在某种关系，如现象与本质、原因与结果、目标与途径、事物与条件等关系，这些关系可以称为相关关系。通过分析这些关系，可以从一种或几种已知的事物来判断或推知未知的事物，这就是相关关系法，主要用于预测性的文献调研。

3. 综合归纳法 综合归纳法把与研究对象有关的情况、数据、素材进行归纳与综合，把事物的各个部分、各个方面和各种因素联系起来考虑，从错综复杂的现象中，探索它们之间的相互关系，从整体的角度通观事物发展的全貌和全过程，以达到获得新认识、新方法、新理论的目的。常见的综合归纳法包括归纳综合、扬弃综合、兼容综合、典型分析、背景分析、环境扫描、系统辨识、数据挖掘等。

（二）定量分析法

文献的定量分析法是指运用数学方法对研究对象的本质、特征进行量化描述与分析的方法。因为量化描述主要是通过数学模型来实现，所以定量分析法也可以说是利用数学模型进行文献分析的方法。定量分析法的核心技术是数学模型的建立与求解及模型性能的评价判定。数学模型的建立过程包括明确建模目标、确定模型变量、建立数学模型的近似理论公式、确定参数和模型求解、评价模型的性能。概率统计法是一种常用的科技文献定量分析法。概率统计法也称拟合模型法，这种方法的实质是利用已有的数据情报拟合推演出数学模型。其关键是采集加工的数据情报要能够反映研究对象的特性和运动的机制，数据分析要准确，拟合方法要合理。这种方法适用于非突变性随机问题。常用的文献定量分析法有引文分析法、Meta分析法、文献计量法。

1. 引文分析法 引文分析法是根据文献间存在的互相引证关系，利用概率论与数理统计方法对文献的被引用率进行分析。这种方法的主要研究依据是文献、作者、期刊等之间的引证关系。引文分析法可用于评价论文的质量、研究机构或著作的学术水平和预测某学科的发展趋势。

2. Meta分析法 Meta分析中文译为"荟萃分析"，是指对一个科学的临床研究活动，全面收集所有相关研究并逐个进行严格评价和分析，再用定量合成的方法对资料进行统计学处理得出综合结论的整个过程。Meta分析符合人们对客观规律的认识过程，是与循证医学的思想完全一致的。

3. 文献计量法 文献计量法是通过特定专题文献的分布与数量的增长情况、数量与时间的关系、文献之间相互引证关系等研究文献的变化规律，从而探讨科学研究工作中某些结构、特征和规律。本法必须尽可能多地收集同一专题文献。

第二节　文献资源评价

　　文献资源评价是对文献学术价值的评估过程，其目的在于通过对有关文献的鉴别和研究，评价其内在质量，借以选定具有研究价值的文献。在进行文献质量评价时，应依据科学、规范的评价标准，而不是靠评价者的主观感觉、临床或研究经验来判断。

一、基本要素

　　文献质量评价的基本要素包括文献内部真实性、重要性和适用性 3 个方面。

（一）内部真实性

　　内部真实性是指某个研究结果接近真值的程度，即研究结果受各种偏倚的影响程度。偏倚主要来源于 4 个方面。

　　1. 选择偏倚　选择偏倚可能出现在选择和分配研究对象时。采用设计不完善的随机方法能导致分配研究对象时出现选择偏倚，导致各组的基线资料不具有可比性，影响内部真实性。

　　2. 实施偏倚　实施偏倚主要是在干预措施的实施过程中出现的系统偏差。保障干预方案进行标准化，并尽可能对研究对象和干预提供者实施盲法，这样能保障内部真实性。

　　3. 失访偏倚　失访偏倚是指在研究的随访过程中，试验组和对照组因退出、失访、违背干预方案的人数或失访者的特征不同而造成的系统差异。

　　4. 测量偏倚　测量偏倚是指在测评结局指标时，由于测评方法不可信或各组采用的测评方法不一致所造成的系统差异，尤其当结局指标是由测评者进行主观判断时。

（二）重要性

　　重要性是指文献是否具有临床应用价值，在循证医学中，通常使用量化指标来评价研究结果的临床意义，不同的研究问题评价指标不同。评价证据的临床重要性应重点关注证据所涉及的临床问题是否明确、具体，所选择的评价指标是否正确等问题。

　　1. 用于病因或危险因素研究的指标　当研究问题是探讨病因及危险因素时，如果采用的是随机对照试验或队列研究，常用相对危险度来评价研究结果的重要性；如果采用的是病例对照研究，则用比值来评价研究结果的重要性。

　　2. 用于防治措施效果研究的指标　如果研究问题是探讨某防治措施的效果，除了用某特定临床结局的发生率（如治愈率、有效率、病死率、不良反应发生率）或某观测指标的均数和标准差来评价防治措施的临床效果外，通常还使用绝对危险降低率、相对危险降低率、获得一例最佳效果需治疗的病例数等指标来评价临床效果的差异度。

3. 用于诊断性试验的指标 对于诊断性试验来说，常用来评价研究结果重要性的指标包括敏感度、特异度、准确度、患病率、阳性预测值、阳性似然比等。其中，敏感度和特异度是评价诊断性试验的两个稳定而可靠的指标。

（三）适用性

适用性即研究的外部真实性，指研究结果能否推广应用到研究对象以外的人群。在循证医学中，最佳证据的应用与推广必须结合患者的病情和接受程度、经济水平、医疗条件、社会环境等因素。外部真实性主要与研究对象的特征、干预措施的实施方法、研究背景、结局评估的标准等因素密切相关。研究人群与其他人群的特征差异、社会环境、经济因素等影响证据的适用性。

二、评价方法和策略

提高对文献资源的评价能力，有助于广、快、精、准地查取所需求的信息资料。文献质量评价主要是采用间接评价和利用评价工具直接评价判断文献的可靠性。

（一）间接评价

1. 文献的来源 文献的信息源在一定程度上反映了文献的质量，也可以通过一些文献评价指标来反映文献的质量。如基本科学指标（essential science indicator，ESI）、期刊引证报告（journal citation report，JCR）和 H 指数（H-factor）。

📖 知识拓展

3种评价文献质量的指标

基本科学指标（ESI）是一个基于 Web of Science 核心合集数据库的文献评价分析工具，可以确定在某个研究领域有影响力的国家、机构、论文和出版物，以及研究前沿。作为一种基本的科学计量分析评价工具，ESI 具有的评价功能包括：分析某个公司、研究机构、国家及期刊的科学研究绩效；跟踪自然科学和社会科学领域内的研究发展趋势；分析评价员工、合作者、评论家及竞争对手的能力；测定某一专业研究领域内科学研究成果的产量和影响力。

期刊引证报告通过对参考文献的标引和统计，可以在期刊层面衡量某项研究的影响力，显示出引用和被引期刊之间的相互关系。其中就包括文献影响因子（impact factor，IF 值）和期刊的总被引频次（total cites）。

H 指数基于其研究者的论文数量及其论文被引用的次数，作为一种新的评价学术成果的标准。一个人的 H 指数越高，表明他的论文影响力越大，H 指数也可以有效避免通过自引抬高引用率的现象。

2. 文献的作者和发表单位 文献的可信程度与作者和发表单位的关系十分密切。信誊度高的作者发表的论文、专著、专利及其他信息可信度高，作者在专业杂志上发表的论文可信度较高。

（二）直接评价

随着医学研究的不断深入，医学模式也由原来的经验医学模式向循证医学模式转变。为了确保医学研究结果的科学性、真实性、可靠性和可重复性，必须要在选择文献时确保文献试验设计、研究方法、数据收集和数据分析中不存在缺陷。对文献质量进行评价，通常采用Cochrane系统评价进行评价，试验部分包括随机对照试验（randomized controlled trial，RCT）和非随机对照试验（non-randomized controlled trial，NRCT），后者又包括病例对照研究和队列研究。文献质量评价的方法主要分为量表和清单两种。

第三节　常用文献管理软件及其应用

人类创造出如此多的文明成果，离不开人类对于知识的积累和整理。知识是积累性的，人类历史上每次突破性的重大发现在很大程度上都是前人研究成果的继续延伸。传统的知识管理工具主要就是人类的大脑和纸笔。然而现在呢？现在是知识爆炸、信息碎片化的时代，无论是学习、生活，还是研究、工作，都需要积累和处理大量的知识，但按照传统的方法管理个人知识，不仅效率低下，而且会把个人的时间和精力浪费在文献管理上，得不到良好的效果。为了解决个人知识管理效率低下的问题，网络中有很多提升知识管理的应用程序，包括PC端和移动端。个人知识管理（personal knowledge management，PKM）是近年来谈论比较多的话题之一，有效的个人知识管理将会帮助个体提高学习和工作效率，提升自身的价值和核心竞争力，所以个人知识管理对每个人都是至关重要的。本节内容主要就常用的个人文献管理在内的知识管理工具进行简单介绍，希望通过本节的学习能够提高个人知识管理的能力，提升学习和工作效率。

一、常用文献管理软件概述

你是否曾经有过想查阅一篇已下载的文献，但是你不记得文件名，也不知道保存在哪个目录区下，花了很多时间，仍然找不到它。在撰写论文的过程中需要引用他人的观点和结论作为引文插入论文中，但不同的出版社对引文的样式有各自不同的要求，当引文数量比较大时，如果完全依赖人工，按照出版社要求的样式去编写参考文献，那将是一件非常费时费力的工作。如果你希望不再发生找不到保存在计算机中文献的事情，如果你希望在写作时轻轻松松插入引文，并且生成符合出版社要求的样式，那么就需要学习和练习文献管理软件来提高自己对文献的管理能力。

工欲善其事，必先利其器。文献管理软件主要包括两个方面的作用，一方面是能有效地管理已经获取的文献信息，另一方面是能方便快捷地查找利用已获取的文献信息。一款优秀的个人文献管理软件需具备以下基本功能：一是能建立个人的文献题录数据库，也就是常说的虚拟图书馆；二是能够高效地管理已获取的文献信息；三是能对个人文献题录数据进行快速的检索；四是能按特定样式要求快速插入参考文献；五是能对个人文献数据库中的内容进行导出、导入、备份和恢复。

我们都在强调大学生需要具备良好的信息素养，信息素养是一组能力，其中包括信息的获取、组织与管理、利用与分享的能力，而这几种能力恰恰正是知识管理需要用到的重要能力，知识管理与信息素养二者关系密切不可分割。怎样才能有效地提高这一种能力呢？那就是掌握更加有效率的个人文献管理软件，通过个人文献管理的学习，能培养思维和技能，最终达到提升信息素养的目的。

下面就对文献管理过程中运用的个人知识管理工具进行介绍（表8-1）。

表8-1　个人知识管理工具

文献管理过程	可使用工具
文献资料广泛收集积累过程	云笔记软件 /RSS 阅读器 / 文献管理软件
阅读过程	电子书软件 / 阅读类软件
文献检索过程	检索工具 / 搜索引擎 / 数据库
文献整理过程	文献管理软件 / 笔记软件 / 数据分析工具
构思 / 整理 / 提纲过程	思维导图
写作和分享过程	文献管理软件 / 英文写作辅助工具 / 数据可视化工具
备份和同步	同步在线工具 / 网盘

（一）云笔记软件

云笔记最初是一款跨平台的简单快速的个人记事备忘工具，并且能够实现计算机、移动设备和云端之间的信息同步。现在的云笔记功能得到扩展，能够对各种资料进行收集、记录、保存、整理、编辑、阅读、查找、分享。云笔记最大的好处在于能通过关键字快速地、实时地、同步地查询笔记。传统记录笔记在查找资料时，可能会花费大量的时间去翻阅资料，云笔记就完美地解决了这一问题。

常用的云笔记软件包括有道云笔记、印象笔记、OneNote、为知笔记等。

（二）RSS 阅读器

RSS（really simple syndication）也称聚合内容，是在线共享内容的一种简易方式。网站提供 RSS 输出有利于让用户获取网站内容的最新更新。用户可以使用 RSS 阅读软件，在不打开网站内容的情况下阅读输出的网站内容。RSS 的最大作用是，让用户使用最少的时间来获得最需要的信息，而不用陷入信息的海洋里面。

常用的 RSS 阅读器包括 Google Reader、Feedly、深蓝阅读等。

（三）文献管理软件

文献管理软件是学者或者作者用于记录、组织、调阅引用文献的计算机程序。文献管理软件能直接连接数据库、网络进行检索，并从数据库中将数据直接下载到本地，建立个人数据库。此外，还具有文献笔记记录、小组共享、文献目录自动生成、投稿期刊格式调整等实用功能，大大提高了论文写作效率。

常用的文献管理软件包括：国外软件，如 NoteExpress、Endnote、Refworks；国内软件，如 NoteFirst、CNKI E-Study（中国知网学习工具，适合本、专科生）。

（四）思维导图

思维导图又称心智导图，是由英国 Tony Buzan 先生提出的，用于表达发散性思维的有效图形思维工具，它简单却又很有效，是一种实用性的思维工具。思维导图运用图文并重的技巧，把各级主题的关系用相互隶属与相关的层级图表现出来，把主题关键词与图像、颜色等建立记忆链接。思维导图充分运用左、右脑的功能，用于思考、记忆、脑力激荡、发散思维，能帮助厘清思维。

常用的思维导图软件包括 FreeMind、Xmind、Mindjet、Imindmap 等软件。

二、文献管理软件 CNKI E-Study

（一）CNKI E-Study 简介

1. 什么是 CNKI E-Study　CNKI E-Study 旨在为用户量身定做探究式学习工具，展现知识的纵横联系，洞悉知识脉络。CNKI E-Study 为用户提供一站式阅读和管理平台、文献检索与下载、写作与排版等主要功能，同时支持同步云，能帮助 CNKI 个人用户实现个人计算机（PC）间学习单元同步，也提供主流浏览器插件，便于用户将题目直接导入 CNKI E-Study 中进行阅读和管理。

2. 用户登录界面　CNKI E-Study 提供单机使用和在线使用两种方式。

（1）单机使用：点击界面上的"单机使用"，即可直接进入主界面使用（注意：单机使用不会同步到个人账号，仅限本台机器）。

（2）在线使用：需要输入 CNKI 个人账号和密码进行登录。没有 CNKI 个人账号的用户可点击界面上的"用户注册"进行账号注册。登录成功后再次启动 CNKI E-Study 时会以当前的账号自动登录，无需用户反复登录。如忘记密码，可点击界面上的"忘记密码"找回个人密码（图 8-1）。

3. 主界面介绍　CNKI E-Study 主界面主要分为 4 个部分（图 8-2）。

（1）菜单栏：主要包含 CNKI E-Study 中的功能操作，选择点击菜单栏下拉框中具体菜单项，执行相关操作。

（2）工具栏：随主界面的变化而变化，提供主界面中需要的一些常用操作，方便用户快捷找到相关操作。

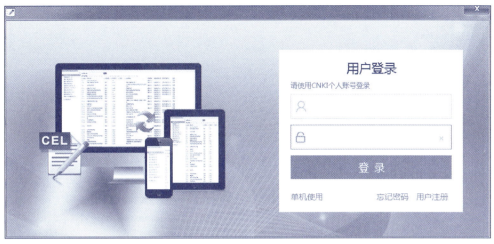

图 8-1 用户登录界面

（3）主界面：主要分为"功能导航"界面、"检索"界面，以及打开文献阅读界面。其中，"功能导航"为用户提供一站式阅读和管理平台；"检索"便于用户进行文献检索和下载；文献阅读界面提供用户笔记记录及研读功能。

（4）地边栏：主要对应列表中文献的参考文献、引证文献、题录信息等。

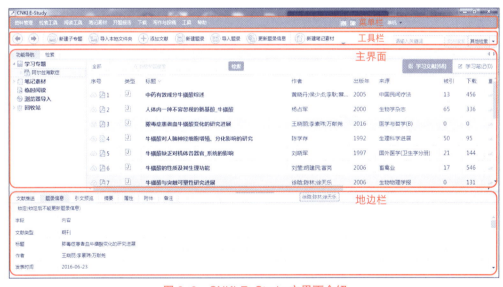

图 8-2 CNKI E-Study 主界面介绍

（二）CNKI E-Study 软件主要功能介绍

1. 建立和完善本地学习单元

（1）建立学习单元文件夹：利用 CNKI E-Study 能方便快捷地建立本地个人文献数据库，此软件中称为学习单元，也是文献管理的第一步。功能实现主要在"功能导航"主界面，用户可以通过学习单元＞文件夹＞文献＞题录之间的所属关系，对资料进行高效的分类管理，为用户提供一站式管理和阅读平台（图 8-3）。

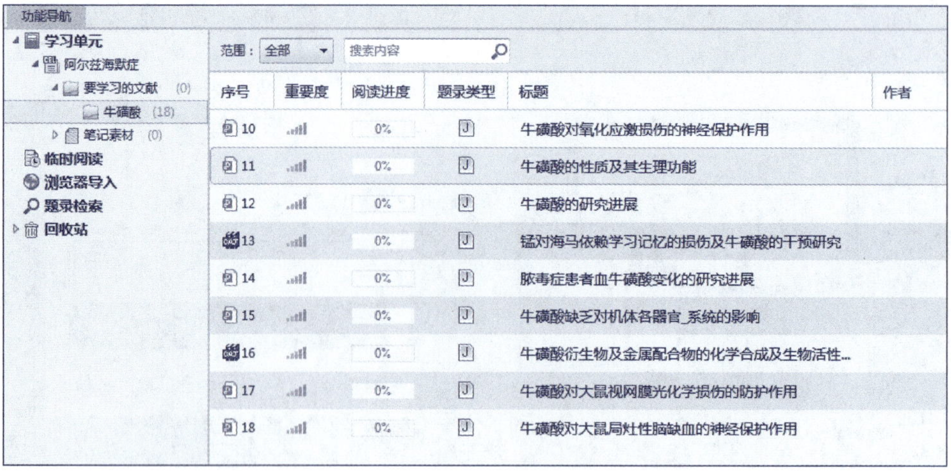

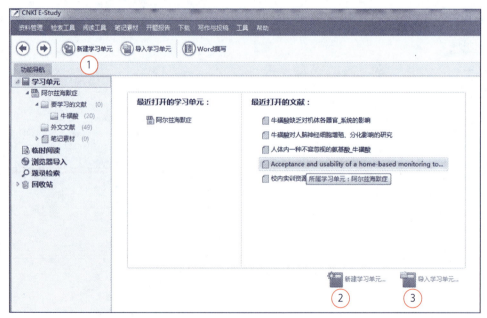

图 8-3   CNKI E-Study 学习单元展开界面

学习单元：是查找资料、阅读文献、知识管理的最好媒介。用户可以将本地计算机内的文献导入不同的学习单元便于进行分类阅读和管理。CNKI E-Study 重新启动后，界面会显示"最近打开的学习单元"和"最近打开的文献"。学习单元可作为一个研究和主题的单位，便于文献的管理和阅读。新建学习单元可通过菜单栏或在主界面中点击"新建学习单元"。对于已有的学习单元可以通过导入的方式导入学习单元（图 8-4）。

图 8-4   CNKI E-Study 学习单元新建和导入示意图

文件夹：每个学习单元可根据文献的分类方式不同建立文件夹对该学习单元进行进一步的管理。当然，文件夹下面也可建立子目录文件夹。文件夹也可通过新建和导入两种方式进行管理。对文件夹的管理也具备重命名、复制、删除、剪切、粘贴等功能。CNKI E-Study 中文件夹的级别足够支持用户对于多级分类的要求。另外，文件夹的建立无须一步到位，可以在使用中根据需要随时对文件夹进行增减、更名或利用鼠标拖曳改变目录位置。

题录：如果导入本地文献并不能满足用户对知识管理的需求，CNKI E-Study 还支持对文献的进一步管理，即题录信息的管理。可根据自己的需求添加、录入信息。经过题录的导入在主界面就能看到文献的题录信息，包括序号（全文标号）、重要度、阅读进度、题录类型、标题、作者、出版年月、来源、上次学习时间等。

（2）完善学习单元中的文献信息：CNKI E-Study 中常用的完善文献信息的方法包括手动输入、本地文献导入、外部文献数据库中检索结果导入和通过过滤器导入等。

手动输入：这种方法最费时间，如果文献不能自动识别题录信息，只能采用这种方式。第一步，在对应学习单元中选定新建文献的文件夹；第二步，在工具栏中或单击右键找到新建题录选项，并单击；第三步，在新建题录窗口，根据文献内容手动输入文献类型、标题、作者、发表时间、出版年月、期刊名称及卷期页码、关键词等内容；第四步，单击保存命令，录入的信息就保存到指定的学习单元下的文件夹内了（图 8-5）。

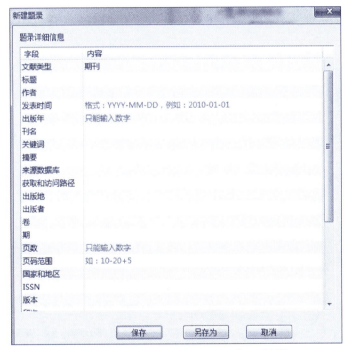

图 8-5　CNKI E-Study 新建题录窗口对话框

本地文献导入：第一步，在对应学习单元中选定新建文献的文件夹；第二步，在工具栏中单击右键找到"导入本地文件夹"或"添加文献"，并选中所需导入的文献；第三步，单击确定即能导入所需文献到指定文件夹。

外部文献数据库中检索结果导入：外部文献数据库在之前的章节已经学习了，现以 CNKI 为例，介绍操作步骤。第一步，打开中国知网网站；第二步，通过主题词或其他方法检索出所需文献；第三步，选中所需文献，直接导入学习单元。

通过过滤器导入：过滤器是指能正确解读以文件形式保存的文献题录信息的工具。因为不同文献数据库输出结果的形式可能并不相同，所以我们可能会用 Endnote 过滤器导入从数据库中得到的检索结果。第一步，打开任意的文献数据库；第二步，通过主题词或其他方法检索出所需文献；第三步，选中所需文献，导出题录文献，并生成文件；第四步，在 CNKI E-Study 工具栏中单击"导入题录"；第五步，在"题录来源"项下选择生成文件，在"样式过滤器"项下选择相应样式，单击"仅导入题录"。最后检索的信息就保存到指定的学习单元下的文件夹内了（图 8-6）。

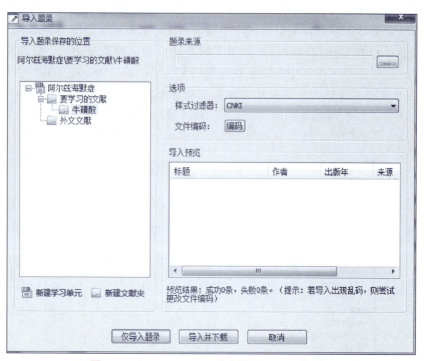

图 8-6   CNKI E-Study 过滤器导入题录对话框

2. 文件检索工具

（1）菜单栏检索：检索工具菜单栏中包含多种检索工具（图 8-7）。

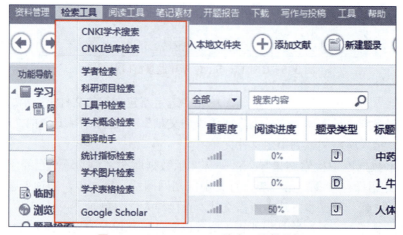

图 8-7   CNKI E-Study 检索工具菜单栏

CNKI 学术检索和 CNKI 总库检索：能对文献、期刊、学位论文、会议、报纸、图书进行搜索，系统默认为"题录检索"视图。题录检索最多检索结果显示 50 条，若想查看更多检索结果，请点击"更多"跳转到网页上查看。

学者检索：提供想要查询学者的姓名、工作单位、研究方向关键词或获资助国家科研基金。

科研项目检索：为用户提供最新国家级、省市级等各级申报中科研项目和已立项科研项目的检索。

工具书检索：进行哲学、文学艺术、社会科学、文化教育、自然科学、工程技术、医学等各个领域的工具书检索。

学术概念检索：涵盖了文、史、哲、经济、数理科学、航天、建筑、工业技术、计算机等所有学科和行业。用户只需输入想要查询的词汇，就可以得到所查词汇的准确定义，并且可直接查询定义出处。

翻译助手：以 CNKI 总库所有文献数据为依据，不仅提供英汉词语、短语的翻译检索，还可以提供句子的翻译检索。不但对翻译需求中的每个词给出准确翻译和解释，而且给出大量与翻译请求在结构上相似、内容上相关的例句，方便参考后得到最恰当的翻译结果。

统计指标检索：为用户提供数字知识和统计数据搜索服务，以数值知识元、统计图片、表格和统计文献作为基本的搜索单元。

学术图片检索：为用户提供形态图、谱线图、曲线图、系统图和分析图的检索，为用户的学习提供强大的知识库资源。

学术表格检索：汇集了各专业珍贵的学术图表，为用户汇总、对比各类信息数据提供方便。

（2）文献内检索：当阅读文献时，选中文献中内容，单击鼠标右键，会出现如图 8-8 所示的界面。

首先可以选中文字，对其记录笔记；选择"检索工具书"，即可进入"CNKI 中国工具书网络出版总库"检索界面，更好地帮助用户快速阅读文献；选择"检索文献"，即可进入"CNKI 学术搜索"界面，对该关键词进行搜索；选择"词组翻译"，可跳转到"CNKI 翻译助手"进行翻译检索；选择"检索定义"，即可进入"CNKI 概念知识元库"检索该关键词的学术概念；选择"Google Scholar 检索"，即可进入"Google 学术搜索"界面，对该关键词进行搜索。

3. 文献题录

（1）文献列表：包括列表显示和文献列表搜索。

列表显示：双击学习单元下的某个文件夹节点，右侧界面显示该文件夹下面的所有文献信息，不包含子文件夹的文献。

文献列表搜索：在搜索框内输入搜索词，可在当前文献列表数据中进行搜索，搜索结果会将匹配

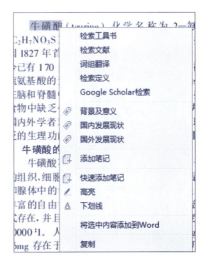

图 8-8　CNKI E-Study 文献内检索示意图

词标红显示。

（2）文献题录信息：题录是描述文献外部特征的条目，如文献的重要度、阅读进度、标题、作者、出版年等。文献列表中的显示字段是用来描述文献题录的，其中字段主要有以下几种。

序号：是对文献的依次编号，序号旁边如果标有"全文关联"图标，是指该文献有全文，且根据全文的类型不同显示的图标不同，在底边栏的"附件"中可以查看；如果图标为灰色，是指该文献没有全文。

重要度：用来描述文献的重要度等级，共分为5个等级。可以自定义某篇文献的重要度等级，方便用户对文献级别进行管理。

阅读进度：显示当前全文所阅读到的百分比，与当前文献所在的位置有关，若全文已经阅读完毕，但是用户又将文献翻到了第一页，那么阅读进度就为0。

题录类型：是指文献的类型，包括网页、期刊、会议论文、学位论文、论文集、书籍等。

标题：是指文献的标题。

作者：是指文献的撰写作者，多个作者之间用分号隔开显示，显示顺序即是作者在文献中的排列顺序，用户也可以在底边栏的"题录"中修改。

出版年：是指文献的出版年份。

来源：是指文献的出版来源，包括期刊名称、学位授予点、报社、出版社等。

上次学习时间：是指用户上一次打开全文的时间。

备注：缩略显示该文献的备注信息，备注可在底边栏的备注中添加。

被引频次：当前题录的被引次数。

状态：分为已读和未读，用户可以单击"已读"或"未读"修改阅读状态。

（3）文献操作：为方便用户管理，CNKI E-Study还支持在题录列表中选择单条或多条记录进行一系列管理操作。用户可以单击选中一条将要管理的文献，或"ctrl+单击"选择多条题录；可以进行文献的打开、导出、删除、复制、剪切、粘贴、查重、选择等操作。

4. 文献阅读 文献全文阅读需要在附件中含有"全文"附件，打开方式包括左键双击题录信息或是右键点击题录并选中"打开全文"。若当前题录信息中提示不存在全文，可添加本地全文或在线下载。全文可以通过学校图书馆电子资源进行下载，也可通过知网会员账户进行下载。

（1）阅读工具：阅读工具在工具阅读界面的工具栏内（图8-9）。

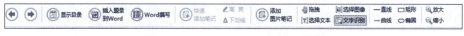

图8-9 CNKI E-Study阅读工具栏

"拖拽"工具在阅读时可以拖动页面上下、左右移动；"选择文本"工具可以对文献全文中的文本进行选择，以实现复制等操作；"选择图像"工具可以选择一定范围的图像，以实现复制等操作；对象选择工具可以对文献全文中的直线、曲线、矩形和椭圆标注进行选择。"快速添加笔记"工具可以对已选择的文本进行标记，如高亮、加下划线等，并可在标记上添加笔记。

（2）阅读设置：阅读时根据个人的习惯可以个性化设置阅读模式，包括连读、单页、对开和连续对开。在需要 2 篇文献对比阅读时，支持 2 篇文献同时一起对比阅读。

5. Microsoft Office Word 插件应用 参考文献的引用是论文书写过程中必不可少的环节，如果在不使用文献管理软件对参考文献进行引用管理的情况下，当在参考文献中间添加或删除一篇参考文献时，就会导致整个参考文献的编号全部错误。而 CNKI E-Study Word 插件的应用能完美地解决这一问题，对于引文有几个突出的优点：能轻松增加或删除引文而引文的序号能自动更新正确；对于引用同一篇引文，在正文中自动标记为最早出现的顺序；能非常方便地一键更换引文格式。

用 Microsoft Office Word 撰写论文的过程中，如果需要将 CNKI E-Study 中的文献作为论文的参考文献，可以通过 CNKI E-Study 在 Word 中的加载项来实现（图 8-10）。

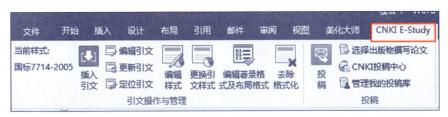

图 8-10 CNKI E-Study Word 插件图

插入引文步骤（图 8-11）如下：第一步，单击"插入引文"；第二步，在文献列表中选择多篇将要插入到 Word 中的文献，单击"确定"；第三步，所选择的参考文献即插入到所编辑的论文的光标处，同时，在论文的最后自动插入参考文献条目。

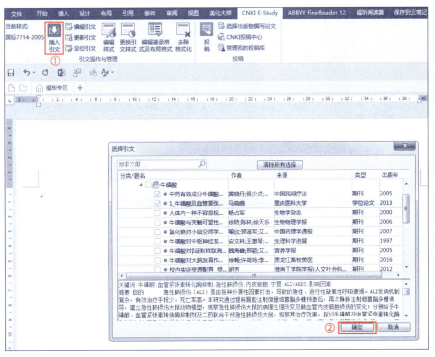

图 8-11 CNKI E-Study Word 插入引文示意图

▤ 本章小结

　　现在获取文献越来越容易，可以说几乎是"零成本"了。面对海量的文献，快速准确地获取对自己工作有用的信息非常重要。本章介绍了文献分析整理的基本方法，复盘了在整个文献管理过程中，从前期的文献资料积累到文献阅读与整理、构想，再到写作与分享过程，都可以借助文献管理软件提高工作效率。

　　希望读者通过本章的学习，能够掌握一些文献管理软件的应用场景，提升文献的利用效率。在以后文献管理的过程中，能拥有利用软件解决重复事项的意识。

视频："药典在线"的使用

视频：医药学常用参考工具书利用

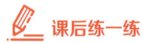

✐ 课后练一练

一、名词解释

　　1. RSS
　　2. 文献管理软件

二、实例题

　　1. 以"疫苗接种"和"不良反应"为主题，利用 CNKI E-Study 检索 2018 年以来发表的文献，并建立学习单元。
　　2. 利用 Word 插件编辑练习参考文献的引用。

在线测试

（胡　勇）

第九章

医学论文撰写及投稿

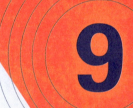

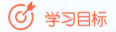 学习目标

- 掌握医药文献格式和写作步骤。
- 熟悉医药文献投稿程序和国内外学术不端行为检测系统。
- 了解医药文献的概念，能对医药文献按照不同分类方式进行分类。

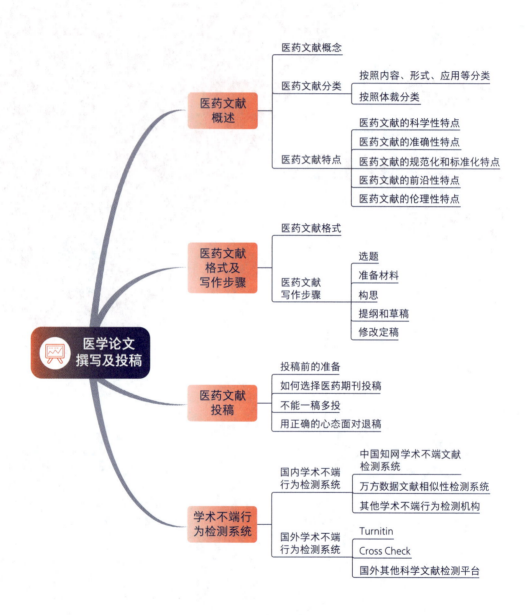

医学论文撰写及投稿

医药文献概述
- 医药文献概念
- 医药文献分类
  - 按照内容、形式、应用等分类
  - 按照体裁分类
- 医药文献特点
  - 医药文献的科学性特点
  - 医药文献的准确性特点
  - 医药文献的规范化和标准化特点
  - 医药文献的前沿性特点
  - 医药文献的伦理性特点

医药文献格式及写作步骤
- 医药文献格式
- 医药文献写作步骤
  - 选题
  - 准备材料
  - 构思
  - 提纲和草稿
  - 修改定稿

医药文献投稿
- 投稿前的准备
- 如何选择医药期刊投稿
- 不能一稿多投
- 用正确的心态面对退稿

学术不端行为检测系统
- 国内学术不端行为检测系统
  - 中国知网学术不端文献检测系统
  - 万方数据文献相似性检测系统
  - 其他学术不端行为检测机构
- 国外学术不端行为检测系统
  - Turnitin
  - Cross Check
  - 国外其他科学文献检测平台

第一节　医药文献概述

文献综述是针对某一学科中的专题而收集大量的信息资料后，按照一定的分析方法进行分析而成的一种学术资料。医药文献综述就是针对特定医药领域的学科信息，收集和整理分析得到的学术资料。文献综述不仅可以反映所研究领域的最新进展和研究沿革，而且可以反映新的发展动态，还能够得出该研究领域的新技术和新原理。高质量的医药文献综述不仅能使读者纵览全局，而且可以使读者从中受到启迪，对其正在进行的相关研究有着极为重要的参考价值。由此可知，绝不能轻视文献综述的学术地位。

一、医药文献概念

医药文献（medical literature）就是与医药相关的并具有参考价值的信息。一般来说，科研人员在进行某项研究工作之前总想先浏览一下与本课题有关的综述论文。在中国知网，以"综述"为关键词进行检索有 66 464 条结果（图 9-1）；以"综述"为主题进行检索有 245 540 条结果（图 9-2）。从大量的检索数据可以看出，科研人员和对某领域有研究需求的人员可以从文献综述中吸取与本研究有关的经验、教训或前人尚未顾及的空白点及存在问题，从而收到事半功倍的效果。

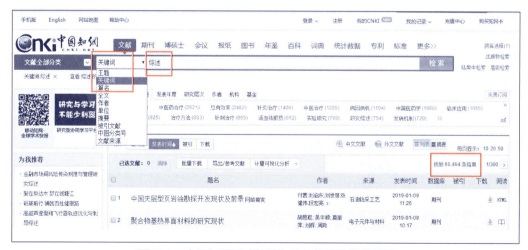

图 9-1　中国知网以"综述"为关键词的检索结果

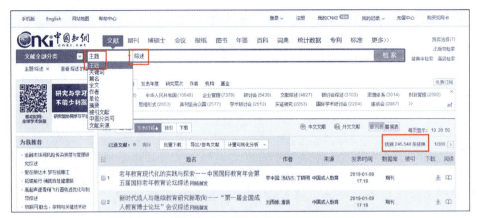

图 9-2   中国知网以"综述"为主题词的检索结果

二、医药文献分类

医药文献可以按照不同的分类标准进行分类，按照其应用的角度可以分为广义和狭义两种，广义上来说包括一切与医药有关信息的记录，狭义上来说是指用于流通的医药资料。

（一）按照内容、形式、应用等分类

按照内容、形式、应用等，医药文献可以分为医药期刊、医药图书、医药特种文献和医药电子资源。

1. 医药期刊　医药期刊为定期连续出版物，是所含资料最多且最重要的资料来源。大部为未经重新组织的最原始的一次文献，也有三次文献如述评等。中国正式出版的医药期刊有几百种，又可分为以下几类。一是用于检索的（三次文献）期刊，有各种题录、索引和文摘；二是原著类期刊，主要刊载科研学术论文、技术报告、实验报告、调查研究材料，如学报（*Acta*），或附有临床病例分析以及一定篇幅的述评或译文，如杂志；三是综合述评类期刊，如《北美内科临床》等，年鉴也属此类。

2. 医药图书　医药图书指的是跟医药相关的图书，联合国教科文组织 1964 年规定 49页以上的印刷品称为书，5 ~ 49 页的印刷品称为小册子，但各国规定不一。一般指装订成册，文章结构上分章分节系统叙述，内容一般为总结性的经过重新组织过的出版物，属三次文献。医药图书内容系统深入，但出版周期长，所以同时期出版的期刊与图书相较，前者所载资料较后者为新，后者内容较前者丰富。书籍的种类很多，如百科全书、手册、词典、指南、专著（反映某学科的全貌，其中有很多集中的资料）、教科书（有不少研究某一学科的标准书也冠以此名，实际上为参考书，并非教学用书）；其他综述性书籍有最新进展、进展和当代动向等名称。

3. 医药特种文献　医药特种文献指的是除医药期刊、医药图书以外的文献。如专题论文集或会议录（国家或国际召开的专题会议后整理出版的会议资料，反映当代著名科学家的工作，具有较高的参考价值；有的以书的形式出版，有的则附在刊物中或作为专刊和副刊单独出版）、文献汇编（transaction，会议上发表的论文）、科技报告（对某一专题进行研究的正式报告）、政府出版物、专利文献、标准文献、产品资料目录或样本、学位

论文、翻译文献（如中国将 *Science* 翻译出版的《科学新闻》和选译出版的《美国医学杂志》等）、技术档案（科研部门和临床部门在工作中形成的技术文件，如研究记录、调查材料、病案资料等）。

4. **医药电子资源**　随着电子类产品的发展，电子资源的快捷便利逐渐被人们所接受，医药领域也不例外。医药电子资源指的是跟医药相关的电子化信息载体，包括微信公众号、医药软件、医药随书光盘等，其中，丁香园被广大医药人所认可（图9-3），有网络导航和二维码识别，在电子设备的帮助下可以随时随地获取所需要的信息。

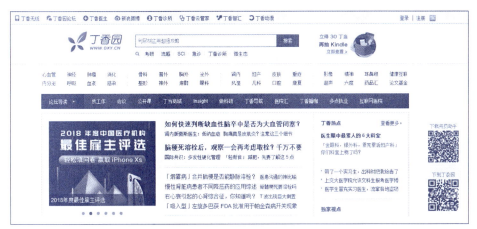

图 9-3　丁香园主页

（二）按照体裁分类

按照体裁，医药文献可以分为医药论著、医药信息简报、医药调查报告、医药学术评论和医药学术讲座等。

1. **医药论著**　医药论著是包括医药实验研究、临床病例分析、临床用药疗效观察等信息在内的，并在总结基础医药学理论、临床医学试验和现场调查等方面具有显著成果的论文。医药论著多为医药学领域前瞻性研究类论文，是医药行业具有一定学术水平的论文。

2. **医药信息简报**　医药信息简报指的是在医药行业的某一领域或者某一个特定的研究区域编写的有价值或有苗头的重要研究的初步成果的简短论文，这类研究简报是针对某一特定领域，主要目的是争取首报权。医药信息简报既是重要研究成果的缩写报告，也是重要学术论著的预报。

3. **医药调查报告**　医药调查报告内容包括某种药物临床反应的调查报告、某一疾病的流行病学调查研究报告、某种疾病发病率调查研究报告等，是对医药卫生实践的某个方面，通过亲身临床调查，对所获得的一手材料进行剖析、研究，从中发现问题、分析问题、解决问题，得出结论。

4. **医药学术评论**　医药学术评论是作者在收集某方面情报资料的基础上，结合自己工作实践中总结的观点或评论，根据某一专题研究或学术问题所掌握的历史背景、研究现状、前景展望、争论焦点、已经解决或尚未解决的问题，而撰写成的论文。医药学术评论可以帮助医务工作者在短时间内了解某方面的研究概况、存在的不足和今后的展望等。

5. 医药学术讲座　　医药学术讲座主要是在医药类某一领域学术造诣较深的专家受主办单位之约，就某些专题内容，结合自己的研究成果或实践经验而做的讲座，并根据本次讲座的内容形成文字性的资料。

根据日常需要和利用形式，医药文献还可以从哪些角度进行分类？

三、医药文献特点

医药文献鉴于其对象的特殊性，具有一定的特点。

（一）医药文献的科学性特点

医药文献的写作要求客观记叙和评价研究，在设计、研究、资料整理、数据分析、讨论、结论、问卷调查等过程中都要科学严谨地反映客观事实，绝对不可以为了片面地追求理想的结论而随意篡改数据和结果。

（二）医药文献的准确性特点

医药文献的准确性特点不仅依赖于作者对试验、观察过程的精确记录，还需要对研究结果作出合乎逻辑的推理，并且在写作时要善于归纳整理，摒弃与论文无关的内容，精炼地运用语言文字，准确地选定名词术语等，这就要求作者要掌握医药文献的写作特点，熟练地运用医药文献写作技巧。

（三）医药文献的规范化和标准化特点

医药文献涉及大量的医学名词、术语、药，以及数量、单位、符号和缩写形式等，这些既涉及国际和国家规范、标准，也涉及专业或学科规范、标准。因此，规范化和标准化是医药文献的一个重要特点。

（四）医药文献的前沿性特点

医药文献的发表必须有其科学研究价值和临床研究结论，是科研人员和实践工作者的理论依据和下一步研究的基础，其必须有前沿性的特点，要有新的理论研究成果。

（五）医药文献的伦理性特点

医药文献常涉及被试动物、志愿者和患者，因此写作时必须遵守医学伦理道德，例如，注意执行动物保护法，维护志愿者和患者的隐私权、肖像权，注意为患者保守秘密等，特别是涉及人工授精、人体药物试验、变性手术、性医学、某些特殊的误诊和误治病例报告等，更应注意遵守医学伦理道德，把握写作分寸。

第二节　医药文献格式及写作步骤

医药文献写作格式是指进行撰写文献时的样式要求，以及写作标准。直观地说，医药文献写作格式就是文献达到可公之于众的标准样式和内容要求。

一、医药文献格式

医药文献写作属于应用文写作的一种，有其固定的格式，在《学位论文编写规则》（GB/T 7713.1—2006）中对论文格式作出了规定，下面是常用医药文献写作格式，供大家参考。不同的期刊对格式要求不完全相同，投稿时可下载其所刊出的文章参照或按照其征稿要求书写。

标题（三号宋体，居中，加粗）

作者 1[1] 作者 2[2]（四号楷体，居中）

（1.单位，省份城市邮编，2.单位，省份城市邮编）（五号，楷体，居中）

摘要：（小五号黑体，首行缩进两字符）摘要内容（小五号楷体）

关键词：（小五号黑体，首行缩进两字符）关键词 1；关键词 2；关键词 3；（小五号楷体）

中图分类号：（小五号黑体，缩进两格）**TM344.1**（小五号 Times New Roman 体，加粗）

文献标志码：（小五号黑体，前空四格）**A**（小五号 Times New Roman 体，加粗）

引言（四号宋体，加粗，顶格）

正文……（五号宋体，段前缩进两格）

参考文献：（五号宋体，加粗，顶格）

[1] 期刊—作者 . 题名 [文献类型标志]. 刊名，出版年，卷（期）：起－止页码 . （不要缺少页码）（小五号宋体，缩进两格；序号使用"[]"，和内容间空半格；内容中标点符号均使用半角，后空半格）

[2] 专著—作者 . 书名 [文献类型标志]. 版本 . 出版地：出版者，出版年 .

视频：快速生成
参考文献有妙招

在写作过程中需要注意以下的问题。

（1）医药文献的标题要能反映文献中特定的内容，要用恰当简明的词语的逻辑组合，应避免使用含义笼统、泛指性很强的词语，一般不超过 20 字，必要时可加副标题，尽可能不用动宾结构，而用名词性短语，也不用"……的研究""基于……"。

（2）摘要应具有独立性和自含性，即不阅读全文，就能获得必要的信息。要使用科学性文字和具体数据，不使用文学性修饰词；不使用图、表、参考文献、复杂的公式和复杂的化学式，非公知公用的符号或术语；不要加自我评价，如"该研究对……有广阔的应用前景""目前尚未见报道"等。摘要能否准确、具体、完整地概括原文的创新之处，将直接决定论文是否被收录、阅读和引用。摘要字数在 200～300 字，一律采用第三人称表述，不使用"本文""文章""作者""本研究"等作为主语。

（3）关键词是为了便于文献索引和检索而选取的能反映论文主题概念的词或词组，每篇文章标注 3～8 个关键词，词与词之间用全角分号隔开。中文关键词尽量不用英文或西文符号。注意：关键词中至少有两个来自 EI 控词表。EI 控词表在一般高校数字图书馆均可查到。

（4）中图分类号请查阅《中国图书馆分类法》（第 4 版）（一般要有 3 位数字，如TM344.1）。

（5）引言作为论文的开端，主要回答"为什么研究"这个问题。它简明介绍论文的背景、相关领域的前人研究历史与现状，以及著者的意图与分析依据，包括论文的追求目标、研究范围、理论和技术方案的选取等。引言应言简意赅，不要等同于文摘，或成为文摘的注释。引言中不应详述同行熟知的，包括教科书上已有陈述的基本理论、实验方法和基本方程的推导。如果在正文中采用比较专业化的术语或缩写用词时，应先在引言中定义说明。引言一般不超过 800 字，且不计入章节编号。

（6）论文内容写作的时候要有内容准备，尤其是医药论文要有科学性、真实性和可研究性。内容的格式要严格按照规定，论文中出现的表格要严谨，图标要清晰，结论或结语应准确、简明、完整、有条理，可以提出建议、设想、改进意见或有待解决的问题。

二、医药文献写作步骤

医学论文的撰写方法，不单是一般文章的写作技巧和语言修辞，而是研究方法和研究过程在文字上的一种科学的表述和再提高，是撰写者在实际过程中知识广度和综合能力的体现，也是医学科学自身发展的结晶。医学论文的撰写一般分为选题、准备材料、构思、提纲和草稿、修改定稿等过程。

（一）选题

所谓"题好一半文"，一个好的选题对论文来说是十分重要的。医学工作者在开始写论文前，需要闯过选题这个关卡。那么，怎么进行选题呢？

文章选题一定要与所投刊物的办刊宗旨、定位、风格一致。

首先，每一个学术期刊都有它的办刊宗旨、定位、个性、特色，没有个性和特色的刊物是没有生命力的。现在的刊物，特别是综合性学术期刊的最大毛病就是没有特色，千刊一面。办刊最忌讳的就是大综合，面面俱到。期刊分综合性学术刊物和专业性学术刊物。它们的读者定位是不同的。一般来说，综合性学术刊物要求选题宏观一些，不太欢迎有过于烦琐的数学计算、过于明细的图表公式的文章；而专业性学术期刊，选题可以专深一些。这样，才能做到知己知彼，百战不殆。其次，选题大小要适中，不宜过大也不宜过小。选一个大题目，只可能是大题大做或大题小做。大题大做不是学术期刊上一篇论文的容量所能承载的，可能要做成一篇博士论文或写成一本书。如果大题大做还非得要做成学术期刊论文，那就只能是天马行空，面面俱到，面面不深。如果大题小做，则只能是蜻蜓点水，泛泛而谈，也会缺乏深度。最后，选题要有创新，要新颖。

（二）准备材料

准备材料是围绕问题收集资料和研究资料。虽然在课题研究或临床观察之前，已对有关资料和学术动态进行了收集和分析，但是在撰写科研论文时仍要查阅大量有关文献，以作为对已掌握文献的补充。

一般收集资料分 3 步法：第一步根据研究课题选择检索工具；第二步确定检索方法；第三步查阅原始文献。

收集论文需要的文献资料应特别注意以下几方面的内容：一是在方法上沿用前人的，或在前人的基础上加以改进的；二是在理论认识上支持本文观点的；三是前人研究的结论与自己文章所述不同，需要加以说明的；四是前人对本文所研究的问题存在争议和正在探讨的。

（三）构思

构思是对整个文章的布局、顺序、层次、段落、内容、观点、材料、怎样开头和结尾的思维。构思是写文章不可缺少的准备过程，构思时文章的主题中心要明确，用以表现的材料要充分、典型、新颖，结构上要严谨、环环相扣，只有潜心构思，才能思路流畅，写好提纲和文章。

（四）提纲和草稿

撰写论文之前，应先拟定提纲作为全文的骨架，使其形成结构，发挥疏通思路的作用。拟定提纲，一方面可帮助作者从全局着眼，明确层次和重点，文章才写得有条理，结构严谨；另一方面，通过提纲可以把作者的思路进行整理和创新。文献的草稿是根据提纲进行内容的填充，用医药数据、临床研究、试验结果等进行文献的完善。

（五）修改定稿

在以上 4 个方面的基础上，对已经初具雏形的医药文献进行论证和修改，结合前言的综述和文字的编排，进行最后的定稿，并在文献中体现出本篇文献的学术意义和研究价值。

课堂讨论

医药文献撰写的步骤中，你认为哪个最关键？

第三节   医药文献投稿

一篇论文从构思到成功发表这一系列过程中，投稿是重要一环，作者应十分重视投稿，研究投稿策略，掌握投稿要领与技巧，使自己的佳作投对期刊之门，投其杂志所好。

一、投稿前的准备

（一）完稿的论文是否标准化、规范化

作者应认真学习并掌握国家制定的有关标准，可重点学习和掌握以下标准：GB/T 7713.1—2006《学位论文编写规则》、GB/T 3179—1992《科学技术期刊编排格式》、GB 6447—1986《文摘编写规则》、GB/T 3860—1995《文献叙词标引规则》、GB/T 7714—2005《文后参考文献著录规则》、GB 3100—1993《国际单位制及其应用》、GB 3101—1993《有关量、单位和符号的一般原则》以及 ISO 4—1997《信息和文献 出版物标题和标题字缩写的规则》等。如有问题应及时进行标准化修改。

（二）稿约与投稿须知

认真阅读杂志的稿约与投稿须知，按稿约与投稿须知的要求办理。

（三）提高论文命中率的诀窍

稿件录取与否，关键在于稿件的质量，即稿件的先进性、科学性和实用性。其次是以"巧"取胜，"巧"是指文章的逻辑、结构和表达技巧，以及文章的严密性和说服力。这也是论文被录用的关键。

（四）资深专家审阅推荐

完成的文稿最好请一位资深专家或知名学者审阅，并提出修改意见后进行认真修改，这样能保证论文的质量，易于被刊用。

二、如何选择医药期刊投稿

选择向何处投稿并如何递送稿件是很重要的。在投寄前应查阅有关杂志所设的栏目和具体要求（如格式、篇幅等），还要了解医药期刊的出版周期（周刊、旬刊、半月刊、月刊、双月刊、季刊、年刊、不定期刊）情况，以便缩短发表周期。

那么，如何确定向何种期刊投稿？一是按质投稿，如果论文内容新颖，富于创意，质量一流，应投权威杂志，如中华系列杂志，但该系列要求高，刊出概率低；二是按期刊知名度，选择出版周期短的期刊投稿，其命中率也较高。

三、不能一稿多投

一稿多投是指同样的文稿或实质内容基本相同的文稿投给两种或两种以上的期刊。这种情况是不允许的，几乎所有的科技期刊都不允许"一稿多投"。但以下情况不属"一稿多投"：① 已被其他刊物退稿的论文；② 发表初步报告后再发表完整的论文；③ 无刊号的内部资料再以有刊号的公开发表形式。

四、用正确的心态面对退稿

退稿对投稿人来说是经常的事，尤其是初学者，应有心理准备。收到退稿后，应认真分析退稿的可能原因：是否选题陈旧？是否有类似文章发表过？是否所投期刊与稿件内容不符？是否文章论点不鲜明，结论不明确，重点不突出？再考虑一下退稿是否有另投的可能性，应如何修改，再投哪家杂志较合适等。只要认真反思，重新修改，成功之路就在脚下，成功发表的希望就在不懈努力中。

 第四节 **学术不端行为检测系统**

学术不端行为（academic misconduct）是指在建议研究计划，从事科学研究，评审科学研究，报告研究结果中的捏造、篡改、剽窃、伪造学历或工作经历。这不包括诚实的错误和对事物的不同解释和判断。教育部在2009年3月19日就进一步加强高等学校学风建设惩治学术不端行为，发出了《教育部关于严肃处理高等学校学术不端行为的通知》。

近年来，为了净化学术领域的专业性和纯洁性，学者对于学术不端行为的研究较多，对其判断逐渐客观，为了进一步给研究者一个相对常态的学术领域，国内外出台了很多种学术不端行为的检测系统。

一、国内学术不端行为检测系统

（一）中国知网学术不端文献检测系统

中国知网从 2006 年开始正式立项研发学术不端文献检测系统。在 3 年的工作中，历经算法研究、原型系统开发、大规模数据测试、性能测试、系统集成测试等多个阶段的艰苦工作，已经达到大规模实用化的成熟程度。"学位论文学术不端行为检测系统"（TMLC）主要为检测研究生培养过程中，研究生学术论文发表及学位论文中出现的不端行为提供辅助工具。

点击 CNKI 主页中的"学术不端文献检测系统"可进入中国知网学术不端文献检测系统（图 9-4），也可登录 CNKI 科研诚信管理系统研究中心的主页进入检测系统。该系统提供以下 5 类检索入口。

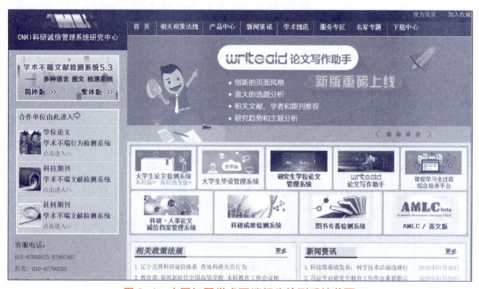

图 9-4   中国知网学术不端行为检测系统首页

1. **科技期刊学术不端文献检测系统**   专门为科技期刊编辑部提供检测服务，仅限检测科技期刊稿件。可检测抄袭与剽窃、伪造、篡改、不当署名、一稿多投等学术不端文献。

2. **社科期刊学术不端文献检测系统**   专门为社科期刊编辑部提供检测服务，仅限检测社科期刊稿件。

3. **学位论文学术不端行为检测系统**   专门为研究生院部提供检测服务，仅限检测研究生毕业论文。可检测抄袭与剽窃、伪造、篡改等学术不端文献。

（二）万方数据文献相似性检测系统

万方数据文献相似性检测系统是基于万方数据公司所收录的期刊论文、学位论文、万方数值数字化期刊全文数值库、万方数值学位论文、常识服务平台的全文数值库等海量数据，运用先进的检测算法研制而成，它具有检测速度快、检测准确等特点，提供个人文献版、硕博论文版、大学生论文版、学术预审版、职称论文版、课程作业版等多项产品服务（图9-5）。

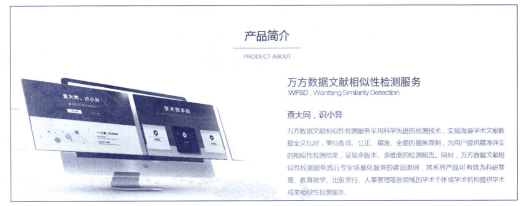

图9-5　万方数据文献相似性检测系统首页

（三）其他学术不端行为检测机构

除了中国知网和万方推出的学术不端行为检测系统外，其他的研究机构也陆续推出了一些检测系统，如维普论文检测系统，武汉大学信息管理学院出版科学系开发的文档相似性检测工具 ROST 反剽窃系统，北京智齿数汇科技有限公司开发的 PaperPass 检测系统等。

二、国外学术不端行为检测系统

反学术不端和反剽窃系统作为论文初筛工具已经成为欧美高校的常用软件，国外高校对于反剽窃的研究高度重视，在反剽窃领域的研究也比较成熟。常见的国外科技文献数据库的学术不端文献检测系统平台有以下几种。

（一）Turnitin

Turnitin 是全球最权威的英文检测系统（图9-6），被提交检测的文章均为系统自动检测，无任何人工的干预，所检测出来的结果是系统与 Turnitin 所收录的海量文献进行对比分析后自动得出的结果。

Turnitin 提供给教育工作者强大而有效的工具，提高了学生的写作技巧和独立评价思考能力。Turnitin 已经成功地在全世界 90 多个国家、超过 7 000 所高等院校应用，全球数百万的教师及学生都在使用 Turnitin 的实时评分工具和剽窃侦测服务。Turnitin 依靠行业中最先进的搜索技术建立的持续增长的庞大数据库，来帮助教育工作者对学生作业中含有的不恰当的引用或潜在的剽窃行为进行侦测和比对。每一份反馈报告都提供给教师，方便其教育学生如何正确地引用文献，并以此捍卫学术诚信。

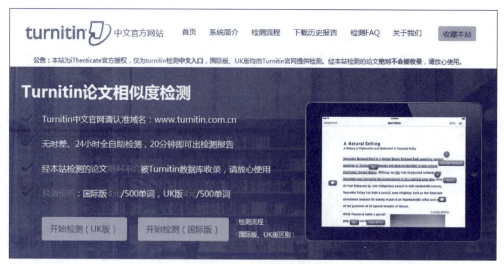

图 9-6　Turnitin 检测主页

（二）Cross Check

　　Cross Check 是由 Cross Ref 推出的一项服务，用于帮助检测论文是否存在剽窃行为。正是由于 Cross Check 能够在全球范围内最大限度地检查和防范学术剽窃行为，达到严正学术道德，净化学术空气的目的，所以一举赢得了全球学术与专业出版者协会（ALPSP）颁发的 2008 年度全球最佳出版创新奖。目前，全球会员单位有 50 多家，包括一些国际科学出版集团和科学学会，如自然出版集团（NPG），爱思唯尔（Elsevier），施普林格（Springer），威立·布莱克威尔（Wiley Blackwell），英国医学期刊出版集团（BMJ），泰勒弗朗西斯出版集团（Taylor&Francis），美国科学进步协会（AAAS），美国物理学会（APS）等。我国的《浙江大学学报（英文版）》在国家自然科学基金的重点期刊项目的资助下，也于 2008 年成为中国第一家 Cross Check 会员。

　　Cross Check 的工作原理其实很简单，用户通过客户端将可疑论文上传，然后系统将该论文与 Cross Check 数据库中已发表的文献进行比较，最后报告给用户可疑论文与数据库中已发表文献的相似度，以百分比表示，并将相似的文本标示出来。当其相似度总量超过 50％时，系统会自动显示黄色背景，提醒操作者注意。只要点击其中的相似度数据，系统便直接进入具体报告列表，操作者可以对论文具体的"文本重叠"现象进行分析判断。其中，界面的左栏为上传的被检测文本，凡与之匹配的对比文献相似部分，系统以相同的颜色和序列号标识；右栏按每个单篇匹配文献的相似度大小顺序排列。

（三）国外其他科学文献检测平台

　　和国内的情况不同的是，除了上述几家国际著名的学术不端文献检测平台外，国外还有相当多的学术不端文献检测平台。如 Safe Assign，爱思唯尔的 PERK，马里兰大学的 The Plagiarism Checke，Plagiarism Checker 公司的检测平台，Article Checker 公司的检测平台，Plagiarism Search 公司的检测平台，Plagiarism Detect 公司的检测平台，Thep Lagiarism 公司的检测平台等。

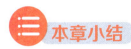
本章小结

　　本章介绍了医药文献的概念，不同角度的分类，科学性、准确性、规范性、标准性、前沿性、伦理性等特点；介绍了医药文献的写作格式、写作过程中需要注意的问题和写作步骤；介绍了医药文献的投稿过程及注意事项；介绍了国内外学术不端行为检测系统。

　　本章中介绍的文献综述是针对某一学科中的专题，进而收集大量的信息资料，并按照一定的分析方法进行分析而成的一种学术资料。医药文献综述的特殊性表现在其领域是特定医药学科。文献综述的作用和意义是反映所研究领域的最新进展和研究沿革，还包括新的发展动态和领域的新技术、新原理。读者从高质量的医药文献综述文章中受益匪浅，能纵览全局，更重要的是对其正在进行的相关研究有着极为重要的参考价值。

　　正确理解医药文献，掌握其写作格式和写作中需要注意的问题和写作步骤，可以有效地提高医药文献的撰写效率和加大投稿准确度，在科研人员和对某领域有研究需求的时候，便可以从医药文献中吸取与本研究有关的经验、教训或前人尚未顾及的空白点及存在问题，往往会因此收到事半功倍的效果；学术不端行为检测系统是对学术领域的专业性和纯洁性进行进一步的净化。

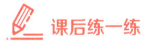
课后练一练

思考题

1. 简述医药文献的特点。
2. 按照医药文献的格式及写作步骤写一个提纲。
3. 举例阐述医药文献投稿注意事项。
4. 列举国内外学术不端行为检测系统，比较其特色。

在线测试

（姜云莉）

第十章

信息检索综合案例

10

🎯 **学习目标**

- 掌握证据可靠性判断的基本方法。
- 熟悉批判性思维的过程，以及选题阶段文献调研的流程。
- 了解科研各阶段文献调研的主要任务及文献检索需求。

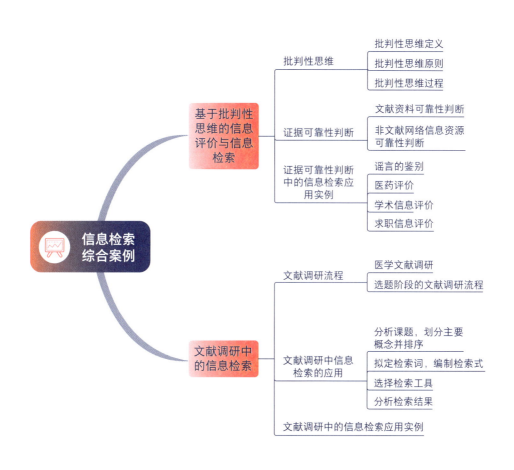

信息检索
综合案例

基于批判性思维的信息评价与信息检索

批判性思维
- 批判性思维定义
- 批判性思维原则
- 批判性思维过程

证据可靠性判断
- 文献资料可靠性判断
- 非文献网络信息资源可靠性判断

证据可靠性判断中的信息检索应用实例
- 谣言的鉴别
- 医药评价
- 学术信息评价
- 求职信息评价

文献调研中的信息检索

文献调研流程
- 医学文献调研
- 选题阶段的文献调研流程

文献调研中信息检索的应用
- 分析课题，划分主要概念并排序
- 拟定检索词，编制检索式
- 选择检索工具
- 分析检索结果

文献调研中的信息检索应用实例

信息检索的最终目的是利用信息。利用信息的目的不同，检索信息的需求也不相同。本章将通过具体案例演示信息评价过程中的信息检索，以及文献调研时的信息检索。希望读者通过学习本章内容，能对信息检索与利用有一个全面的认识。

第一节　基于批判性思维的信息评价与信息检索

> 2015 年美国大学与研究图书馆协会发布了《高等教育信息素养框架》，它包含了 6 个要素，其中"信息权威性的构建与情境"框架中提到评估时要有批判性思维，并清楚地意识到自己的偏见和世界观可能对评估带来的影响；质疑传统的推崇权威的观念，认识到多元观点和世界观的价值。本节将学习如何基于批判性思维评价信息；如何通过信息检索验证信息的来源、背景，及其对当前信息需求的适应性，从而来判断信息的可靠性。

一、批判性思维

（一）批判性思维定义

上海辞书出版社出版的《逻辑学大辞典》对批判性思维的解释为：一种主动地、富于技巧地对隐含于推理和论证中的结构要素（目的、争议、假定、概念、证据、推理、隐含和后果、从其他立场出发进行的反驳以及标准、参照系等）给予审查的思维过程。这种思维推崇的是以清晰、准确、精确、一致、可靠的证据以及好的理由、深度、广度和公允等为代表的普遍的理智价值。批判性思维包含彼此关联的两个组成部分：其一指一组由解释、分析、推理、说明、评估、辩护等构成的认知技巧（cognitive skill）；其二则指一些性格倾向（affective disposition），如对世界充满好奇，见多识广，信任理性，思想开明，富于灵活性，公允评估，诚实对待个人成见，审慎判断，乐于重新思考，清楚问题之所在，处理复杂事务时富有条理，勤于寻找相关信息，合理确定标准，专心致志于探究，坚持不懈寻求结论并使其达到探究之主题和条件所能允许的精确性等。

批判性思维是具有自我修正能力的思维方法，是更接近真理、获得新知的探究工具。

（二）批判性思维原则

根据美国大学与研究图书馆协会发布的《高等教育信息素养框架》以及戴维·希契柯

克（David Hitchcock）博士和米罗斯·简尼赛克（Milos Jenicek）博士合作出版的《基于证据的实践——医学中的逻辑性与批判性思维》一书，我们将批判性思维的基本原则归纳如下。

1. 对权威和专家持一种有根据的怀疑态度　判断不同权威所给出的信息的有效性。质疑传统的推崇权威的观念，不盲从。不起眼的观点在特定需求下也可能成为权威。

2. 对新观点、不同声音和思想流派变化持开放的态度　认识到多元观点和世界观的价值，不抱偏见，能够清楚意识到自己的偏见和世界观可能对评估带来的影响。

3. 证据有质量差异　各种信息都可以作为证据，但证据的来源不同，其质量和可靠性也不同。例如，公开发表的信息与个人通过观察、分析得出的信息在质量上存在很大差异；权威专家的观点与大众的观点在可靠性上存在很大差异。

（三）批判性思维过程

《基于证据的实践——医学中的逻辑性与批判性思维》一书中总结了批判性思维过程的 7 个要素，将其描述为解决问题的一种形式。

1. 问题识别与分析　识别主要疑问或论点，如有需要可将其分解成更小的组成部分。

通过问题识别与分析，辨认出批判性思维的焦点。它可以是一个问题或难题，或者是开放性的，或者是被有限选择所限制的；可以是一个用来解释某些现象的假设；也可以是相关论证系列的最终结论。有时一个问题过大，需要被分解成"原子"，使之得以分别解决。

在整个批判性思维过程当中，要始终围绕中心问题或主题，以免偏向无关的问题。为对问题作进一步评价及最终判断，必须抓住问题的意义。例如，如果我们对一篇医学论文提出质疑，就应该问：这是描述性研究，还是验证因果关系的对比试验？试验的目的是验证治疗效果，还是找到影响诊断好坏的因素，抑或是对比治疗方案？

2. 澄清意义　明确单词、词组、句子的意义以及关键词在研究中的可操作性，以便了解作者如何开展研究。澄清意义不仅包含澄清问题及推断恰当的研究方法，还包含对问题及证据、推理、论证的每个部分所运用的关键词和概念进行澄清。除了澄清问题的意义，也需要清楚问题的逻辑"构架"。

3. 收集证据　获得与问题相关的证据，包括各种正面证据和反面证据。收集证据的首要工作便是分析论证结构以及确定其初始前提。也可能有必要收集论证中没有包括的证据，以此来评价它们的质量和整体结果。

4. 评估证据　判断证据的质量和可靠性。权威观点、公开发表的信息、直接观察或通过对数据阐释得出的信息、大众观点等都可以作为证据，不同来源的证据质量上差异很大，因此评估证据的质量和可靠性至关重要。

5. 推导结论　依据最好的证据推导结论，或评估他人作出的推导。

批判评价一系列论证，要看这系列论证中的每一层推导是否有道理。由前提到结论的途径是否正确；前提是否真的能够导致所得出的结论；前提和结论与严格按照最初定义的问题和疑问是否相关；某些情况下是否存在否定这个推理的例外（矛盾或反驳）。

6. **考虑其他相关信息**　其他相关信息包括可能的例外情境、条件因素、假设性结论的含义、其他替代立场及理由、对结果的替代解释、可能的反驳和批评等。

7. **综合判断**　最后要对问题进行综合判断，考虑批判性思维过程的所有要素。

值得指出的是，如果批判性评估在论证系列中发现了严重的漏洞，这并不代表结论就一定是错误的。证明前提的错误或推导的缺陷并不等于证明结论是错的。有的人可以阴差阳错地基于一个错误的前提和糟糕的推理得到一个正确的结论。如果通过批判性思维发现一个论证的前提有错或推导糟糕（或二者皆坏），并不能因此证明结论是错误的，只能证明这个论证不具备真实性。

结论真实可信必须满足两个条件：条件一，证据质量高且真实可信；条件二，满足条件一的前提下如何通过正确的推导得出可靠的结论。

所以批判性思维不是简单的逻辑论证，它包括了评估证据和搜寻更多信息的活动。

本节将重点讨论如何通过搜寻更多信息来判断证据的可靠性。

二、证据可靠性判断

证据是能够证明某事物真实性的有关事实或材料。证据的来源多种多样，大体可分为文献资料和非文献网络信息。

（一）文献资料可靠性判断

由于科学证据多以文献资料的形式存在，故科学证据的可靠性判断即变为文献资料的可靠性判断。我们主要从文献来源、文献作者、文献被引用情况和发表时间、文献内容几个方面来判断文献资料的可靠性。

1. **文献来源**

（1）出版单位：国内外著名的出版社会重点出版某一领域的书籍。权威专业期刊会向某领域专家约稿；同时会聘请某领域的知名专家对稿件进行专家评审。因此，出版单位是文献质量的影响因素之一。

（2）收录文献的数据库：判断专业期刊的可靠性时除了查看期刊的出版单位外，还应查看其是否被 SCI、EI、Medline 等重要的数据库收录，或者是否为核心期刊。核心期刊一般指少数刊载某一学科大量高质量文献的期刊。通常情报密度较大，代表着某学科或专业领域较高的学术水平，借阅率和被引用率较高，出版较稳定，所刊论文的文献寿命较长。我们可以通过中文核心期刊遴选系统来选择某学科领域中的重要期刊。目前，国内较权威的三大中文核心期刊体系分别为：北京大学图书馆与北京高校图书馆期刊工作研究会联合编辑出版的《中文核心期刊要目总览》、中国科学院文献情报中心主办的《中国科学引文数据库》（CSCD）、南京大学中国社会科学研究评价中心开发的《中文社会科学引文索引》（CSSCI）。

2. **文献作者**　作者的教育背景、职业、研究方向、在该领域的影响力、知名度、学术水平等因素影响了文献资料的可信度。可以通过以下方法考证文献的作者是否是该领域具有真才实学的学者：① 在各文献数据库中检索该作者是否发表过其他相关文献。② 通过引文数据库查找作者发表的文献被引用的次数。③ 搜索作者简历，了解其科研水平。

3. 文献被引用情况和发表时间　一篇文献被引用的次数越多，表明该文献的价值越高。应注意的是，高质量文献发表时间越长，它被引用的可能性越大，但在科技飞速发展的当今，科技文献的半衰期较短，因此我们在注意被引次数的同时也要注意文献的发表时间。检索文献时一般把文献的发表时间限定在 3～5 年内。

4. 文献内容　首先，验证文章论据的可信度，文章中的试验数据、调查数据等是否真实可靠。然后，分析结论是否是利用论据推理的必然结果。最后，检索该文章的参考文献，验证参考文献的权威性和专业性。

（二）非文献网络信息资源可靠性判断

由于非文献网络信息发布的自由随意性，加之缺少严格的发布审查制度，所以面对非文献网络信息时应先审核信息来源或出处，还要判断信息中事实和数据是否真实可靠，留意信息发布时间，必要时还要注意信息被链接的情况。

1. 审核信息来源或出处　仔细甄别信息提供者（发布者），确定信息提供者（发布者）的权威性、可靠性和专业性。传统网站应考核网站的主办机构，按权威性、可靠性和专业性降序排列依次为政府机构、教育科研机构、非营利性机构、商业机构。

应谨慎自媒体个人发布的信息，可以通过考察信息发布者的教育背景、职业、研究方向、在该领域的影响力、知名度、学术水平来验证个人发布者的可信度。

2. 判断信息中事实和数据的可靠性　即便信息来源审核没有问题，也不能代表信息中的事实和数据真实可靠。提炼信息中的事实和数据，通过检索政府开放数据或权威第三方评价来验证其真实性。最后还应注意该信息是否存在逻辑错误。

3. 注意信息的发布时间　在审核信息来源的基础上，还应留意信息的发布时间。信息的发布时间越近，信息的价值越高。但切忌单独依靠发布时间判断信息的可信度，因为谣言刚刚出现时，通过网络还搜索不到相关辟谣信息。

4. 注意信息被链接情况　知名网站一般会被多个网站链接，通常一个网页或网站被链接的次数越多，该网页或网站的质量就越高。

三、证据可靠性判断中的信息检索应用实例

（一）谣言的鉴别

谣言信息五花八门，给人们接受正确信息造成很大障碍。谣言借助各种计算机技术手段伪装得更加真实，普通大众很难依据自身的经验和知识结构判断其真伪。因此很多人本着"宁可信其有，不可信其无"的态度转发谣言，无意中成了散布谣言的"帮凶"。其实相关权威机构定期都会发布辟谣信息，因此当我们无法判断信息真伪时应先通过权威、官

方平台进行甄别和验证。

应注意的是，从谣言出现到相关权威机构辟谣需要一段时间，在这段空档中我们无法通过权威、官方平台进行识别和验证，这时我们将如何甄别谣言呢？

我们可以利用批判性思维，运用证据可靠性判断的技巧来辨别信息真伪。

 案例 10-1

网络流传一则标题为"目前国内最可怕的缺德手术：心脏支架"的文章。文章作者直指心脏支架手术的数宗罪，并直言国内目前普遍开展的这一手术为"缺德手术"。以下为文章全文。

目前国内最可怕的缺德手术：心脏支架

有一种心脏手术叫支架手术，与其说是心脏手术，不如说是在心脏外头的冠状动脉手术，这种病人在做支架手术之前一般患有冠状动脉硬化。因为长期血黏度过高，造成血液中的垃圾堆积在心脏血管的冠状动脉中，垃圾太多，血就过不来，西医叫冠状动脉硬化。做支架手术，就是将动脉血管硬撑起来，让血液流通。我给这种手术起了一个名字，叫作缺德手术。实际上这种在中国普遍使用的手术在国外 20 世纪七八十年代就淘汰了，中国人拿过来还叫高科技，这种手术在国外就是 500～800 美元，在中国需要 3 万～5 万元，在国外是垃圾，中国人拿过来还当宝贝。而且还有人去走私，因为这个东西在中国是暴利，医院也特别喜欢病人做这个手术。

其实很多人不知道，做完了这个手术后，就意味着在身体里埋藏了一颗定时炸弹，而且突然发作起来 3 分钟内就会死亡，比心肌梗塞的 12 分钟死亡还快。

这个手术是怎么回事呢？先从人的胳膊或者是腿的动脉开个小口，连着线插进去一个探头，上面装了一个就像小子弹一样的东西，通过 B 超观察小子弹到达冠状动脉血管中淤塞的位置后就把子弹打开，这是个铁的伞状物，一下子就把血管支撑起来了，这样暂时把血管撑大，血就可以过来了。但是这个东西会永远撑在里面，无法摘除。只要做了这个手术就必须终身吃药，因为只要病人血黏度高一点点，就很容易有东西堆积在这个支架的网上，堆积多了就会堵住，血过不来，死得比心肌梗塞更快，3 分钟就完了，非常危险！做了这手术终身吃的药就是阿司匹林，美国卫生署公布阿司匹林这种药物是最容易致癌的（最近的报道特别多），你不死在心脏病上就得死在这药上。而且做了一个支架还不算完事，过了一段时间还要做第二个，第三个，第四个……这对人体的伤害很大。我见过最多的病人做了六次，花了四十多万，这个病人在家里的时候，说话都是喘气那样断断续续的，基本上整天都是躺着，等于身上埋了六个定时炸弹。只能让他保持比较正常的生活，病是没办法了，因为这些"炸弹"是取不出来的，它是一圈铁钉子扎到血管里面，如果撤下来的话，就会留下很多孔，血就会喷出来，血管变成"喷泉"了。

【问题识别与分析】这篇文章中的信息真真假假，存在逻辑错误。

疑点一：做了手术就必须终身吃阿司匹林。美国卫生署公布阿司匹林最容易致癌。

疑点二：支架手术等于在身体里埋定时炸弹，支架堵住后血过不来，3 分钟内就会死亡，比心肌梗塞 12 分钟死得还快。

疑点三：做了一个支架过一段时间还要做第二个，第三个，第四个……

疑点四：支架手术在国外 20 世纪七八十年代就淘汰了。

我们可以从信息的发布者、信息中的事实和数据两个方面进行甄别。

【利用信息检索验证信息真实性】

1. 考核信息发布者　文章的作者只有网名，没有真实姓名、职业等背景信息。发布平台为贴吧等社交平台和微信朋友圈，此类平台没有严格的信息审核程序。

2. 信息中的事实和数据信息甄别

（1）阿司匹林作为抗血小板药物，是治疗冠状动脉粥样硬化性心脏病（简称冠心病）的常规药物，不做支架也需服用：《2019 年欧洲心脏病学会慢性冠状动脉综合征诊断和管理指南》在抗血小板药物的种类、剂量和疗程推荐中提到对有高缺血、低出血风险的患者推荐应用阿司匹林联合另一种抗栓药物作为二级预防方案。与此同时，通过检索相关信息发现美国卫生署从未发布任何有关阿司匹林致癌的内容。

（2）从医学角度，对患者是否适合采用心脏支架术有着严格的规定和指征要求：《2018 年中国稳定性冠心病诊断与治疗指南》中强调血运重建的适应证包括左主干狭窄＞50％；前降支近段狭窄＞70％；多支冠状动脉直径狭窄＞70％［若＜90％须有缺血证据或血流储备分数（FFR）＜0.8］且左室射血分数（LVEF）＜40％；任一冠状动脉直径狭窄＞70％，表现为活动诱发的心绞痛或等同症状并对药物治疗反应欠佳。

此外，中华医学会心血管病学分会副主任委员、浙江大学医学院附属第二医院院长王建安在接受《经济参考报》记者采访时曾说："临床和研究证明：支架手术是目前急性心肌梗死及其他急性冠脉综合征患者非常有效的抢救措施。"（详见 2014 年 1 月 17 日《经济参考报》）

（3）心脏支架手术是国际上广泛使用的一项用于改善冠心病引起的心肌供血不足，心脏动脉阻塞的技术：2013 年 12 月 19 日，美国心脏病学会（ACC）和美国心脏协会（AHA）联合心血管造影和介入学会（SCAI）、美国医学会（AMA）、国家质量保证委员会（NCQA）等多个组织发布了最新的《成人经皮冠状动脉介入术（PCI）执行和质量评估报告》。2018 欧洲联合共识声明也有《房颤患者表现为急性冠脉综合征和／或经皮心血管介入治疗的抗栓治疗管理》。

此外，近几年国内外多个权威学术协会都曾发表有关冠状动脉介入术的文献。这些文献皆表示包括支架在内的冠状动脉介入术是用于改善冠心病引起的心肌供血不足，心脏动脉阻塞的技术。

而网络流传的这篇文章中提到的支架在临床上早已淘汰。目前，临床使用的新一代药物洗脱支架可减少由于支架再狭窄所导致的再次血运重建，进而避免再次 PCI 治疗时所带来的联合抗栓治疗。

（4）论据与结论之间存在逻辑错误：目前，的确有少数无良医生和部分医疗机构为回扣和暴利进行过度医疗。因此，该篇文章假借曝光"内幕"之名，利用了患者对医院和医生不信任的心理。但少数谋求回扣和暴利的过度医疗与广泛用于临床的支架手术水平之间并无逻辑关系。

【结论】这篇文章在内容中加入了站在常识对立面的医学元素，利用了读者对医学知识的无知以及对医院和医生的不信任，用伪造的信息对读者进行诱导。经过以上验证，我们可以确定此文章为医学谣言。

（二）医药评价

1. 医院及医生资质评价

 案例 10-2

> 刘某患鼻窦炎多年，多次在当地医院就诊都没有疗效。一次刘某在上网查询鼻窦炎相关信息时发现一所"北京首大眼耳鼻喉医院"，该医院主页的简介中称"北京首大眼耳鼻喉医院是一家三级耳鼻喉专科医院、北京市医保定点单位、新农合定点医疗机构，汇聚来自北京同仁医院、北京协和医院、北京积水潭医院等多家医院多位经验丰富的眼耳鼻喉医生"。请问：刘某如何判断这所医院及其医生的资格资质？

【分析】利用百度搜索"北京首大眼耳鼻喉医院"主页，发现检索结果旁边标着"广告"字样，意味着这是一条商业推广信息，应当注意甄别此类网站的真实性，注意可能的风险。我们可以利用政府公开数据来甄别医院和医生资质。

【利用信息检索验证信息真实性】

（1）医院资质甄别：利用中华人民共和国国家卫生健康委员会官方网站提供的"数据查询"功能可以进行"医院执业登记"查询。输入"北京首大眼耳鼻喉医院"，查询到该医院级别为"三级"；审批单位为"北京市丰台区卫生和计划生育委员会"；执业许可证有效期为"2018/7/23 至 2032/3/31"。

（2）医院专家信息：我们在北京首大眼耳鼻喉医院首页的医生团队中找到了主治医师冯某和王某，主任医师赵某和副主任医师王某。利用中华人民共和国国家卫生健康委员会的"数据查询"功能进行"医生执业注册信息查询"查询，4人中有2人查找不到任何信息。

【结论】虽然该医院具有执业资质，但该医院的医生资质并不完全可信，应慎重选择。

2. 药品甄别

无良商家夸大保健品功效，非药品冒充药品欺骗消费者，更有甚者制作、贩卖假药，致消费者生命安危于不顾。消费者该如何甄别药品真伪呢？

首先要严格区分食品、保健品和药品。通过国家药品监督管理局官方网站查询国产和进口药品和药品生产企业，以及药品广告和虚假广告企业名录。另外还应留意国家药品监督管理局发布的公告信息。

（三）学术信息评价

1. 资料价值的评价

 案例 10-3

> 如何选择价值高的资料？
> 　　王某听说儿童过量摄入麻黄碱类药物会有严重的副作用，他想了解儿童如何正确用药以防过量摄入麻黄碱类药物。以下是几份相关资料，试说明哪份资料较好，给出理由。
> 　　[1] 魏琳. 用于儿童含麻黄碱类制剂及分析方法研究进展 [J]. 中华临床医生杂志，2015，43（10）：12-17.
> 　　[2] 柯刚，李荣，蒋英蓝，等. 含麻黄碱类成分的感冒咳嗽药在儿童使用中存在的问题及建议 [J/OL]. 中华实用儿科临床杂志，2017，32（22）：1757-1760.
> 　　[3] 冀连梅. 冀连梅谈：中国人应该这样用药 [M]. 南京：江苏科学技术出版社，2013.
> 　　[4] 心若空城瑶. 儿童咳嗽别用大人药忌麻黄碱. 百度文库.（2018-07-01）[2018-12-15].https：//wenku.baidu.com/view/92bf8e014a73f242336c1eb91a37f111f1850dbd.html.

【分析】可以通过案例 10-3 中提供的文献的名称、类型、发表年代、作者、文献来源等信息评估文献质量。

（1）资料类型分析：资料 [1] 为期刊论文；资料 [2] 为综述文献；资料 [3] 为图书；资料 [4] 为网络文章。

（2）文献来源与作者分析：资料 [1] 的来源期刊《中国临床医生杂志》主办单位为人民卫生出版社，非核心期刊。由原文可知作者单位为原国家食品药品监督管理总局一四六仓库。目前该作者发表论文 3 篇，均未被人引用。

资料 [2] 的来源期刊《中华实用儿科临床杂志》主办单位为中华医学会，为北大核心期刊。由原文可知第一作者单位为泸州市人民医院药剂科。目前该作者发表论文 1 篇，未被人引用。

资料 [3] 的出版单位为江苏科学技术出版社。作者为北京和睦家医院药房主任。目前该作者在《健康博览》《医师在线》《时尚育儿》等杂志上发表文章 10 篇，未被人引用。

资料 [4] 无资料来源和作者信息。

【结论】4 份资料中，资料 [2] 为发表在核心期刊上的综述文献，因此价值最高；资料 [1] 和资料 [3] 作为正规出版物可作为参考资料；资料 [4] 不可取。

2. 期刊真伪辨别

 案例 10-4

> 小刘因为要晋职称，急需发表 1 篇期刊论文。向某知名期刊投稿失败后，小刘收到某文化公司编辑的 QQ 邮件，声称可以代写或代发期刊论文，并在邮件中附了一份期刊简介，详情如下，《科技创业家》主办单位：大众科技报；出版周期：半月；ISSN：2095-1043；CN：11-5986/N；出版地：北京市；语种：中文；开本：大 16 开；创刊时间：2010。请问：小刘如何判断这条征稿信息的真伪？

【分析】我们可以利用国家新闻出版署官网提供的"期刊 / 期刊社查询"功能辨别期刊真伪；并利用中文文献数据库查看该刊的详细信息、期刊类型和发刊情况等。

【利用信息检索验证信息真实性】①利用刊名"科技创业家"和 CN 号"11-5986/N"都没有查到该刊的任何信息。②利用 CNKI 期刊查询功能查询发现《科技创业家》已停刊。

【结论】基于以上两条检索结果可以判断小刘收到的这条征稿信息是假的。

（四）求职信息评价

 案例 10-5

> 药学专业毕业生刘某在某招聘网站上看到沧州新兴药房连锁有限公司天成郡府店招聘药学专业毕业生一名，待遇优厚，刘某想去应聘，但不清楚该用人单位是否可信。请问：刘某该怎么做？

【分析】利用政府开放数据验证公司信用情况。

【利用信息检索验证信息真实性】

（1）利用"天眼查"查询沧州新兴药房连锁有限公司天成郡府店的工商注册信息，获得法人和组织机构代码。

（2）利用法人和组织机构代码在中国执行信息公开网查询"全国法院被执行人信息"。

（3）利用国家企业信用信息公示系统查询沧州新兴药房连锁有限公司天成郡府店的企业信用信息。

【结论】通过以上 3 种政府开放数据的验证，发现沧州新兴药房连锁有限公司天成郡府店的信用情况良好。

第二节　文献调研中的信息检索

　　我们在工作、学习、生活中经常遇到一些科学问题，需要通过科学的方法解决这些科学问题从而获得知识，这个过程称为科学研究（以下简称科研）。

　　"科研"一词在《中国大百科全书》（第2版）中的解释为"利用科学方法获得科学知识的活动。科学既是一种形成知识的活动，同时也是此类活动的成果。科学研究就是指这样一种利用科学能力与科学方法获得科学知识的活动"。

　　科研选题对科学性、新颖性、可操作性和实用性要求很高，并不是工作、学习、生活中的所有问题都能进行科研。如何发现科学问题，并将科学问题转化为科学研究的课题，是研究人员面临的首要问题。而要解决这一"首要问题"，我们需要文献调研。本节我们主要讨论科研选题时的文献调研。

一、文献调研流程

（一）医学文献调研

　　医学文献调研是医学科研及信息工作者针对医学科研的特定需要，围绕医学科研的全局和特定的课题，在广泛收集医学信息资源和实际调查的基础上，采用一定的科学方法，经过分析研究，提出有科学依据的、对已有科学研究评价的、对未来科学研究预测意见的信息研究结论的整个过程。

　　不止选题阶段需要文献调研，医学文献调研贯穿整个科研过程。科研各个阶段文献调研的具体任务对比如下（表10-1）。

表 10-1　科研各个阶段文献调研的具体任务

科研阶段	医学文献调研任务
选题时期	了解课题相关背景、现状 决定课题定向、创新性、可行性
科研过程中	寻找可以借鉴的思想或方法，如试验方法、试验制剂配方等 跟踪相关领域最新研究动态
课题完成，科研成果鉴定时期	对课题进行评估 比较本课题与国内外相关研究的异同点，找出本课题的创新点

（二）选题阶段的文献调研流程

1. 选题　课题是指研究和讨论的主要问题和亟待解决的重大事项。课题主要来源于工作、学习和生活。结合专业课学习的课程报告、毕业设计题目、根据兴趣和专业方向选定的题目等都属于学习型选题。应注意的是，学习型选题不属于严格意义上的科学研究，因为这类选题对新颖性要求不高，其目的在于学会科研方法。选题一定要控制在自己的知识结构和能力范围内，以便整个科研过程得以顺利完成。

选题是科研的第一步，是成功的基石。在开始科研之前，研究者必须对通过研究要达到的目的心中有数，因此需要进行文献调研。

2. 文献调研流程　选题的过程是发现问题，将其转化为研究主题，细化研究主题最终确定研究课题并撰写综述的过程。选题一般先从一个较为宽泛的研究主题入手，检索相关文献。一个研究主题往往涉及多个方面，可以细化成多个研究课题。研究人员通过分析检索到的相关文献寻找研究的"切入点"，确立研究课题。

选题阶段文献调研的最终任务是通过撰写综述，反映科研现状和发展趋势，论证选题的价值。选题过程中各个环节的文献调研具体任务侧重有所不同（图 10-1）。

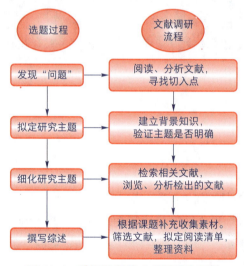

图 10-1　选题阶段的文献调研流程图

（1）发现问题，初步设定研究主题，即确定研究的起点：平时注意积累和思考，在专业课学习、阅读和学术交流时将自己的思考记录下来，怀着探究精神去查阅相关信息并制作成知识卡，为选题提供参考。我们将在"文献调研的检索实例"中详细演示如何通过文献调研发现问题，并初步设定研究主题。

（2）获取与选题相关的背景知识：初步接触专业时，首先需要明确基本概念及相关事实知识点，首选各类相关工具书以及经典教材中的知识点。我们可以利用中国大百科全书数据库、CNKI 学问和读秀学术搜索的知识搜索功能查找数字化工具书和专著中的相关词条，获取背景知识、汇集查找线索、积累相关概念的同义词和近义词。

（3）细化研究主题，形成研究课题：一个研究主题往往涉及多个方面，可以细化成多个研究课题。我们可以通过以下方法细化主题。① 阅读综述。综述是作者对某一专题在一定时间范围内公开发表的大量文献进行收集和阅读后，对其中的主要观点和结论进行归纳总结，撰写的专题情报研究论文。综述文献能反映该专题的研究概况、框架体系、历史发展和研究现状。通过阅读综述可以了解专业课程研究的主要框架体系与分支，主要研究沿革、主要研究人员等。② 通过主题词表或分类表可以了解主题所涉及的方面。利用医学主题词表或学科分类了解研究主题所涉及的方面。③ 有时也可以通过限定时间或地域来缩小研究范围。

（4）分析课题，扩充不同类型素材：包括期刊、会议和学位论文等。

（5）筛选文献，拟定阅读清单：文献调研获得的文献常常数以百计，我们需要先对资料进行筛选和归类整理。在普遍浏览的基础上，选定重点参考文献。① 筛选重点参考文献。可依据核心优先、新颖度优先、适用优先原则对获得的文献进行筛选。先通过文献来源和著者进行初步筛选，将核心期刊文献和高被引文献以及相关领域知名学者的文献列为优先阅读的重点参考文献；再通过文献的新颖性和对本课题的适用程度进行进一步的筛选。② 利用文献管理工具拟定阅读清单。以 Note Express 为例，将数据库检索结果保存并导入 Note Express；利用 Note Express 浏览条目，选择有价值的文章。利用 Note Express 浏览条目，快速了解文章的主题和要点，选择有价值的文章形成阅读清单。

文献调研包含信息检索与文献阅读分析。本节主要演示文献调研中信息检索的应用。

二、文献调研中信息检索的应用

因选题阶段文献调研的任务是了解研究现状，发现可以进一步研究的问题，故要求文献检索既要查准又要查全。通常采用主题检索与引文检索相结合的方法提高相关文献的查准率和查全率。在科研开始阶段研究人员往往不了解与课题相关的核心文献来源，这时应先使用主题检索方法查找核心文献。通过阅读、分析查找到的核心文献，获取著者信息和参考文献信息，并利用这些信息获得更多文献。

（一）分析课题，划分主要概念并排序

当课题含有不止一个概念时，需要将概念按照重要程度排序。一般按以下顺序排列，研究对象 AND 研究方法／手段 AND 研究目的。检索时根据检索结果数量的多少，将概念按重要性的大小依次作为检索词添加到检索式中。例如，课题名称为"HPLC 测定盐酸伪麻黄碱含量的研究进展"，提取的概念排序为：伪麻黄碱（研究对象），HPLC（研究方法）。需要注意的是，如果课题分解出 4 个以上主要概念，意味着课题研究范围可能过于宽泛了。

（二）拟定检索词，编制检索式

为了便于将主要概念转化为检索词，建议以表格形式列出概念。

✎ **案例 10-6**

根据课题"HPLC 测定伪麻黄碱含量的研究进展"确定检索词，编写检索式。

【解答】

（1）确定检索词：详细列出与该课题相关的检索词（表 10-2）。

表 10-2　"HPLC 测定伪麻黄碱含量的研究进展"相关检索词列表

概念	伪麻黄碱	HPLC
检索词	伪麻黄碱 盐酸伪麻黄碱 麻黄碱苏型异构体 异麻黄碱 D-伪麻黄碱	高效液相色谱法 高压液相色谱法 液相高压液相色谱法 高速液相色谱法

（2）编写检索式：最主要的概念（研究对象）一般选用篇名、关键词作为检索入口；其他主要概念（研究方法 / 手段、研究目的）一般选用篇名、关键词和摘要作为检索入口。

课题"HPLC 测定盐酸伪麻黄碱含量的研究进展"的检索式为：（篇名（伪麻黄碱 OR 麻黄碱苏型异构体 OR 异麻黄碱）OR 关键词（盐酸伪麻黄碱 OR 伪麻黄碱 OR D- 伪麻黄碱 OR 麻黄碱苏型异构体 OR 异麻黄碱））AND（（篇名（HPLC OR 液相色谱法）OR 摘要（HPLC OR 液相色谱法）OR 关键词（HPLC OR 高压液相色谱法 OR 高效液相色谱法 OR 液相高压色谱法 OR 高速液相色谱法））。

由于"伪麻黄碱""盐酸伪麻黄碱""D-伪麻黄碱"3 个词中都包含有"伪麻黄碱"几个字，所以"篇名"字段只输入"伪麻黄碱"即可检出这 3 个词，同理，在"篇名"和"关键词"字段只需输入"液相色谱法"即可。

（三）选择检索工具

【思考】要查找伪麻黄碱方面的期刊文献，CNKI 期刊库和 CBM 哪个查得更全，哪个收录的高水平文献较多？

【解答】编制相同的检索式，分别在 CNKI 和 CBM 两个数据库中检索，比较检索结果。

检索式：篇名 =（伪麻黄碱 OR 麻黄碱苏型异构体 OR 异麻黄碱）OR 关键词 =（盐酸伪麻黄碱 OR 伪麻黄碱 OR D-伪麻黄碱 OR 麻黄碱苏型异构体 OR 异麻黄碱），检索时间：2018 年 12 月 28 日。

【结论】对比数据发现关于伪麻黄碱方面的期刊文献 CBM 收录得全一些（表 10-3，表 10-4）。

表 10-3　伪麻黄碱命中文献篇数及命中核心期刊文献篇数比较　　　　单位：篇

数据库	命中篇数	核心期刊篇数
CNKI	952	398
CBM	1 441	844

表 10-4　检索结果的年代分布表　　　　　　　　　单位：篇

数据库	1956—1979 年	1980—1989 年	1990—1999 年	2000—2005 年	2006—2010 年	2011—2015 年	2016—2018 年	合计
CBM	0	19	198	376	463	293	92	1 441
CNKI	2	10	124	234	261	222	99	952

（四）分析检索结果

分析检索结果，根据文献的年代分布判断课题的发展趋势。

 案例 10-7

> 用 CBM 数据库收集有关"HPLC 测定伪麻黄碱含量的研究进展"的文献，判断该课题的发展趋势。

【解答】

（1）使用主题检索以及引文检索收集相关文献，并制作相关文献合集。

1）主题检索：从检索题目中划分出两个概念，分别为"伪麻黄碱"和"HPLC"。利用 CBM 自由词检索的智能匹配功能，在"中文标题"和"关键词"字段输入检索词"伪麻黄碱"进行第一次检索；在"中文标题""关键词"和"摘要"字段输入检索词"HPLC"进行第二次检索，两次检索结果以逻辑关系"与"组配，命中结果 844 条。

2）引文检索：将命中结果按被引频次降序排列，通过高被引文章的著者信息和参考文献以及引证文献进行检索和筛选，最终收集到相关文献共 1 051 篇。

（2）利用数据库的结果分析功能进行年代分析（图 10-2），大致判断出有关"HPLC 测定伪麻黄碱含量"的研究已经进入下降阶段，论文的发文量开始减少，这表明有关该课题的研究已经逐渐成熟，剩下的问题通常是难度较大的问题。然而也有可能由于一个新的开创性成果的出现，该课题又重新"火"起来。

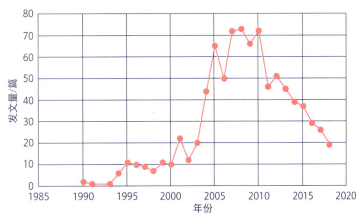

图 10-2　有关"HPLC 测定伪麻黄碱含量"研究的年份发文量比较

三、文献调研中的信息检索应用实例

我们将演示如何通过信息检索收集资料，完成课程报告的选题。这过程中包含了选题、收集资料、筛选资料、拟定阅读清单几个环节。

 案例 10-8

> 伪麻黄碱是感冒药中的常见成分，作为非处方药，给感冒患儿服用含有伪麻黄碱的药物已成为很多医生和家长的习惯。然而近几年，一些儿科医生不再建议给患儿服用含有伪麻黄碱的药物。
>
> 2018 年 6 月，国家药品监督管理局发布的"注销注册批准证明文件品种目录"中有一款名为"小儿伪麻美芬滴剂"的小儿感冒药。该药物每毫升含：伪麻黄碱 9.375 mg、氢溴酸右美沙芬 3.125 mg。
>
> 这则公告发布之后引起了社会关注，也让人们谈伪麻黄碱"色变"。

【思考】如何正确地认识伪麻黄碱？为何一些儿科医生不再建议患儿服用含有伪麻黄碱的药物？

【背景信息搜索】通过互联网搜索，发现果壳网、丁香医生等科普网站都曾邀请过药师、儿科医生等专业人士对儿童感冒用药进行过详解。阅读文章后发现，专家不建议 6 岁以下幼儿服用含有伪麻黄碱的复方感冒药的原因之一是超量服用可能引起严重的副作用。

[1] 冀连梅. 儿童用药最容易犯的 7 个错误.（2014-05-07）[2018-12-15].https://www.guokr.com/article/438372.

[2] 周莹. 海淘"儿童特效药"含有禁用成分？听儿科医生详解热门"海淘药"成分.（2017-01-13）[2018-12-15].https://dxy.com/column/8475.

【分析】根据搜索到的背景信息，我们可以提出以下问题：

问题 1：什么是伪麻黄碱？过量使用的副作用有哪些？

问题 2：怎样测量伪麻黄碱的含量？

【解答】

（1）通过文献调研解决问题。

问题 1：什么是伪麻黄碱？过量使用的副作用有哪些？

第一步，分析信息需求。检索伪麻黄碱的背景知识；学习有关伪麻黄碱的基础知识，明确伪麻黄碱所属概念体系；收集伪麻黄碱的同义词、近义词、专业术语和相关词。

第二步，选择信息源。三次文献为主，包括中英文医学主题词表、药典、百科全书、经典教材、核心期刊发表的综述。

第三步，选择检索工具。美国国立医学图书馆《医学主题词表》在线查询系统、药典在线查询系统（蒲标网）、CNKI 学问、读秀学术搜索、CNKI 学术期刊出版总库。

第四步，确定检索词："伪麻黄碱"。

通过美国国立医学图书馆编制的《医学主题词表》查询到盐酸伪麻黄碱的解释、同义词以及主题树。但《医学主题词表》的解释过于简单，因此又通过蒲标网查询了《中国药典》2020 年版；通过 CNKI 学问查询了《医院常用药品处方集》《新编同药异名速查手册》《临床用药速查手册》《有机化合物词典》等含有伪麻黄碱相关信息的工具书。通过阅览，进一步了解了伪麻黄碱的性状、适应证、药动学、禁忌证、不良反应、用法用量、药物过量后表现及副作用、药物相应作用、药理作用、毒理研究等背景知识；扩充了伪麻黄碱的同义词或近义词。

我们将伪麻黄碱的同义词或近义词等整理如下（表 10-5）。

表 10-5 "伪麻黄碱"同义词、近义词

关键词	伪麻黄碱
同义词	盐酸伪麻黄碱、异麻黄碱、麻黄碱苏型异构体
近义词	D-伪麻黄碱

问题 2：怎样测量伪麻黄碱的含量？

第一步，分析检索目的。了解伪麻黄碱含量测定方法的发展现状。主要查找有关伪麻黄碱含量测定的综述文章，注意查全和查准。

第二步，划分主要概念，确定检索词。从课题中提取概念并排序："盐酸伪麻黄碱""含量测定"。

第三步，选择检索工具：CBM。

CBM 自由词检索的智能匹配功能可以将输入的检索词转换成表达同一概念的一组词，即自动实现检索词、检索词对应主题词及该主题词所含下位词的同步检索从而提高查准率；加之 CBM 提供综述检索选项，因此首选 CBM。

第四步，编写检索式。

首先检索主要概念"盐酸伪麻黄碱"。在"中文标题"和"关键词"两个字段中输入检索词"伪麻黄碱"，文献类型选择"综述"，系统自动编写的检索式为（中文标题（伪麻黄碱 OR 盐酸伪麻黄碱 OR 异麻黄碱 OR 盐酸麻黄碱 OR 麻黄碱苏型异构体）OR 关键词（伪麻黄碱 OR 盐酸伪麻黄碱 OR 异麻黄碱 OR 盐酸麻黄碱 OR 麻黄碱苏型异构体））AND（综述［文献类型］）。命中文献为 7 篇。由于检出数量很少，所以不必再加入"含量测定"这一概念。

第五步，分析检索结果，阅读有价值的文献。

浏览 7 篇综述文献，其中《用于儿童含麻黄碱类制剂及分析方法研究进展》一文中指出"麻黄碱与伪麻黄碱为麻黄中比重较大的生物碱，在复方制剂中两者会同时出现，作为制剂的主要成分，如何同时测定此类生物碱，对于控制制剂质量有促进作用。"文中列出含量测定的方法有：GC-MS（气相色谱 - 质谱）、HPLC（高效液相色谱法）、HPCE（毛细管区带电泳法）、薄层色谱法、流动注射化学发光法等方法。

通过以上检索，我们了解了伪麻黄碱的背景知识以及检测方法，初步设定了研究主题。下一步将细化研究主题，拟定课题报告的题目。

（2）拟定课题报告题目。

首先，我们利用 CBM 自由词检索的智能匹配功能收集各测量方法的相关文献。伪麻黄

碱的含量测定方法包括 GC-MS（气相色谱 – 质谱）、HPLC（高效液相色谱法）、HPCE（毛细管区带电泳法）、薄层色谱法、流动注射化学发光法等，检索词见表 10-6。

表 10-6 各种伪麻黄碱含量测定方法的相关检索词列表

测定方法	概念	检索词
GC-MS 测定伪麻黄碱含量的研究进展	伪麻黄碱	伪麻黄碱
	GC-MS	气相色谱 – 质谱 GC-MS
HPLC 测定伪麻黄碱含量的研究进展	伪麻黄碱	伪麻黄碱
	HPLC	HPLC
HPCE 测定伪麻黄碱含量的研究进展	伪麻黄碱	伪麻黄碱
	HPCE	毛细管区带电泳法 HPCE
薄层色谱法测定伪麻黄碱含量的研究进展	伪麻黄碱	伪麻黄碱
	薄层色谱法	薄层色谱法
流动注射化学发光法测定伪麻黄碱含量的研究进展	伪麻黄碱	伪麻黄碱
	流动注射化学发光法	流动注射化学发光法

然后，比较检索结果（表 10-7）。可以看出"HPLC 测定伪麻黄碱含量的研究进展"主题内容的发文量最多。为避免选题太窄，我们将研究报告题目定为"HPLC 测定伪麻黄碱含量的研究进展"。

表 10-7 伪麻黄碱各种测量方法相关文献数量比较　　　　　　单位：篇

论文	GC-MS	HPLC	HPCE	薄层色谱法	流动注射化学发光法
期刊论文	12	844	6	66	1
核心论文	9	631	6	53	1

（3）根据题目收集补充素材。

检索课目：HPLC 测定伪麻黄碱含量的研究进展。

检索目的分析：该课题为撰写研究进展的综述性课题报告，因此要对最近几年该领域的文献做普查性的检索，侧重查全。检索的文献类型为期刊、学位论文和会议论文。因在确定课题报告题目的环节已使用主题检索查找过相关期刊文献，故本次检索使用引文检索找到更多相关文献，查漏补缺。同时使用 CNKI 和万方旗下的博硕士学位论文数据库和会议论文数据库检索相关学位论文和会议论文。

课题形式特征分析：检索年限为近 5 年。文献语种为中文。

选择数据库及检索系统：CBM；CNKI 博硕士学位论文数据库、会议论文数据库；万方中国学位论文全文数据库、中国学术会议文献数据库。

检索过程：①期刊论文检索，将主题检索得到的 844 篇文献按发表时间进一步限定，得到 190 条检索结果，将其按被引频次降序排列。利用 CBM 引文检索功能查找高被引文献的引证文献，收集更多相关文献。②利用 CNKI 和万方的跨库检索功能检索博硕士学位论文和会议论文。CNKI 和万方两个数据库没有主题词检索也没有智能匹配功能，因此我们需要通过扩充同一概念的同义词或近义词来保证查全率（表 10-8）。"伪麻黄碱"为研究对象，因此选择"题名"和"关键词"字段；"HPLC"为研究方法，因此选择"题名""关键词"和"摘要"字段；发表时间限定为 2013—2018 年。CNKI 检出 19 篇，其中，学位论文 18 篇，国内会议论文 1 篇。万方检出 10 篇，其中，学位论文 4 篇，国内会议论文 6 篇。

表 10-8　"HPLC 测定伪麻黄碱含量的研究进展"相关检索词

概念	伪麻黄碱	HPLC
检索词	伪麻黄碱 盐酸伪麻黄碱 D-伪麻黄碱 麻黄碱苏型异构体 异麻黄碱	高效液相色谱法 高压液相色谱法 液相高压色谱法 高速液相色谱法 HPLC

　　检索结果管理：利用 Note Express 拟定阅读清单。操作步骤如下：① 将数据库检索结果保存并导入 Note Express。② 利用 Note Express 浏览条目，选择有价值的文章。快速了解文章的主题和要点，标记有价值的文献，使用 Note Express 导出功能导出，即形成阅读清单。

　　最后，阅读文献，整理汇总素材，分析素材形成结论，一份课题报告便完成了。本节主要演示了完成课题报告过程中与信息检索有关的环节。有关资料整理、汇总与论文写作的内容请参考相关书籍。

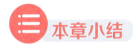

本章小结

　　本章主要介绍了信息评价和文献调研中信息检索的应用。第一节介绍了如何基于批判性思维评价信息；如何通过信息检索验证信息的来源、背景及其对当前信息需求的适应性，从而判断信息的可靠性。第二节介绍了科研选题的一般过程；文献调研在选题过程中的作用和流程；实例演示了文献调研中信息检索的应用，包括选题、收集资料、资料筛选和拟定阅读清单几个环节的具体操作方法。

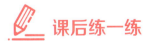

一、实训：信息检索利用

（一）实训目的

1. 提升学生对信息的评估能力。

2. 通过完成信息检索课程报告，帮助学生学会科学研究的方式方法。

（二）实训内容

1. 选择高质量文献   以下 3 篇文章中哪一篇更有价值？为什么？

[1] 汪志玲，王天生，初令 . 舌下特异性免疫治疗儿童过敏性哮喘 86 例临床疗效观察 [J]. 海南医学院学报，2014，20（7）：976-979.

[2] 丁莲富，陈强，李岚，等 . 舌下特异性免疫治疗过敏性鼻炎 / 过敏性哮喘患儿 IL-17 和 IL-35 水平的变化及临床疗效 [J]. 中国当代儿科杂志，2014，16（12）：1206-1210.

[3] 宋薇薇，林小平 . 特异性舌下免疫治疗在呼吸道过敏性疾病中的应用 [J]. 沈阳部队医药，2009，22（4）：275-277.

2. 信息可靠性判断   查找所学专业可以投稿的一种期刊，对该期刊作出评价。

二、信息检索课程报告

本次实践要求学生在学习或生活中选择一个课题，完成医学信息检索课程报告。应注意学习型选题对新颖性要求不高，目的在于学会科研方法。选题一定要控制在自己的知识结构和能力范围内，以便整个过程得以顺利完成。

课程报告模板

（一）选题

1. 选题来源。
2. 选题理由。
3. 选题名称。

（二）收集资料

1. 收集过程，包括文献类型、检索工具名称及选择理由、检索词、检索式、命中数。
2. 总结检索的经验教训。
3. 筛选资料，拟定阅读清单。

在线测试

（郑　伟）

参 考 文 献

[1]陈晓红，何雪梅，高凡，等.高校图书馆元素养教育体系模型构建研究[J].图书情报工作,2016(18)：56-62.

[2]杨鹤林.英国高校信息素养标准的改进与启示——信息素养七要素新标准解读[J].图书情报工作，2013，57（2）：143-148.

[3]刘丽萍，刘春丽.元素养：信息素养教育转型新导向[J].情报资料工作，2017（1）：100-104.

[4]刘艳梅.新媒体环境下图书馆元素养教育初探[J].现代交际，2018（8）：142-143.

[5]臧一博.大数据时代下信息伦理问题探究[D].锦州：渤海大学，2016.

[6]陆春吉，任慧玲，孙奇，等.《高等教育信息素养框架》对我国医学信息检索课教学框架构建的启示[J].数字图书馆论坛，2016（7）：45-51.

[7]刘涛.走向元素养：高校图书馆信息素养教育新动向[J].新世纪图书馆，2015（1）：9-12.

[8]陈燕，李现红.医药信息检索[M].2版.北京：人民卫生出版社，2013.

[9]中华人民共和国社会科学委员会学风建设委员会.高校人文社会科学学术规范指南[M].北京：高等教育出版社，2009.

[10]教育部科学技术委员会学风建设委员会.高等学校科学技术学术规范指南[M].北京：中国人民大学出版社，2010.

[11]陈燕.医学信息检索与利用[M].2版.北京：科学出版社，2016.

[12]张俊慧.信息检索与利用[M].2版.北京：科学出版社，2015.

[13]刘桂锋.医学信息检索与利用[M].镇江：江苏大学出版社，2015.

[14]赵生让.信息检索与利用[M].西安：西安电子科技大学出版社，2013.

[15]袁润.大学生信息素质初级教程[M].镇江：江苏大学出版社，2013.

[16]吴慰慈.图书馆学基础[M].2版.北京：高等教育出版社，2017.

[17]王波.中外图书馆阅读推广活动研究[M].北京：海洋出版社，2017.

[18]徐庆宁，陈雪飞.新编信息检索与利用[M].4版.上海：华东理工大学出版社，2018.

[19]袁津生.搜索引擎与信息检索教程[M].北京：中国水利水电出版社，2016.

[20]R.霍克.Internet通用搜索引擎检索指南[M].金丽华，译.2版.沈阳：辽宁科学技术出版社，2003.

[21]尚晓航，安继芳，郭正昊，等.Internet技术与应用教程[M].2版.北京：清华大学出版社，2016.

[22]王代礼.网络环境下高校图书馆特种文献资源的建设[J].内蒙古科技与经济，2008（20）：154-155.

[23]傅晓光.特种文献资源概述[J].沈阳农业大学学报（社会科学版），2003（2）：176-177.

[24]李燕萍.网络医学特种文献资源的开发利用[J].情报探索，2007（7）：44-46.

[25]段青，张华敏，侯酉娟，等.中医药特种文献资源建设研究[J].中国中医药图书情报杂志，2017，41（5）：24-27.

[26] 程鸿，李红军. 医科大学特种文献数据库建设研究 [J]. 疾病监测与控制，2014，8（5）：294-296.

[27] 王珊. 浅议特种文献对高校科研的重要作用 [J]. 科技信息，2011（36）：427-429.

[28] 闫为秋，王希民，杨学印. 中国专利文献及其检索方法 [J]. 图书馆学刊，2008（3）：34-35.

[29] 孙惠荣，秦宝洁，申丽晓. 谈专利文献的特点及其有效检索方法 [J]. 山东教育学院学报，2003（4）：97-98，101.

[30] 丁玉华，董明纲. 发明专利文献的特点及其挖掘利用 [J]. 河北北方学院学报（社会科学版），2017，33（1）：81-86.

[31] 杨曙红. 浅谈标准文献及其检索 [J]. 河北建筑科技学院学报（社科版），2004（1）：103-104.

[32] 陈清敏. 标准文献的著录与标引 [J]. 内蒙古科技与经济，2016（11）：160-161.

[33] 杨淑兰. 浅谈我国医学会议文献馆藏建设及利用 [J]. 图书馆工作与研究，2003（5）：35-36.

[34] 赖院根，李俊莉. 会议文献出版特点及其资源建设策略研究 [J]. 数字图书馆论坛，2013（5）：1-6.

[35] 赵美娣. 会议文献的检索与获取 [J]. 情报理论与实践，2011，34（8）：84-86.

[36] 周毅华. 医学信息资源检索教程 [M]. 南京：南京大学出版社，2016.

[37] 江楠，成鹰. 信息检索技术 [M]. 2版. 北京：清华大学出版社，2015.

[38] 于双成. 科技信息检索与利用 [M]. 北京：清华大学出版社，2012.

[39] 季雯. 近十年中医药为主治疗血尿的临床文献质量评价 [D]. 沈阳：辽宁中医药大学，2010.

[40] 周厚秀. 基于EBP理念的护理教学方法选择路径及文献评价工具研究 [D]. 重庆：第三军医大学，2016.